国家卫生健康委员会"十三五"规划教材

全国高等职业教育教材

供康复治疗技术专业用

运动学基础

第3版

主　编　蓝　巍　马　萍

副主编　肖　波　孟宪国

编　者　（以姓氏笔画为序）

马　萍（哈尔滨医科大学大庆校区）

任　凯（四川卫生康复职业学院）

许　萍（上海健康医学院）

肖　波（苏州卫生职业技术学院）

吴传勇（商丘医学高等专科学校）

张家梁（郑州澍青医学高等专科学校）

孟宪国（山东医学高等专科学校）

赵忠海（沈阳医学院附属中心医院）

盛胜兰（黄冈职业技术学院）

蓝　巍（金华职业技术学院）

秘　书　董俞辰（金华职业技术学院）

人民卫生出版社

图书在版编目（CIP）数据

运动学基础/蓝巍,马萍主编. —3版. —北京：
人民卫生出版社,2020
ISBN 978-7-117-29588-8

Ⅰ.①运… Ⅱ.①蓝…②马… Ⅲ.①运动医学-医
学院校-教材 Ⅳ.①R87

中国版本图书馆 CIP 数据核字（2020）第 056789 号

| 人卫智网 | www.ipmph.com | 医学教育、学术、考试、健康，购书智慧智能综合服务平台 |
| 人卫官网 | www.pmph.com | 人卫官方资讯发布平台 |

运动学基础

第 3 版

主　　编：蓝　巍　马　萍
出版发行：人民卫生出版社(中继线 010-59780011)
地　　址：北京市朝阳区潘家园南里 19 号
邮　　编：100021
E - mail：pmph @ pmph.com
购书热线：010-59787592　010-59787584　010-65264830
印　　刷：人卫印务（北京）有限公司
经　　销：新华书店
开　　本：850×1168　1/16　印张：12　插页：8
字　　数：380 千字
版　　次：2010 年 7 月第 1 版　2020 年 8 月第 3 版
　　　　　2024 年 10 月第 3 版第 9 次印刷（总第 19 次印刷）
标准书号：ISBN 978-7-117-29588-8
定　　价：46.00 元
打击盗版举报电话：010-59787491　E-mail：WQ @ pmph.com
质量问题联系电话：010-59787234　E-mail：zhiliang @ pmph.com

修订说明

《"健康中国2030"规划纲要》指出:"加强康复、老年病、长期护理、慢性病管理、安宁疗护等接续性医疗机构建设""加大养老护理员、康复治疗师、心理咨询师等健康人才培养培训力度"。近年康复治疗技术专业和康复治疗师职业显示了强劲的发展势头和成长的活力,反映了医疗和康复领域对专业人才培养及人力资源的迫切需要。为了认真贯彻落实党的二十大精神,更好地服务康复专业教育的发展,提升康复人才培养水平,人民卫生出版社在教育部、国家卫生健康委员会的领导下,在全国卫生职业教育教学指导委员会的支持下,成立了第二届全国高等职业教育康复治疗技术专业教育教材建设评审委员会,并启动了第三轮全国高等职业教育康复治疗技术专业规划教材的修订工作。

全国高等职业教育康复治疗技术专业规划教材第一轮8种于2010年出版,第二轮主教材17种于2014年出版。教材自出版以来,在全国各院校的支持与呵护下,得到了广泛的认可与使用。本轮教材修订经过认真的调研与论证,在坚持传承与创新的基础上,积极开展教材的立体化建设,力争突出实用性,体现高职康复教育特色:

1. **注重培育康复理念** 现代康复的核心思想是全面康复、整体康复。整套教材在编写中以建立康复服务核心职业能力为中心,注重学生康复专业技能与综合素质均衡发展,使其掌握康复治疗技术的特点,增强实践操作能力和思维能力,能够适应康复治疗专业的工作需要。

2. **不断提升教材品质** 编写遵循"三基""五性""三特定"的原则,坚持高质量医药卫生教材的一贯品质。旨在体现专业价值的同时,内容和工作岗位需求紧密衔接,并在教材中加强对学生人文素质的培养。本轮教材修订精益求精,适应需求,突出专业特色,注重整体优化,力争打造我国康复治疗技术专业的精品教材。

3. **紧密围绕教学标准** 紧紧围绕高等职业教育康复治疗技术专业的教学标准,结合临床需求,以岗位为导向,以就业为目标,以技能为核心,以服务为宗旨,力图充分体现职业教育特色。坚持理论与实践相结合,实践内容并入主教材中,注重提高学生的职业素养和实践技能,更好地为教学服务。

4. **积极推进融合创新** 通过二维码实现教材内容与线上数字内容融合对接,让学习方式多样化、学习内容形象化、学习过程人性化、学习体验真实化。为学习理解、巩固知识提供了全新的途径与独特的体验,体现了以学生为中心的教材开发和建设理念。

本轮教材共17种,均为国家卫生健康委员会"十三五"规划教材。

教 材 目 录

序号	教材名称	版次	主编
1	人体解剖学	第1版	陈 尚 胡小和
2	基础医学概要	第2版	杨朝晔 倪月秋
3	临床医学概要	第2版	胡忠亚
4	运动学基础	第3版	蓝 巍 马 萍
5	人体发育学	第1版	江钟立 王 红
6	康复医学导论	第1版	王俊华 杨 毅
7	康复评定技术	第3版	王玉龙 周菊芝
8	运动治疗技术	第3版	章 稼 王于领
9	物理因子治疗技术	第3版	张维杰 吴 军
10	作业治疗技术	第3版	闵水平 孙晓莉
11	言语治疗技术	第3版	王左生 马 金
12	中国传统康复技术	第3版	陈健尔 李艳生
13	常见疾病康复	第3版	张绍岚 王红星
14	康复辅助器具技术	第2版	肖晓鸿 李古强
15	社区康复	第3版	章 荣 张 慧
16	康复心理学	第3版	周郁秋
17	儿童康复	第1版	李 渤 程金叶

第二届全国高等职业教育康复治疗技术专业教育教材建设评审委员会名单

数字内容编者名单

主 编 肖 波

副主编 蓝 巍 马 萍

编 者（以姓氏笔画为序）

马 萍（哈尔滨医科大学大庆校区）

任 凯（四川卫生康复职业学院）

许 萍（上海健康医学院）

肖 波（苏州卫生职业技术学院）

吴传勇（商丘医学高等专科学校）

张家梁（郑州澍青医学高等专科学校）

孟宪国（山东医学高等专科学校）

赵忠海（沈阳医学院附属中心医院）

盛胜兰（黄冈职业技术学院）

蓝 巍（金华职业技术学院）

秘 书 董俞辰（金华职业技术学院）

主编简介和寄语

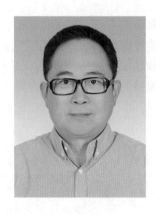

蓝巍，副教授、副主任医师；任浙江省金华市人民医院康复医学科主任、中国康复医学会教育专业委员会委员、浙江省康复医学会教育专业分会副主任委员、浙江省康复医学会理事、浙江省物理医学与康复委员会委员、浙江省医师协会康复医师分会委员、金华市康复医学会副会长等；从事教育近 30 年，主持国家康复治疗技术专业教学资源库课程建设，主持省市级课题多项；在核心期刊发表论文多篇；主编、参编教材和参考书 7 部；获金华市自然科学优秀论文三等奖 2 项。

寄语：

　　康复医学是有关促进残疾人及患者康复的医学学科。它的预防、诊断和评估、治疗、训练和处理等手段和方法离不开运动学基础这门重要课程。希望同学们爱上这门课程，为学好康复治疗技术专业知识打下坚实的基础。

主编简介和寄语

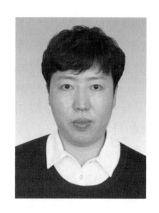

马萍,副教授,哈尔滨医科大学大庆校区基础医学院工会主席;先后承担临床医学和康复治疗学等专业的运动学基础、系统解剖学等课程的教学工作,并建设人体解剖学精品课程;主持省级课题2项,获省级教学成果一等奖1项、三等奖2项;获全国微课大赛优秀奖,黑龙江省高校课件大赛三等奖,黑龙江省高校微课比赛本科组优秀奖;主编、参编国家级规划教材15部;发表学术论文20余篇,其中SCI收录3篇。

寄语:

随着康复医学的不断发展与完善,同学们任重而道远。感谢同学们因为热爱选择了康复专业。明天,同学们就要为之努力,为之奉献。我想以两句话与同学们共勉:选你所爱,爱你所选。医路漫漫,履冰前行。

前　言

运动学基础是康复治疗技术专业的一门重要"桥梁"课程。教材自出版以来,在职业教育康复治疗技术专业人才培养方面发挥了积极作用。为了全面落实党的二十大精神进教材要求,适应康复治疗技术专业的发展需求,我们在广泛调研和听取现有教材使用意见的基础上,对教材进行了修订。

第3版教材以职业技能人才培养目标和执业资格对知识、技能和态度的要求为指导思想,注重整体性与适用性,坚持以应用为主线,体现"实用"和"够用"原则。教材编写力求思路清晰、框架简洁、通俗易懂、服务临床,突出加强运动学基础内容与前期基础课程和后期专业课程之间的有机联系,更好地将运动学基础知识与临床应用紧密结合,将运动氧供应与代谢、制动对运动系统的影响、运动训练基础三者内容进行整合,调整各章的衔接顺序,删除运动分析等康复评定技术课程的内容。为引导学生对知识点的学习,教材内容包括"学习目标""知识链接""本章小结""病例分析""扫一扫,测一测""思考题"等模块,增加了实验指导、附录等内容。教材配有数字内容资源,便于教师和学生利用数字教学资源进行教学。修订后的内容共7章,建议学时数不少于72学时。

第3版教材编写人员增加了临床一线具有丰富工作经验的专家。从最初励建安教授亲自修改运动学课程标准,江钟立教授对教材内容进行指导,到教材建设评审委员会专家对本教材编写给予诸多建设性意见,本教材的编写工作得到了中国康复医学会康复教育委员会和各院校专家同仁的大力支持,在此表示衷心感谢。同时还要感谢苏州大学体育学院运动人体科学系陆阿明教授、上海中医药大学附属岳阳中西医结合医院张宏教授、无锡国际同仁康复医院黄澎教授一直以来给予本次教材编写工作的关心与支持,感谢所有编者在教材编写过程中所倾注的心血以及教材秘书付出的辛勤工作。由于编者水平有限,不妥之处在所难免,恳请同行批评指正。

蓝　巍　马　萍

2023 年 10 月

教学大纲
(参考)

目 录

<table>
<tr><td>第一章</td><td>运动学绪论</td></tr>
</table>

学习目标

1. 掌握人体运动的基本术语、人体运动形式。
2. 熟悉运动学概念、任务和内容。
3. 了解运动学研究方法、运动学的发展、学习运动学的意义。
4. 能用唯物辩证的观点认识人体运动结构与功能、局部与整体、动与静的关系;能用正确的观点与方法指导身体活动与运动。

运动学(kinesiology)是从几何的角度描述和研究物体位置随时间变化规律的力学分支学科。人体运动学是运用力学原理与方法研究人体在运动状态下各器官的形态结构与功能活动变化规律及其影响因素的一门学科,也是多门学科之间相互交叉与渗透的学科。运动学课程在康复医学领域中用于分析运动障碍的原因,探讨康复机制与指导康复运动治疗实践,是康复治疗技术专业一门重要的专业基础课程。

第一节 运动学研究对象和内容

人体运动学以人体运动动作和运动行为为研究对象。人体运动学的内容是运用力学的基本原理结合运动解剖学、运动生理学和运动生物化学等探讨人体的运动功能及其变化规律,即在不同运动状态下的人体结构与功能的相互关系,阐明运动训练原理、方法与疾病康复之间的关系。运动学的研究不仅涉及体育运动、生物材料力学与医学方面,而且已渗入到交通安全、军事科学与宇航等方面。特别是将运动学的研究与康复医学等学科紧密结合,对患者早日康复、回归家庭和社会具有重要意义。

针对康复治疗师工作岗位的需求与实用性,本教材只是选择相关内容学习,主要包括运动生物力学、运动解剖学、运动生理学、运动生物化学、运动控制、运动训练基础和运动代偿等方面的部分内容。如果要深入了解运动学的其他内容,还需要学习或参考其他相关书籍。

第二节 运动学研究方法

随着科学技术的不断发展,多学科的研究方法和科学仪器的使用为运动学的研究寻找到了更多解决问题的途径。如使用力传感器、光电计时器、加速度计、等速测力计、关节角变化计和测力台结合二维成像技术或三维动态捕捉系统测量人体运动学及动力学数据,以及使用计算机体层摄影(CT)、磁共振、关节镜、肌电图、超声心动图和肌肉骨骼超声等记录和处理运动时的生物电活动与人体内部图像信息,分析与验证人体运动过程中各环节的活动原理及运动对人体运动器官形态与功能的影响,阐

笔记

明人体运动时机体与环境的相互关系和变化规律。运动学的主要研究方法：

1. 观察法　是指直接对人体运动过程的各项变化指标进行描述与分析。如在运动现场对运动者运动状态下的某些动力学参数、生理与生物化学变化指标（如运动者的心率、血压与呼吸气体代谢）等进行描述与分析；观察和分析不同人群、不同年龄与性别在不同运动负荷下的运动项目、训练方法与水平对人体功能的影响，为制订不同的运动处方提供依据。

2. 实验法　是指在实验室内利用一定的实验装置对人体或动物进行实验。如对运动中骨力学、关节力学、肌力学、电生理特点、运动器官形态与生理功能各项指标的变化及影响进行验证与分析。

3. 理论法　是指采用数学与力学理论对人体运动系统建立抽象的数学模型，用数学语言对人体运动规律进行描述。

第三节　学习运动学的意义、观点与方法

一、学习意义

康复医学是一门以消除和减轻人的功能障碍，弥补和重建人的功能缺失，设法改善和提高人的各方面功能的医学学科，也就是功能障碍的预防、诊断、评估、治疗、训练和处理的医学学科。运动学是康复医学的基础学科。因为康复治疗中，运用较多的物理治疗、作业治疗等方法都以运动学为基础，其中物理治疗又以运动治疗为主要手段，所以运动学的发展在某种程度上促进了康复医学的发展。

在康复治疗实践中需要康复治疗师学会运用运动学原理，分析运动障碍产生的原因，准确及时找出障碍所在，选择和制订合理的治疗方案。如在物理治疗中根据不同的损伤部位使用牵拉技术时，要利用力学原理准确控制牵引方向与负荷大小，才能取得较好的治疗效果；在训练患者的平衡功能时，必须理解人体运动时的重心与平衡的关系及其影响因素，认识人体内力（如肌力）对维持平衡功能的重要性。

通过运动学的学习，可以了解关节运动与骨骼肌收缩运动的力学原理、运动中能量的供应方式、运动时的血液循环和呼吸功能的调节以及神经系统对运动控制的知识等，理解运动训练的基本原理与制动对机体带来的不良影响。掌握与熟悉了运动学的基本原理，就为学习专业课程奠定了基础。

二、学习观点与方法

学习运动学课程要用唯物辩证的观点认识人体运动的结构与功能、局部与整体、动与静、人体与环境的辩证统一关系。如一位肢体骨折患者，因骨或关节损伤导致功能活动障碍，表现出结构与功能的密切关系。患者在康复治疗的第一阶段，固定部位远端关节要尽可能主动运动，防止关节挛缩，减少制动带来的不良影响，而近端则以静力性收缩为主，促进局部循环和肿胀消退，即动静结合；第二阶段，通过鼓励患者肢体主动与负重功能锻炼，促使骨折部位骨结构的改造与重建，最大限度地促进肢体功能恢复，使损伤的局部与整体达到统一，回归正常生活。如果治疗方法选择不当或不及时，有可能使疾病的发展走向反面，形成永久性功能障碍。学会运用正确的观点与方法指导运动学课程学习，才能在康复治疗中更好地运用运动学原理指导康复治疗工作。

第四节　运动学的发展

在中国古代，对人体运动学的研究最早可追溯到战国时期的《墨经》，其中已有关于对运动和时间先后的描述。

古希腊时期，亚里士多德在《物理学》一书中阐述了天体运动的空间、时间、位置与物体的自由落体运动，为运动学发展奠定了基础。此后，阿基米德对杠杆平衡与物体的重心位置等进行了系统研究，初步奠定了静力学基础。

15世纪，达·芬奇在力学和解剖学方面对人体运动器官的形态和功能进行了解释，提出人体运动规律都是遵循力学定律的观点。

17世纪,伽利略的自由落体运动规律以及牛顿的运动定律奠定了动力学的基础。

18世纪,法国科学家马雷用当时的摄影技术记录了猫的下落过程,在长达一个世纪之后才对猫在空中转体现象的空间运动定向知觉作出了解释,为航空失重状态下的行走或空中转体运动提出了依据。

19世纪,显微镜的应用对运动解剖学的发展起到很大的促进作用。沃尔夫在骨的力学性质研究方面取得了重要进展。他认为,骨结构不仅与其载荷有关,而且还能适应载荷的变化,改变自身结构。这一时期,还有英国和俄国生理学家对骨骼肌收缩与运动关系进行了分析。

20世纪中叶,哈兹借助动物实验,利用换能器与电生理技术对骨骼肌收缩机制和力学变化进行了深入研究。这一时期,由于体育运动、计算机和实验技术手段的迅速发展,在人体运动环节参数与动作分析等方面取得了很大进展。同时,运动学在医学领域的应用推动了人体运动学的发展。

从20世纪80年代到21世纪初,随着我国康复医学与康复医学教育的快速发展,运动学作为康复治疗技术专业重要的专业基础课程之一,将运动生物力学、运动解剖学、运动生理、运动生物化学与人体运动训练原理等内容综合起来,运用关节运动、骨骼肌收缩、肌腱与韧带的力学原理以及运动控制和运动分析等知识指导康复治疗实践。

21世纪是生命科学的时代,人类社会对人体运动规律的探索将会继续向前发展,永无止境。

第五节　基本运动形式与分类

一、基本术语

人体运动形式是多样化的。从运动生物力学观点看,人体运动是建立在由头、颈、躯干、上肢及下肢组成的多环节链状系统基础上的,这种链状系统沿一定的运动轴与运动平面完成躯体运动。

（一）人体姿势位

1. 解剖位　是分析和解释人体各结构部位位置关系时采用的体位,即身体直立,面向前,双目平视前方,双足并拢,足尖向前,上肢自然下垂于躯干的两侧,掌心向前(图1-1A)。

2. 功能位　是人体运动的始发姿势,又名中立位,与解剖位姿势基本相同,不同的只是掌心贴于体侧(图1-1B)。

（二）运动平面与运动轴

所有关节运动环绕3个相互垂直的轴心,沿着3个相互垂直的平面进行单一或者复合运动(图1-2)。

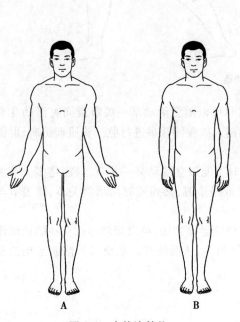

图1-1　人体姿势位
A.解剖位；B.功能位。

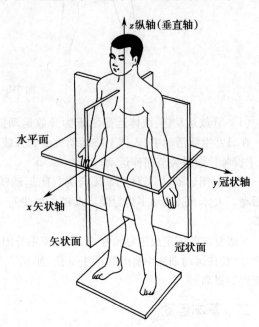

图1-2　人体运动轴与运动面

1. 基本运动面

（1）水平面（横断面）：是指与地面平行的面。水平面将人体分为上下两部分。

（2）冠状面（额状面）：是指与身体前面或后面平行的面。冠状面将人体分成前后两部分。

（3）矢状面：是指与身体侧面平行的面。矢状面将人体分为左右两部分。将人体分为左右对等的两部分的切面为正中矢状面。

2. 基本运动轴

（1）冠状轴：是指与地面平行且与额状面平行的轴，在左右方向平行于地面。

（2）垂直轴：是指额状面与矢状面相交叉形成的上下贯穿人体正中的轴。

（3）矢状轴：是指与地平面平行且又与矢状面平行的轴，在水平方向前后贯穿人体。

3. 运动轴与关节运动范围　运动轴可以反映关节运动范围，即环绕冠状轴在矢状面上的运动、环绕矢状轴在冠状面上的运动与环绕垂直轴在水平面上的运动。如髋关节可做屈伸、内收外展、内旋外旋3个轴的运动。

（三）环节与运动链

1. 环节　人体身上可以活动的每一段肢体、节段或关节称为环节。运动环节既可以是单一的关节，也可以是几个关节作为整体相对某一关节活动。

2. 开放运动链与封闭运动链　运动链是指人体的几个部位（环节）通过关节连接而组成的一个复合结构。通常把一侧的上肢或下肢看作一条长链，每一关节为一链扣（图1-3）。

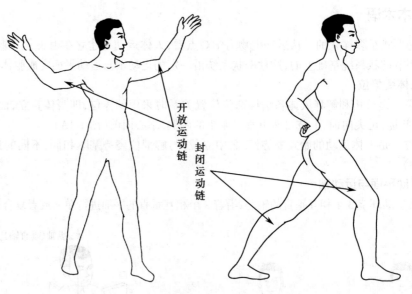

图1-3　运动链

（1）开放运动链：肢体远端游离为开放运动链，这时可以随意活动某一关节或同时活动几个关节。在日常生活活动中，人体上肢运动大多为开放运动链。如哑铃弯举进行肱二头肌训练时，肘部固定，手握哑铃做肘关节屈伸运动。

（2）封闭运动链：肢体远端闭合为封闭运动链，此时不能独立活动某一关节，只能是多关节的协调活动。人体下肢活动多为封闭运动链。如步行、下蹲或弓步时，必须同时活动髋关节、膝关节与踝关节。

在康复功能评定或康复治疗中，联合使用开闭运动链的运动方法，可以帮助寻找存在的运动障碍问题，以及在运动训练中有效激活主动肌、协同肌和拮抗肌等，从而使神经系统对骨骼肌运动的控制功能得到提高。

二、基本运动

在人体运动学研究中，通常把人体简化成质点或刚体进行运动形式的描述。点是指没有大小和质量、在空间占据一定位置的几何点。刚体是没有质量、不变形、但有一定形状、占据空间一定位置的形体。按质点的运动轨迹可分为直线运动和曲线运动。

（一）直线与曲线运动

1. 直线运动 是指质点始终在一条直线上的运动,也可以说质点的运动轨迹是一条直线。

（1）匀速直线:是指质点始终以相等的速度在直线上运动,即在任何相等时间通过的路程相同。如人的匀速步行或慢跑等,但人体没有绝对的匀速运动。

（2）变速直线运动:是指质点在直线运动时,其速度是变化的,即在任意相等的时间内通过的路程都不等,如自由落体运动、飞机起飞和人体在各种运动过程中的加速运动。

2. 曲线运动 是指质点的运动轨迹是一条曲线的运动。其特点是运动方向始终在变化,如体育中的掷标枪和铅球等。

（1）圆周运动:是指质点运动轨迹是个圆。匀速圆周运动是最简单的圆周运动形式,是曲线运动一种特殊形式。另外还有变速圆周运动与螺旋曲线运动。

（2）斜抛物体运动:抛向斜上方的物体在运动中形成曲线即抛物线。

（二）平动、转动与复合运动

1. 平动 在运动中,刚体上的任意两点连线都保持平行,且长度不变,这种运动形式称为平动,如日常生活中的站坐姿势转移。

2. 转动 运动过程中,物体上各点都绕同一直线（转轴）做圆周运动的形式为转动。人体关节运动过程都为转动,即局部肢体绕关节轴的转动。

3. 复合运动 运动过程既有平动又有转动的动作属于复合运动。人体绝大多数运动为复合运动。如骑自行车时的躯干是平动,而下肢是转动。

三、人体基本运动形式

（一）关节基本运动形式

1. 屈伸 指关节在矢状面绕冠状轴的运动。相关节的两骨之间角度减小或相互接近为屈,反之为伸。

2. 内收与外展 是指关节在冠状面绕矢状轴的运动,即肢体接近正中矢状面的运动为内收（adduction）,反之为外展（abduction）。如手指向中指中轴靠拢称为内收,离开中轴称为外展。水平内收与外展是指关节在水平面上绕垂直轴运动。如上肢肩关节在外展90°时向身体中线靠拢为水平内收,远离身体中线为水平外展;而足底朝向内侧的运动则称为内翻（inversion）,反之称外翻（eversion）。

3. 旋转 是指关节在水平面绕垂直轴或自身纵轴的运动。向内或向前为内旋,反之为外旋。如寰枢关节绕垂直轴做旋转运动,而肩关节与髋关节可以绕自身纵轴旋转;也可绕与自身不平行的轴旋转,如前臂的旋前与旋后。

4. 环转 是指以骨的近端为支点做旋转运动,远端做圆周运动。环转是冠状轴与矢状轴的复合运动。如肩关节与髋关节的环转运动。

知识链接

运动轴的关节分类

1. 单轴关节 此类关节只能绕一个运动轴运动。如手指的指间关节（滑车关节）和肘关节,可沿冠状轴做屈伸运动;前臂的近、远侧桡尺关节（车轴关节）可沿垂直轴作旋前、旋后运动。

2. 双轴关节 此类关节既可沿冠状轴做屈伸运动,又可沿矢状轴做收展运动。如桡腕关节（椭圆关节）和拇指腕掌关节（鞍状关节）等。

3. 多轴关节 此类关节能在3个相互垂直的运动轴上做屈伸、收展以及旋转等多个方向的运动,如肩肱关节（球窝关节）和髋关节（杵臼关节）。平面关节由于两骨的关节面接近于平面,实际可理解为巨大球体或球窝的一小部分,故也属多轴关节,如腕骨间、跗骨间关节和椎间关节。

（二）上肢基本运动形式

上肢的各种基本运动形式是在上肢各环节共同参与下完成的,在完成动作过程中主要由肩关节、肘关节及腕关节参与活动。

1. 推 在克服阻力时,上肢由屈曲状态变为伸展状态的动作过程为推的运动形式。体育活动中的举重与推铅球等都属于推的运动形式。

2. 拉 在克服阻力时,上肢由伸展状态变为屈曲状态的动作过程称为拉的运动形式。如划船与游泳的划臂动作等。日常生活或家务劳动中往往需要上肢推拉相结合的运动形式,如擦桌、拖地或开门与关门都有拉与推的运动形式。

3. 鞭打 在克服阻力或躯体位移的过程中,上肢各环节依次加速和制动,使末端环节产生极大速度的动作形式称为鞭打动作。鞭打开始时,上肢首先向鞭打动作的反方向挥动,并处于适度屈曲状态,然后上肢运动链的近端环节首先加速(转动),带动上肢各环节依次加速与制动,形成类似于鞭打动作形式,并使远端环节产生极大的运动速度。体育运动中的投掷项目具有典型的上肢鞭打动作。

(三)下肢基本运动形式

下肢的各种基本运动形式是由下肢各环节共同参与下完成的,在动作完成过程中主要由髋关节、膝关节和踝关节参与活动。

1. 缓冲 在克服阻力的过程中,下肢由伸展状态转为较为屈曲状态的动作过程称为下肢的缓冲动作。腾空起跳落地时的屈膝与屈髋动作可以起到缓冲的作用。

2. 蹬伸 在克服阻力的过程中,下肢由屈曲状态进行积极伸展的动作过程称为下肢蹬伸动作。骑自行车和游泳都有蹬伸动作。

3. 鞭打 下肢各环节有类似于上肢的鞭打动作形式。如自由泳的两腿打水动作。

(四)全身基本运动形式

全身基本运动形式是指躯体在完成动作时,上肢、下肢及躯干等各部分活动有主次之分,各部分之间相互协作共同完成动作。

1. 摆动 身体某一部分完成主要动作(如步行、跑步)时,身体的另一部分(如两臂摆动)配合主要动作的形式称为摆动。

2. 躯干扭转 在身体各部分完成动作时,躯干及上下肢同时绕躯干垂直轴的反向转动的运动形式称为躯干的扭转。人体行走时,伴随骨盆和肢体的转动属于躯干扭转,如图1-4,沿水平面 ab 转动。

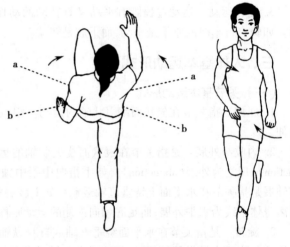

图1-4 躯干扭转

3. 相向运动 当躯体两端无约束,躯体两部分相互接近或远离的运动形式称为相向运动(图1-5)。

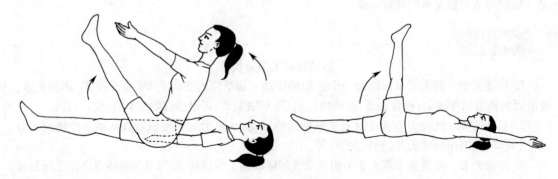

图1-5 相向运动

四、运动类型

人体运动类型有多种分类法,可以根据运动项目要求、运动生理与生物化学特点或骨骼肌运动形式等分类。康复治疗需要根据患者不同的功能障碍选择适宜的运动类型,以达到治疗目的。

（一）有氧运动与无氧运动

根据运动项目所要求的运动强度、时间、速度和对体内氧化供能途径的不同,可将运动项目分为有氧运动与无氧运动。

1. 有氧运动 运动时间较长,运动强度在中小程度的运动项目。其运动所需的能量来源主要通过氧化体内物质提供,属于有氧运动。一般健身锻炼和患者康复训练都属于有氧运动。

2. 无氧运动 对于要求速度过快、爆发力强且时间短的运动项目,由于人体有氧供能来不及而不得不依靠无氧供能,属于无氧运动。无氧运动多见于竞技性的体育项目。

（二）动力性运动与静力性运动

根据运动中骨骼肌运动形式的不同,有动力性运动与静力性运动之分(详见第三章)。

1. 动力性运动 骨骼肌收缩产生明显的关节活动为动力性运动。动力性运动可以使躯体产生位移或使人与器械产生加速度。动力性运动又分为向心运动与离心运动。向心运动与离心运动可以抗阻力或控制运动速度。

2. 静力性运动 骨骼肌收缩不产生明显的关节活动为静力性运动。静力性运动是维持躯体一定姿势的基础。

动力性运动与静力性运动两种形式常常结合在一起,互相协调共同完成人体的运动。

（三）力量性运动与耐力性运动

根据机体对抗阻力的强度、时间与频率,分为力量性运动与耐力性运动。

1. 力量性运动 对抗阻力的运动属于力量性运动。力量性运动能有效增强肌力。

2. 耐力性运动 机体在较长的时间内保持特定强度负荷或动作质量能力的运动为耐力性运动。长期坚持耐力性运动可以有效增强心肺功能。

（四）被动运动、主动运动与抗阻运动

在康复治疗中根据患者肌力与关节活动度大小,采取的运动训练方式有被动运动、助力运动、主动运动与抗阻运动等。

1. 被动运动（passive movement） 完全依靠外力帮助完成的运动称为被动运动。如借助健侧肢体、他人辅助或器械(机械、电刺激)帮助下的运动属于被动运动。当肌力在 0~1 级不能完全用力时,可以进行被动运动。持续被动运动可以增加关节活动度,消除肢体肿胀,防止肌萎缩、关节粘连和韧带挛缩。

2. 助力运动 借助外力(可以是自身的健侧肢体和器械或他人帮助)做的运动为助力运动。当肌力达 2 级以上时,可以进行助力运动。助力运动能增加关节活动度并逐步增加肌力。

3. 主动运动（active movement） 由骨骼肌主动收缩完成的肢体运动为主动运动。主动运动是康复训练中最强调和最常用的训练方法(如徒手操、摆动运动等)。当肌力达到 3 级能抗重力时,可以进行主动运动。主动运动可以提高肌力和增加关节活动范围。

4. 抗阻运动（resistance movement） 由骨骼肌主动收缩克服自身重力和外来阻力完成全关节活动范围的运动属于抗阻运动。当肌力达 4~5 级时,可以进行抗阻运动。抗阻运动可以有效增强肌力和耐力,改善关节活动和神经系统的协调功能。

（五）协调与平衡运动

协调与平衡运动是为了促进身体协调与平衡功能进行的训练方法,在康复治疗中用于中枢神经系统损伤引起的肢体瘫痪、骨与关节疾病等训练,还用于其他运动控制与协调障碍的训练,包括视觉和内耳与小脑等平衡器官对躯干控制训练、肢体协调(如步态)与手眼协调功能训练等。

（六）其他运动

针对全身多部位肌群与关节的运动类型还有多种,如技巧运动、医疗体操、娱乐运动、放松运动、水中运动,以及中国传统的拳、功、操等。

五、运动强度

运动类型或方法虽然有所不同,但运动强度与能量消耗总是成正比的,而能量消耗又与吸氧量成正比,故多以单位时间内吸氧量的大小来评定运动强度的大小。通常以本人最大吸氧量(详见第六章)大小来评定运动强度的大小。人体运动强度一般可分为三个等级(大强度、中等强度、小强度)或四个等级：

1. 极量强度　运动强度相当于本人最大吸氧量 95%～100% 的强度。
2. 亚极量强度　运动强度相当于本人最大吸氧量 70%～80% 的强度。
3. 中等强度　运动强度相当于本人最大吸氧量 55%～65% 的强度。
4. 小强度　运动强度相当于本人最大吸氧量 50% 的强度。

（蓝　巍）

本章小结

　　人体的运动形式离不开关节运动,所有关节绕运动轴在一定的平面上产生不同的运动形式。关节的运动离不开骨骼肌的收缩,而神经中枢对骨骼肌收缩的调节至关重要。运动时理化特点和骨骼肌收缩形式决定了运动的类型。根据具体情况选择开链或闭链运动训练,可以帮助寻找存在的运动障碍问题,可以协调骨骼肌的收缩,从而影响对运动姿势的控制。在康复功能评定或康复治疗中,用唯物辩证的观点认识不同运动状态下的人体结构与功能的相互关系,阐明运动训练原理、方法与疾病康复之间的关系,并将运动学的研究与康复医学等学科紧密结合,对患者早日康复、回归家庭和社会具有重要意义。

　　本章知识点主要为学习后续的人体运动力学基础、关节运动、制动和运动分析等内容奠定基础。

扫一扫,测一测

思考题

1. 为什么运动轴位可以反映关节活动范围?
2. 举例说明日常生活中人体基本运动形式。

思路解析

第二章　运动力学基础

02章PPT

学习目标

1. 掌握力、力矩、稳定角、人体转动惯量的概念;骨的杠杆作用;关节的类型及运动。
2. 熟悉常见的外力和内力;力的合成和分解;人体平衡的条件;骨与关节生物力学特征。
3. 了解力的时间空间积累效应;牛顿运动定律、转动定律及其应用。
4. 能用运动力学原理解释人体运动中骨与关节的力学变化;能在康复治疗中运用运动力学原理分析运动障碍的原因,为康复训练奠定基础;能用运动力学原理指导健身训练和对运动障碍患者与家属做健康教育。

许多康复治疗方法取决于对人体运动的精确分析和评估,从这些分析评估中可以判断损伤和功能性障碍的情况,作出诊断和治疗方案,判断预后。但是人体的运动通常受到环境、心理等的影响而变得复杂,最常分析复杂运动的方式是从简化并评估基本的身体内力和外力的作用力开始,并研究这些力在假定为刚体上的作用。牛顿运动定律可以帮助解释这些力之间的关系,以及其在单个关节和全身的作用。本章主要阐述运动中的力与力矩,牛顿运动定律在人体运动中的应用,人体平衡及其影响因素和骨与关节生物力学特性。

第一节　运动中的力与力矩

一、运动中的力

力是一个物体对另一个物体的作用,是使物体产生形变或线运动状态改变的原因。力矩则是力和力臂的乘积,是使物体转动状态改变的原因。因此,无论是人体形状的改变还是人体运动状态的改变,均是力或力矩作用的结果。如果把人体看作一个整体的力学系统,则人体的受力可分为外力和内力。

（一）外力

1. 重力　地球对人体或物体的引力是一种非接触力。人体或物体受重力的集中点为重心,其方向指向地心。在地球上的任何物体均受到重力作用,重力（G）是人体或物体的质量（m）与重力加速度（g）的乘积,即 $G=mg$。重力的大小也叫重量,如体重是人体受重力的大小。人体每时每刻都受到重力的作用,但由于人体的运动形式不同,重力对人体运动所起的作用也不同。一般而言,当人体运动方向与重力同方向时,重力起动力作用,反之则起阻力作用。如上楼梯时重力与运动方向相反,重力起阻力作用,而下楼梯时重力与运动方向相同,这时重力起动力作用。

2. 摩擦力　是两相互接触的物体做相对运动（线运动或滚动）或有相对运动趋势时产生的力,分别形成滑动摩擦力、滚动摩擦力和静摩擦力。摩擦力在人体运动中普遍存在,人之所以能走和跑,靠的是鞋底与地面之间的摩擦力。增加接触面之间的粗糙度和增大正压力,均能增加摩擦力,反之则可减小摩擦力。

3. 支撑反作用力 人体处于支撑状态时,人体重力作用于支撑面上,支撑面又反作用于人体,这种反作用称为支撑反作用力。如果人体处于静止状态,为静力性支撑反作用力;如果人体局部环节有运动,则支撑反作用力会不断变化,称为动力性支撑反作用力。

4. 流体作用力 人体在空气和水中运动时必然与流体发生接触并相互作用,流体对人体的作用即为流体作用力。在人体运动中,流体作用力往往是人体运动的阻力,力的大小与流体的密度、接触面积等成正比。水的密度远大于空气,所以人体在水中运动较为困难。然而人体在水中受到浮力作用,可以减轻肢体运动的重力作用,对于肌力不足或关节疼痛的患者,可以借助水的阻力和浮力进行康复训练。

5. 器械的阻力 机体推动、拉动及转动训练器械时,需要克服器械的重力、摩擦力与弹力等阻力。

（二）内力

1. 肌拉力 骨骼肌借助肌腱附着于骨,产生对骨的拉力维持人体姿势,引起人体内各部分、各环节的相对运动,是人体内力中最重要的主动力。

分析骨骼肌工作时,常用到肌拉力线,即肌的合力作用线。肌拉力线是指肌的起止点中心的连线,代表该肌的合力作用线。某些肌在跨过关节时拐弯(如髂腰肌),肌拉力线是指动点中心到拐弯处中心的连线。

肌拉力线是用以分析关节运动的一条准线。一块肌的拉力线从一个关节额状轴后方通过,使这个关节伸;反之从一个关节额状轴前方通过,使这个关节屈;从一个关节矢状轴外侧或是上方通过,使这个关节外展;从一个关节矢状轴内侧或下方通过,使这个关节内收;从一个关节垂直轴的关系顺时针方向(在左侧上下肢逆时针方向),使这个关节旋外;从一个关节垂直轴的关系逆时针方向(在左侧上下肢顺时针方向),使这个关节旋内。如喙肱肌对于肩关节中心的运动轴而言,位于冠状轴前方、矢状轴内侧,可以使肩关节内收和屈;肱肌位于肘关节中心运动轴的冠状轴前方,能使肘关节屈(图 2-1)。

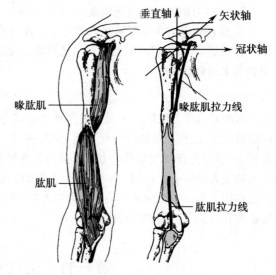

图 2-1 喙肱肌和肱肌拉力线

2. 组织弹力 当机体拉伸、压缩、扭转时会发生形变,弹力是机体形变做功的能力。生物力学领域常用希尔三元素模型来解释弹力在人体运动中的作用。这一模型包括:

（1）可收缩成分:相当于骨骼肌中肌纤维成分,功能是在粗细肌丝以及肌动蛋白之间形成横桥。肌节快速缩短要求粗肌丝横桥摆动速度快,有利于产生力量。

（2）串联弹性元:主要是位于骨骼肌两端的肌腱,肌纤维收缩时肌腱可被拉长,储存弹性能,当肌腱由于弹性而发生回缩时释放弹性能,转化为骨的机械能,产生运动。

（3）并联弹性元:是与肌可收缩成分并联,对整肌而言,主要是指包裹在整个骨骼肌表面和肌束、肌纤维表面的结缔组织。肌纤维收缩时,并联弹性元会同时缩短,储存弹性能。对不同的运动单位而言,可以使并联存在的肌纤维收缩时产生的力量叠加(图 2-2)。

希尔模型可以预示运动形式,如肌强直过程中,整肌比单根肌收缩产力能力强大,这是并联弹性元力量叠加的效果。

3. 其他内力 人体内各组织器官具有不同的

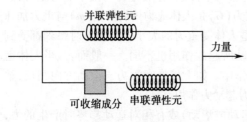

图 2-2 希尔三元素模型示意图

形态、结构和生物力学特性,人体由于各种运动过程引起这些组织器官发生形态、位置改变时,可以产生摩擦力、流体阻力等。

（三）力的合成与分解

1. 合力与分力 如果一个力产生的效果与几个力共同作用的效果相同,则这个力称为那几个力的合力,而那几个力称为这个力的分力。合力和分力之间是效果上的等效"替代"关系,不是简单的加减关系。如果几个力作用在物体的同一点,或者它们的作用线交于同一点,这几个力称为共点力。求两个互成角度共点力的合力,可以用表示这两个力的线段为邻边作平行四边形,这两个邻边之间的对角线就表示合力的大小和方向,称为力的平行四边形定则。

2. 力的合成 求几个已知力的合力,称为力的合成。力的合成一般有以下两种情形。①两个共线力的合成:两个力在一条直线上时,求合力直接加减,同向相加,异向相减。②两个不共线力的合成:两个力不在一条直线上时,求合力用平行四边形定则,分力是平行四边形的两条邻边,合力是对角线,合力的值不等于两个分力的大小之和。

3. 力的分解 是力的合成的逆运算。以一条对角线可以作出无数个平行四边形,所以一个力分解为两个分力时有无数种分解的方法。通常力的分解有下列两种思路。①按实际效果分解:即根据力产生的实际作用效果进行分解。②正交分解法:通常力会产生两个互相垂直的作用效果,所以通常把力分解到两个互相垂直的方向。如当骨骼肌在某一平面产生力作用时,可将肌力分解为两个垂直分量,一个沿着骨轴线作用,另一个垂直于骨轴线。前者起稳固关节的作用,因而称为稳固分量;后者是使骨产生转动的分量,所以称为转动分量(图 2-3)。

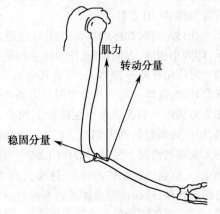

图 2-3 肌力分解及其作用

（四）力的时间与空间积累效应

1. 力的时间累积效应 无论是物体的运动还是人体的运动,都是外力连续作用的结果。在力学上,将作用于物体的合外力与其作用时间的乘积($F\Delta t$)称为力的冲量(I)。而将运动物体或人体具有的"运动量",即质量与速度的乘积(mv)称为动量(p)。物体动量的变化量只取决于其受到的冲量,两者之间的力学规律可以用动量定理来反映,即物体动量的增量等于其所受的冲量。动量定理在人体运动中有广泛的应用,尤其像打击、碰撞等冲击性运动中。

（1）人体运动中为了减小外界的冲击力,通常需要延长外力的作用时间。如各种落地缓冲动作,人体一般采用前脚掌着地,并迅速过渡到全脚掌,同时伴有屈膝、屈髋和伸踝动作,以延长脚与地面的接触时间,进而减小外力对人体可能造成的伤害。再如人体与外界的碰撞中,要避免和减轻碰撞损伤,则需要设法延长碰撞的时间。

（2）为了给物体或人体强大的冲力,要求与物体或人体接触(撞击)的时间要短。如用锤子钉钉子,在锤子质量和速度相同的情况下,锤子击打钉子的时间越短,给钉子的力越大。

（3）增大作用力和延长力的作用时间,可以使人体或器械获得更大的速度。如投掷垒球的运动中,运动者可以通过下肢的蹬伸用力逐步过渡到手臂和手的用力,这样传递到垒球的力不仅要比光用手大得多,而且力的作用时间增加,这样能把垒球扔得更远。

2. 力的空间累积效应 力与力作用方向上移动距离的乘积(FS),是力的空间累积效应,在力学上称力对物体做了功(W)。力作用方向与其引起的物体运动方向改变一致,力对物体所做的功为正功。人体运动活动中,骨骼肌收缩引起人体整体或肢体活动,大多数情况下骨骼肌张力都是做正功。还有一种情况是,物体的运动方向与力的作用方向相反,这时力所做的功为负功。如人体下楼梯时,膝关节伸肌完成离心运动克服人体重力,肌收缩产生力的方向与移动方向相反,肌做负功。功的国际单位是焦耳(J)。

通常讲骨骼肌做功,是指骨骼肌做的机械功。肌将其贮存的化学能转化为机械能,克服阻力使环节及外界物体产生位移,在此过程中骨骼肌做了功。骨骼肌在做等长收缩运动中环节不产生位移,骨骼肌没有做机械功,此时骨骼肌消耗的能量完成了"生理功"。功和能之间是可以相互转换的,能的量值是通过功来确定的,力对物体做的功等于物体机械能(动能和势能)的增量。

二、运动中的力矩

人体肢体的转动是人体运动时常见的运动,转动是物体或人体(含环节)绕某一点或某一轴发生的运动。怎样才能使物体产生转动,或改变其转动状态呢? 经验告诉我们,要使物体产生转动,必须使力的作用线与转动点(支点)或转动轴之间有一定的距离(力臂)。

力矩(M)是作用于物体或人体的合力(F)与支点到力作用线距离(d)的乘积,即 $M = F \times d$。如手握球做屈肘动作时,支点 O 为肘关节中心,屈肘肌合力为 F,动力臂即为 O 点到 F 作用线的垂直距离 d_1,动力矩 $M_1 = F \times d_1$;同理,上臂和球的重力产生一个阻止肘关节转动的阻力矩 $M_2 = F \times d_2$。当 $M_1 > M_2$ 时,肘关节屈曲,反之肘关节伸展(图 2-4)。

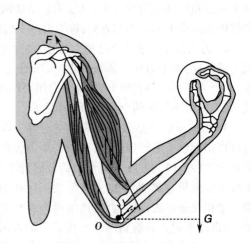

图 2-4 屈肘力矩示意图

在讨论力对物体的转动作用时会遇到这样一种情况,即大小相等、方向相反、作用线互相平行但不重合的两个力作用在同一物体上,虽然其合力为零,但物体同样会转动,这样一对力称为力偶。力偶产生的转动力矩称为力偶矩。如扳手作用在螺丝上两个力就构成了力偶,形成转动螺丝的力偶矩。还有一种情形,就是物体在无支撑的情况下受到力的作用,这个力若不通过物体的重心,也会引起物体的转动,这个力称为偏心力,由其产生的转动力矩称为偏心矩。如用乒乓拍击打的旋转球,球拍摩擦球体的力不通过乒乓球重心,形成偏心力,使乒乓球转动的力矩为偏心矩。因此,力矩、力偶矩和偏心矩是人体或物体转动的条件。

第二节　人体运动的动力学

牛顿运动定律适应于质点和刚体,对于复杂的人体运动活动,可将人体适当简化(简化成质点和刚体),以便应用牛顿运动定律认识人体运动规律,指导人体运动实践。

一、牛顿运动定律

(一)牛顿第一定律

只有在受到外力作用并且外力作用的合力不为零时,物体重心的运动状态才会改变。即任何物体在不受外力作用(或所受合外力为零)时,物体将保持静止或匀速直线运动状态不变,这就是牛顿第一运动定律的基本内涵。物体的这种性质称为惯性,所以牛顿第一定律又称惯性定律。惯性的大小用物体的质量来量度,质量越大,惯性越大。

(二)牛顿第二定律

当物体所受到的合外力不为零时,物体的运动状态会发生改变。牛顿第二定律清楚地表示了物体受力与物体运动状态改变之间的相互关系:物体加速度(a)与物体所受合外力($\sum F$)成正比,与物体的质量(m)成反比,即 $\sum F = ma$。因此,牛顿第二定律也称加速度定律。牛顿第二定律确定的是力与加速度之间的瞬时关系,即力和加速度是同一时刻的瞬时量,有力就存在加速度,有加速度就有力的存在。

(三)牛顿第三定律

两个物体相互作用时,物体甲对物体乙的作用力 F_1 与物体乙对物体甲的作用力 F_2 大小相等、方向相反、沿同一直线,且分别作用于这两个物体甲和乙,即 $F_1 = -F_2$。这就是牛顿第三定律,也称作用力与反作用力定律。作用力与反作用力互以对方存在为自己存在的前提,同时产生、同时消失、相互联系、相互依存。对于牛顿第三定律需要注意以下两点:一是作用力与反作用力分别作用于两个物体上,这与一个物体受两个力作用而平衡有本质区别;二是作用力与反作用力大小相等,但各自可能产生不等的运动效果。

二、牛顿运动定律在人体运动中的应用

(一)运动中合理利用惯性可以省力

竞技运动和康复运动中很多动作都是借助惯性完成的。巧妙地利用惯性,不但省力,少消耗能量,而且还可以使骨骼肌得到片刻的放松,减少运动性疲劳。

运动中利用惯性主要表现为保持动作的连贯性,其本质是不同动作之间的衔接要平稳以及后一个动作尽量利用前一个动作所获得的速度。因为人体或物体无论由静止到运动,还是由运动到静止,均需要克服惯性,这就需要额外用力。如举重运动员在提铃时应采用爆发式用力,以改变杠铃速度等于零的运动状态到速度不等于零的运动状态,一旦杠铃启动,就要求运动员保持动作的连贯性,充分利用杠铃的惯性运动,若中途迟缓或停顿,不仅可能导致失败,还可能发生运动损伤;康复治疗中偏瘫患者自主从仰卧位到侧卧位,可以利用肢体摆动的惯性完成体位转换。因此,人体活动中保持动作的连贯性和动作间的连续性能起到省力的作用。

(二)克服重物惯性需要遵循骨骼肌活动顺序原理

骨骼肌活动顺序原理是指在人体在克服外界阻力(负荷)运动时,需要遵循由大肌群首先活动,逐步过渡到中小肌群的人体活动基本原理。这是因为大肌群能产生较大的力或力矩,有利于克服阻力物体的惯性,这样可以有效预防运动开始时中小肌群的损伤。如铅球运动员在推铅球时,一般首先由腿部肌群发力开始,逐渐过渡到上肢肌群的发力,最后通过手指肌的活动将铅球推出,如果直接用手指推铅球,往往会造成手指的损伤;在搬动较重的物体时,人体应该采用下蹲通过大腿的肌群用力来克服重物的惯性,而不应该采用弯腰通过腰部肌群的用力克服重物的惯性。由于腰部肌群的力量较弱,弯腰搬重物易导致腰部肌的急性损伤。

(三)增加人体对外界的作用力可以增大外界对人体的反作用力

竞技运动和康复运动中,要使人体运动速度增加或减小,就需要外界对人体的作用力增加或减小。根据作用力与反作用力定律,要使外界物体对人体的作用力增加或减小,那么人体对外界的作用力也需要增加或减小。如人要跑得快,需要人体下肢肌的快速收缩用力蹬地,同时手臂摆动和腿快速摆动,这样可以增加人体对地面的作用力,而地面将以等值反向的反作用力作用于人体。要实现这一过程,需要地面足够坚硬,如果地面松软,则力的反向传递会大大减小,所以在松软的地面上跑步很难跑得快。

第三节　人体运动的静力学

人体运动的静力学是借助静力学的原理和方法研究人体运动的科学,是体育科学和静力学之间的交叉学科。人体静力学主要讨论人体在完成静力性动作,即处于相对静止的姿势(或平衡状态)时的受力情况,以及获得平衡和维持平衡的力学条件。

一、稳定性及其影响因素

(一)稳定性

稳定性是指人体和物体抵抗各种干扰作用、保持平衡的能力。稳定性又称稳定程度或稳定度。人体的稳定性包括两个方面:一是人体静止时抵抗各种干扰的能力,这种能力称为静态稳定性;二是指人体重心偏移平衡位置后,干扰因素除去时,人体仍能恢复到初始平衡范围,此为人体平衡的动态稳定性。人体稳定性对于静止和运动中的人体平衡很重要,稳定性强的人能最大限度地达到平衡的控制。在人体运动中,稳定性直接影响动作的成败与动作完成度的高低。人体在运动中的稳定性需要通过各种平衡训练获得。

(二)影响稳定性的因素与评价指标

1. 影响人体稳定性的因素　运动中的人体平衡大多是下支撑平衡。影响稳定性的主要因素:

（1）支撑面大小：支撑面包括支撑点的接触面积和这些支撑点边缘所围成的面积。支撑面大，稳定度大；支撑面小，稳定度小。如人体稍息时的支撑面大于两足并立时的支撑面，更大于单足站立时的支撑面。支撑面积大小依次减小，稳定性也依次减小。

（2）重心的高低：人体或物体所受重力的集中点称为重心。保持基本立姿的人体，其重心位置大约位于第 2 骶椎所在的水平面上。人体取卧姿时，人体重心向头部移动约 1%。一般来说，女子重心的相对高度（立姿时重心至地面的高度占身高的百分比）比男子低 0.5%～2%；5 岁以下儿童重心的相对高度比成年人约高 10%～15%，到 5 岁时与成年人相等，甚至直到老年重心位置几乎不变，仅当衰老时重心高度才略有变化。人体姿势改变时，身体重心位置随之改变，在某些情况下还可能移到体外。在支撑面不变的情况下，人体的重心位置越低，稳定度越大；重心位置越高，稳定度越小。

2. 人体稳定性的评价指标

（1）稳定角：是指重力作用线和重心至支撑面边缘相应点的连线间的夹角，即图 2-5 中的 α 角。它综合地反映了支撑面积大小、重心高低及重力作用线在支撑面内的相对位置这三个因素对稳定性的影响。

重心高度相同，支撑面越大，稳定角越大；支撑面相同，重心越高，稳定角越小。稳定角越大，物体的稳定度越大。稳定角能定量说明物体在多大范围内倾倒时，重力仍产生恢复力矩使物体回复到原来的平衡位置上。一旦物体倾斜角度大于稳定角时，重力就产生倾倒力矩使物体倾倒。对于人体下支撑平衡而言，稳定角有无数个，运动实践中通常采用平衡角来确定人体的稳定性。平衡角等于某方位（通常是前后、左右）平面上两个稳定角的总和，表示人体在这一方位上总的稳定度。

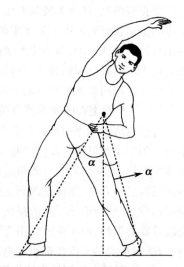

图 2-5 稳定角示意图

（2）稳定系数：是指稳定力矩与倾倒力矩的比值。稳定系数表明物体依靠重力抵抗平衡受破坏的能力。稳定系数大于 1 时，物体能抵抗外来倾倒力矩，平衡不被破坏；稳定系数小于 1 时，物体不能抵抗外来的倾倒力矩，平衡将遭到破坏，即物体会倾倒。

二、力系平衡条件与人体平衡类型

平衡通常用来描述静止（不动）物体的状态，严格来讲，平衡是物体速度和方向不变的状态。平衡可存在于静止人体，称为静态平衡，或者以不变的速度运动，称为动态平衡。而稳定是指物体保持平衡的能力，两者均是实现运动的重要基础。

（一）力系平衡条件

一个物体如果受到几个力的作用，则这几个力称为力系。力系平衡的条件因力系的不同而有所差异。力系通常有以下 4 种情况。

1. 共点、共线力系　如甲、乙两组人拔河，甲、乙两组人用同样大小的力拉绳子，如果绳子的重量可以忽略，则绳子受到的合力为零，绳子处于平衡状态。这两个力组成了最简单的力系，称为共点、共线力系。体育运动中的共点、共线力系平衡一般是二力平衡。如拔河是水平方向的二力平衡，平衡木上的燕式平衡是垂直方向的二力平衡。不难看出，二力平衡的充分必要条件是两个力大小相等，方向相反，作用在同一直线上，即等值、反向与共线。

2. 平面汇交力系　如运动员举起杠铃时，杠铃受到运动员双手推铃的力和杠铃的重力三个力的共同作用，三力构成的力系中各力的作用线在同一平面内，并且相交于一点，这样的力系称为平面汇交力系。平面汇交力系平衡的充分必要条件是合力为零、合力矩为零。

3. 平面平行力系　如体操运动员手倒立时，受到地面的两个支撑力和重力三个力的作用，三力构成的力系中各力的作用线互相平行，并且在同一平面内，这样的力系称为平面平行力系。平面平行力系平衡的充分必要条件同样是合力为零、合力矩为零。

4. 空间一般力系　对于前面的分析，有些力不是严格意义上的平面力系，人体运动中更多的是复杂的空间力系平衡。但不管空间力系的作用多么复杂,其力系平衡的充分必要条件仍然是合力为零、合力矩为零。

因此,力系平衡的条件除了共点、共线力系的平衡只要满足合力为零外,其他力系的平衡条件均为合力为零、合力矩为零。

(二)人体平衡类型

人体平衡的分类有两个标准,一是平衡时重心与支撑点的位置关系,另一个是平衡时保持平衡的能力(图2-6)。

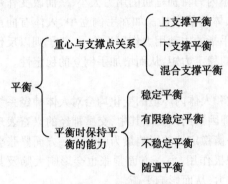

图2-6 人体平衡的类型

1. 平衡时重心与支撑点的位置关系分类 根据重心位置是高于、低于、还是介于上下两个支撑点中间,可以把人体平衡分为上支撑平衡、下支撑平衡和混合支撑平衡三种。人体运动中上支撑平衡的典型例子是单杠悬垂平衡,下支撑平衡的典型例子是人体站立姿势平衡,混合支撑平衡的典型例子是肋木侧平衡。

2. 平衡时保持平衡的能力分类 根据平衡的稳定程度,可将人体的平衡分为稳定平衡、有限稳定平衡、不稳定平衡和随遇平衡四种。①稳定平衡:是指人体的姿位不论有多大的偏离都能回复到原来姿位的平衡。②有限稳定平衡:是指人体姿位的偏离仅在一定范围内能够回复到原来姿位的平衡。③不稳定平衡:是指人体只要有极小的偏离就一定倾倒的平衡。④随遇平衡:是指人体位置无论怎样偏离都能在新位置下重新建立平衡的平衡。

通常上支撑平衡都是稳定平衡。下支撑中的面支撑平衡都是有限稳定平衡,这在体育运动中最为常见。不稳平衡仅见于下支撑中的点支撑或线支撑。如杂技中自行车定车、高空走钢丝等是不稳定平衡,因它们的支撑面很窄,可近似看作线支撑。人体的随遇平衡只是在失重时才可能有,体育运动中球体的平衡则属于随遇平衡。

人体平衡的类型取决于重力的作用方式。稳定平衡在人体的姿位有极小的偏离时,如单杠悬垂动作,人体的重心是升高的,则势能增大,重力形成力矩,重力矩起到回复原来姿位的作用。偏离量不超出一定限度时,即重力作用线(或质心在水平面上的投影)未越出支撑面的边界,在这一限度之内,重力形成稳定力矩,可以恢复平衡姿位。若继续使人体翻倾,越过这个界限,势能便开始减小,重力矩就变成倾倒力矩。重力矩只在一定限度内起到恢复平衡的作用,是有限稳定平衡,只要使人体向任何一方偏倾,质心便降低,势能便减小,重力矩就变为倾倒力矩,极小的偏倾就会破坏这种平衡。如果人体位置无论发生怎样的偏离,都不改变重心位置高度,不产生重力矩,人体总是能在新位置下保持的平衡就是随遇平衡,即不会因偏离而产生重力矩的平衡状态。

三、人体平衡与稳定的特点

人体是复杂的生物力学系统,在考虑平衡及评定其稳定性时需考虑以下生物学因素。

(一)人体不能绝对静止

一方面,人体的呼吸与循环运动使得人体重心不是定点,而是波动的面。在射击和射箭运动中,瞄准后要求屏气发射,即是为了减小人体由于呼吸运动而造成的重心波动。另一方面,人体肌张力任何时候不能恒定,因而人的姿势不可能严格不变,肌疲劳时更明显。

(二)人体形状可变

由于人体支撑面边缘均为软组织,所以人体的有效支撑面面积要小于"理论"支撑面的面积。同时,由于人体不是形状不变的刚体,一方面在有倾倒趋势时,依靠人体自身的姿势自动调节系统(主要是脑中枢的身体姿势调节系统)反射性地改变身体姿势,可以保持原有平衡。一般是,身体总重心向不适位移的相反方向移动(称为补偿动作或补偿运动),如左手提重物时身体自然向右倾斜以保持平衡(图2-7)。另一方面,在倾倒过程中依靠人体肢体的移动可以建立新的支撑面来重新建立平衡,运动中的平衡控制大多属于这种情况。如体操运动员落地后,一旦平衡不能控制,则

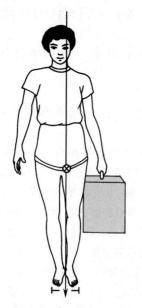

图 2-7 人体补偿动作

需要迅速向前（或向后）跨一步，建立新的支撑面来控制平衡，待稳定后，又通过并腿确定新的支撑面建立新的平衡来完成整个落地动作。

（三）人体内力起重要作用

人体的内力，即运动系统各组织器官产生的力，不能改变人体整体的运动状态。但是内力可以通过对外界环境（人体或物体）的主动作用使人体受到外界环境的反作用，从而影响人体的平衡。在体育运动中，人体可以通过增大或减小内力特别是肌的用力大小，从而改变作用于人体的力或力矩来影响人体的稳定性。如在手倒立中，人体有向前倾倒趋势时，可以通过四个手指的主动用力作用于垫子，垫子则以反作用力作用于人体，增加人体的稳定力矩，从而增加手倒立的稳定性。

（四）心理因素的影响

在运动中外环境的变化和人体内环境的变化均会对人体神经系统产生一定的影响，表现为心理因素的改变。其中，交感神经的兴奋表现出的紧张心理反应对人体平衡稳定性的影响最为明显。一方面紧张会影响视觉在平衡调节中的积极作用，另一方面紧张也会影响大脑及其下位中枢对肌紧张的调节能力，从而影响平衡。

（五）感觉系统在保持人体平衡中的作用

人体平衡中，视觉、位觉与本体感觉等感觉系统起着重要作用。如在平衡能力测试中，人体单足睁眼站立的时间要远远大于闭眼站立的时间。研究发现，老年人保持平衡的能力下降与其感觉功能随着年龄的下降有着密切的关系。要提高老年人的抗跌倒能力，除了要保持骨骼肌的力量外，各种感觉功能的训练也非常必要。

第四节　人体运动的转动力学

人体各环节的运动都是骨骼肌牵引骨围绕着关节运动轴的转动。如行走、跑、跳等动作都是通过环节的转动来实现的。研究人体的转动问题时，人体可以自由移动，整体或各环节的形状也可以改变。为了说明人体转动运动的规律性，在一定条件下必须将人体看作刚体。

一、转动运动学

（一）人体转动的转动轴

刚体转动时，刚体上的各点都做圆周运动，形成大小不等的同心圆，各圆的中心都位于同一条直线上，这条直线称为转动轴。

当人体围绕固定在地面上的运动器械转动时，器械就是人体的转动轴，称为实体轴。当人体局部肢体或整体转动时所围绕的是位于人体内部的某特定的直线，则为非实体轴，如通过关节中心点的关节轴以及人体的基本轴。以人体总重心为原点建立的三维坐标系中的三条坐标轴线即为人体的基本轴。

人体整体围绕固定在地面上的运动器械的转动，属于有支点、有实体轴的转动。如单杠回旋动作中不脱离器械握点的摆动、回旋等类似的动作，人体重心所经过的轨迹近似为圆或圆弧（图2-8）。人体局部或整体围绕位于人体内部的非实体轴的转动，属于有支点无实体轴的转动，

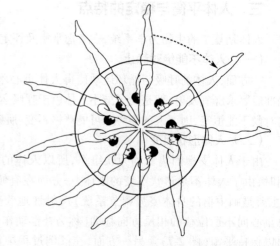

图 2-8　有支点有实体轴的转动

如滑冰时的冰上旋转、投掷铁饼、链球的旋转动作以及篮球运动的转体动作等。空间单轴转动（如跳水的空中转动动作）和多轴复合运动（如跳马腾空后的复合转体）均属于无支点、无实体轴的转动。

（二）角运动学

1. 角位移　是描述物体转动时位置变化的物理量，指人体或关节由原始位置到新位置转过的角度。国际单位为弧度（rad），1弧度＝57.3°，通常情况下可用度（°）做单位。

2. 角速度　连接运动点和圆心的半径在单位时间内转过的弧度称为角速度。它是描述物体转动或一质点绕另一质点转动的快慢和转动方向的物理量。国际单位为弧度/秒（rad/s），用 ω 表示。

3. 角加速度　是描述刚体角速度的大小和方向对时间变化率的物理量。国际单位制是"弧度/秒平方（rad/s^2）"，通常是用 α 表示。计算公式为 $\alpha = \Delta\omega/\Delta t$。

二、转动动力学

从力学的观点出发，产生转动的条件必须满足合外力矩不为零。人体转动时有绕实体轴的转动、肢体绕关节轴的转动和人体整体转动，这几种人体的转动力矩、阻力力矩和合外力矩均不等于零。

（一）转动定律

1. 转动惯量　又称惯性矩（俗称惯性力矩），是刚体绕轴转动时惯性（回转物体保持其匀速圆周运动或静止的特性）的量度，用以描述物体保持原有转动状态的能力。转动惯量只决定于刚体的形状、质量分布和转轴的位置，而同刚体绕轴的转动状态（如角速度的大小）无关。

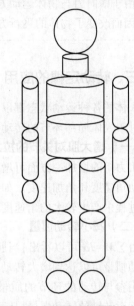

由于人体形状、姿势、位置等是变化的，其转动惯量必须通过实际测量。在研究中国人转动动力学时，通常采用1992年清华大学郑秀媛的中国人体惯性参数模型标准。该标准将人体简化成16个环节（图2-9），环节的转动惯量（I）等于环节中质点的质量（m）乘以质点到转轴的垂直距离（r）的平方。即 $I = mr^2$，单位为千克·平方米（kg·m^2）。

人体转动惯量每时每刻都在变化，因为人体质量分布随血液循环、呼吸等影响随时都在变化。当人体运动时，人体转动惯量会随不同位置的转轴和身体姿势的改变而发生相应的改变。如跳水动作过程中人体伸展、两折、三折时的转动惯量会随着转动半径的减小而依次减小（图2-10）。

图 2-9　人体转动惯量简化模型

2. 转动定律　当物体受到合外力矩（$\sum M$）的作用而发生转动时，则转动体的转动惯量（I）乘以角加速度（α）的乘积等于作用于转动体的合外力矩，即 $\sum M = I\alpha$。

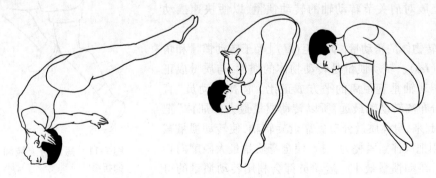

图 2-10　跳水动作的三种状态

（二）动量矩定理

假定转动惯量为 I 的刚体在外力矩 M 的作用下，经过了时间 Δt，转动角速度从 ω_1 变成了 ω_2，则这个过程中角速度变化量为 $\omega_2 - \omega_1$，角加速度 $\alpha = (\omega_2 - \omega_1)/\Delta t$，代入转动定律公式中得到 $M = I\alpha = I(\omega_2 - \omega_1)/\Delta t$，推导得出 $M\Delta t = I\omega_2 - I\omega_1$。此式中的 $M\Delta t$ 是冲量矩（I），单位是 N·m·s；$I\omega$ 是动量矩（H），单位是 kg·m^2·s^{-1}。

由上述推导过程可以得出，作用在刚体上的冲量矩等于动量矩的变化。$M\Delta t$ 表示外力矩对物体的转动的时间累积效应；$I\omega$ 表示刚体的转动状态。不同时刻刚体动量矩的变化是外力引起冲量矩的作用结果。外力矩越大，作用时间越长，刚体转动状态变化越大。

知识链接

"香蕉球"的转动原理

足球的"香蕉球"和乒乓球的弧线球可以用马格努斯效应来解释。其原理：当球体旋转角速度矢量与飞行速度矢量不重合时，会在与旋转角速度矢量和平动速度矢量组成的平面相垂直的方向上将产生一个横向力。在这个横向力的作用下物体飞行轨迹发生偏转的现象称为马格努斯效应。从物理角度分析，是由于物体旋转可以带动周围空气旋转，使得物体一侧的空气流动速度增加导致压强减小，另一侧空气流动速度减小导致压强增加。旋转物体在横向的压力差形成横向力。同时，由于横向力与物体运动方向相垂直，这个力主要改变飞行速度方向，即形成物体运动中的向心力，因而改变了物体的飞行方向。

三、转动定律的应用

人体的各种运动状态都以骨杠杆的转动为基础，骨杠杆转动状态的变化则是肌拉力矩的作用结果。对于人体局部环节的转动，可采用如下途径增大环节的转动效果。

（一）增大肌对关节的拉力矩

肌力矩的增加一方面可增加肌收缩力，另一方面可以增加肌力臂，所以可以增大环节绕相应关节的转动角速度和角加速度。如臀肌发达的运动员善于跳跃，就是因为肌拉力矩较大，能够在髋关节的转动过程中产生较大的角速度和角加速度，使跳跃过程更加快速有力。

（二）减小转动惯量

由 $\sum M = I\alpha$ 可以看出，当肌力矩一定时，减小环节对某轴的转动惯量可以达到增大转动角速度或角加速度的目的。通常采用参与转动的环节的质量尽可能靠近转轴的方法，以减小它们对转轴的转动惯量，从而提高转动角速度或角加速度。因为 $I = mr^2$，所以只有减小质点到转动轴的距离 r，才能减小转动惯量 I。如短跑时需折叠大、小腿，以减小下肢对髋关节转动轴的转动惯量，以便快速向前摆腿；上肢采用屈曲前臂的方式，以减小上肢对肩关节转动轴的转动惯量，以便快速摆动（图 2-11）。

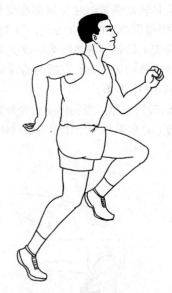

图 2-11　短跑时上肢和下肢的折叠

任何旋转物体的角动量 [动量矩（H）] 等于转动惯量和角速度的乘积（$I\omega$）。转动惯量是转动物体的惯性，与质量成正比，与离开转动轴垂直距离的平方成正比。体操运动员"直体"的质量分布离转动轴最远，所以转动惯量最大；"屈体"把上下肢折叠起来，身体质量分布更靠近旋转轴，使转动惯量减小；"团身"则把肢体紧紧叠为三折，使全身质量最大限度向转轴集中靠拢，转动惯量最小。运动员都会利用转动惯量的可变性，通过改变身体姿势和改变旋转轴来控制动作。这也是在落地前要及时"打开"身体，通过增加转动惯量来"刹住"旋转的原因。跳水运动员空中转体时两折、三折减小转动惯量获得较大的转动效率，接近水面时伸展以增大转动惯量、减小速度，也是同样的原理。

第五节 骨与关节生物力学

骨、关节和骨骼肌共同组成了运动系统。在运动系统中,骨骼肌是运动的动力,而骨起着支撑和杠杆作用,关节则是运动的枢纽,三者的协调活动使人体能完成各种各样的动作。骨、关节的生物力学主要阐述骨、关节的力学特性及其对运动的影响。

一、骨的概述

（一）骨的组成和分类

1. 人体骨骼　成人人体共有 206 块骨,分为颅骨、躯干骨和四肢骨 3 个大部分。其中,颅骨 29 块、躯干骨 51 块、四肢骨 126 块(图 2-12)。

2. 骨的分类　按照部位可将骨分为颅骨、躯干骨和四肢骨。根据发生可将骨分为膜化骨和软骨化骨。有的骨由膜化骨和软骨化骨组成,则称复合骨,如枕骨。发生在某些肌腱内的扁圆形小骨称籽骨,如髌骨和第 1 跖骨头下的籽骨。按照形态特点可分为长骨、短骨、扁骨和不规则骨四种类型。

（二）骨的结构

1. 骨的器官水平结构　以长骨为例,骨的构造包括骨质、骨膜、骨髓三部分(图 2-13)。

2. 骨的微细结构　骨板是密质骨的主要构成单位。长骨骨干主要由大量哈弗斯系统组成,所有哈弗斯系统的结构基本相同,是长骨骨皮质的主要结构单位,所以哈弗斯系统又称为骨单位(图 2-14)。骨单位呈圆柱形,长轴方向与骨干的长轴平行,骨单位之间有横向的穿通管或福克曼管连接。不同骨单位的横断面积大小不一。骨单位的血管彼此相通,并与穿通管中的血管交通。与血管伴行的神经大多为无髓神经,偶尔可见有髓神经纤维。

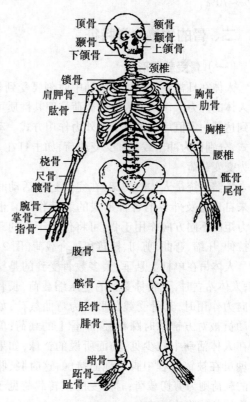

图 2-12　人体骨骼

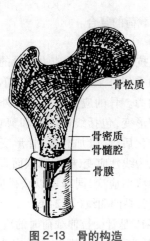

图 2-13　骨的构造

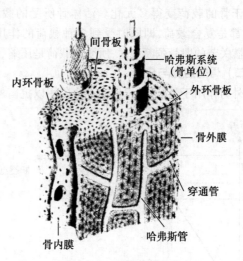

图 2-14　骨的微细结构

3. 骨的血管、淋巴管和神经　骨有丰富的血管供应,血管的分布随骨的生长、塑形改造而变化。关节软骨内无营养血管,其营养来源靠软骨下骨内血管的渗透和关节滑液的渗透。骨膜的淋巴管很丰富,但骨的淋巴管是否存在,尚有争论。神经伴滋养血管进入骨内,分布到哈弗斯管的血管周围间隙中,以内脏传出纤维较多,分布到血管壁;躯体传入纤维则多分布于骨膜,骨膜对张力或撕扯的刺激较为敏感,故骨折和骨脓肿常引起剧痛。

4. 骨组织 骨是由骨组织和骨膜构成的器官,骨组织由细胞和细胞间质组成。骨组织细胞包括骨细胞、成骨细胞、骨原细胞和破骨细胞。其中,骨细胞最多,位于骨质内。其余三种细胞均位于骨质边缘。习惯上把骨的细胞间质称为骨基质。骨基质分为有机质和无机质两种成分。骨有机质的主要成分是骨胶原纤维,即通常所称的骨胶原。无机质又称无机盐,成年人骨基质中无机盐约占干骨重的65%～70%。

二、骨的生物力学特征

(一)骨受载荷形式

人体在日常生活和体育活动中时刻要受到外力的作用,包括载荷和各种约束力。载荷就是作用于人体的外力。作用于人体的载荷按照其性质可以分为静载荷和动载荷。静载荷是指施加的力缓慢且到达某一定值后不再改变的外力作用方式。动载荷是施加的力快速变化或反复多次施加的力作用方式,分别称为冲击载荷和交变载荷,如击打在人体上的各种力为冲击载荷,步行过程中双脚骨的受力为交变载荷。

骨骼系统是人体的支架,在完成运动活动时承受着来自自身及外界的各种形式的载荷作用。根据力和力矩由不同方向作用于骨,可将作用于骨的载荷分为拉伸、压缩、弯曲、剪切、扭转和复合载荷(图 2-15)。

人体吊在单杠上悬垂,大多数骨受到的是拉伸载荷;人体站立时,下肢骨受到的是压缩载荷;长骨受到横向力作用时,其骨受载荷形式为弯曲载荷,如足球运动员被对方铲球时踩在胫、腓骨上的载荷;剪切载荷在人体活动中较少见,前面所说的铲球,如果被铲运动员在被铲过程中脚与地面接触,这时胫、腓骨受到的载荷则为剪切载荷;骨所受的扭转载荷见于人体肢体的各种转动运动中。

由于人体的运动主要是通过骨骼肌收缩与舒张来实现的,在运动过程中骨骼肌通过肌腱施力于骨,使作用于骨的载荷变得多元化。活体骨所受的载荷基本上都是复合载荷,即同时受到多种载荷的作用。

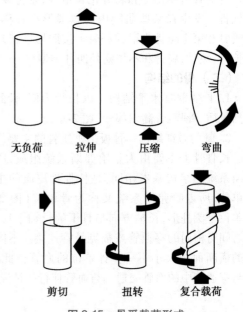

图 2-15 骨受载荷形式

如人体髋关节的股骨颈断裂时,所受的载荷是压缩、弯曲、剪切三种载荷的复合。

(二)骨的应力与应变

当外力作用于骨时,骨以形变产生的用以抗衡外力的内部的阻抗,即骨产生的应力。骨的应力是指骨结构受到外来载荷时其表面单位面积所受到的力。骨的应变是指骨在外力作用下的局部形变,包括线性应变和剪切应变。将骨标准化后,给骨加载荷,骨形变量与原尺度之比为线性应变,标本测试面直角角度的变化为剪切应变,同时可以获得应力(载荷)-应变关系的曲线(图 2-16)。

图 2-16 是骨受拉伸载荷时的应力-应变曲线,纵轴表示应力,横轴表示应变。应力较小时,在一定的范围内应力与应变之间存在着线性关系,应力-应变曲线为直线,即应力与应变成正比关系,称为弹性区。在该范

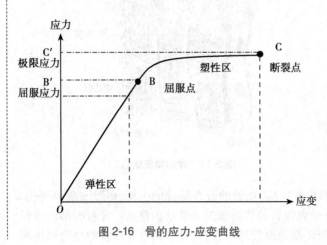

图 2-16 骨的应力-应变曲线

围内,外部载荷移去后,骨将恢复到原来的形状,即在弹性变形区内的载荷不会造成永久形变。但载荷持续增加时,骨最外层某些部位就会发生屈服,即弹性区末端点称为屈服点(图中B点),意味着骨达到了弹性极限,对应的应力称为屈服应力(B′)。屈服点以后的曲线则变成了非线性,骨将产生永久变形,称为塑性区。在塑性阶段,载荷取消后骨不能恢复到初始形状,部分残余形变是永久性的。如果载荷持续增加,骨组织的结构体将在某个部位失效(骨折,图中C点为断裂点),对应的应力称为极限应力(C′)。

在应力-应变曲线图中的弹性区,骨的应力与应变之间存在着一定的关系,即应力与应变的比值为常数。此常数为材料的内部性质,称为弹性模量或杨氏模量,其大小等于这段直线的斜率。弹性模量或杨氏模量的大小表示材料抵抗变形的能力,是固体材料的外延性质,取决于材料、形状、边界条件,称为刚度。

达到极限应力时的应力-应变曲线下面的面积表示导致骨折所需要的能量。一般骨在生理负荷范围内,骨产生弹性变形,当外力去除后,弹性区内的能量能同时被骨释放,使骨恢复原状。但当骨不断受到外力作用时,其应变能量不能被及时完全释放,经积累后可能会损坏骨组织的结构。

(三)机械应力对骨生长的影响

适宜的载荷对骨有着积极的影响,但过载、过用或过度冲击性载荷可引起骨损伤,甚至骨折发生。骨的生长是破坏和重建两个过程对立统一的结果。这一过程终生不止,而其重建的速度受年龄、营养、机械应力等多种因素的影响。

骨的生长包括长度增长和横向增粗两个方面。骨的生长与诸多因素有关,如遗传、激素分泌、营养的摄取与运动活动等。其中,运动引起的作用于骨的载荷,在骨的生长中起着关键作用。在儿童少年时期,适宜的载荷刺激可以促进骨的生长发育,而过载的载荷作用则会影响骨的生长。因此,儿童少年时期应避免过大的负重和静力性负荷训练。

骨的塑形与重建是通过适应力的作用而发生的,这种适应性是按沃尔夫(Wolff)定律进行的。1892年德国学者沃尔夫提出,物理功能的改变引起骨的吸收和形成,改变了骨的内部结构和外部的几何形状。塑形与重建是骨组织中对机械应力作用响应的两个主要生理过程。骨塑形主要存在于人类青少年和骨折愈合期,一定强度的机械刺激也会导致这一过程的发生,其主要作用是形成新骨质以塑骨形,增加骨强度。重建过程主要体现在骨组织的更新,如骨单位的重建与骨小梁的有序排列等,这是骨组织对机械刺激反应通过骨的形成与吸收为表现形式的生理过程。重建过程对骨组织的动态平衡与微细骨损伤的修复有着重要的意义。如人体的活动减少或肢体伤后固定、宇航员太空中失重状态,导致骨不再承受通常的机械应力,骨膜和骨膜下骨发生再吸收,强度和刚度减小。只有大于有效阈的机械负荷作用才能使骨的塑形与重建向正向发展。如运动员的骨骼的力学性能强于一般人的骨骼,就是长期机械负荷作用的结果。

(四)骨疲劳

人在不断运动的过程中,骨会反复受力,当这种反复作用的力超过某一生理限度时会使骨组织受到损伤。这种循环载荷下造成骨的损伤为疲劳性损伤。在活体骨受到重复载荷的作用时,不仅载荷量和重复次数影响骨疲劳过程,而且频率也影响疲劳过程。因为活体骨具有自我修复能力,只有当疲劳性损伤超过骨的修复能力时,才会引起疲劳性骨折。疲劳性骨折的高发人群是耐力项目运动员、士兵和重体力劳动的工人,其骨折往往都是由于骨的损伤超过骨的修复能力所导致的。在持续性紧张的骨骼肌活动中,首先引起骨骼肌疲劳。骨骼肌疲劳则收缩能力降低,其结果是抵消作用于骨上的应力的能力也减弱,骨的应力分布也就会发生相应的改变,导致对骨的作用力过大,骨结构在反复的应力刺激下导致结构的改变而发生骨折(图2-17)。

(五)影响骨力学性能的其他因素

骨的力学性能通常通过骨的强度和刚度来表

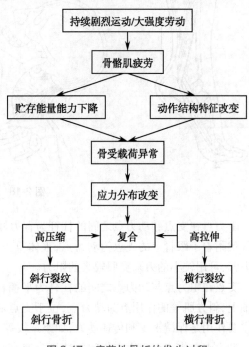

图2-17 疲劳性骨折的发生过程

现。强度是指骨抵抗外力破坏的能力,刚度则是指骨抵抗外力而不产生变形的能力。除了上述讨论的机械应力因素外,骨的力学性质还受到以下因素的影响。

1. 骨的大小和形状　这里主要讨论长骨。对于长骨而言,骨的大小通常是指其横截面积的大小,形状是指骨组织在中心轴周围的分布。骨的横截面积越大,强度和刚度也越大。

2. 骨折愈合　当骨折愈合开始时,骨痂在骨折处周围形成套状以稳定骨折区。在愈合期间,骨痂使截面积显著增加,从而增加骨的强度和刚度,特别是在弯曲和扭转时。在骨折愈合时,骨逐渐恢复其正常强度,套状结构被逐步吸收,骨恢复到正常大小和形状。

3. 手术因素　有些外科手术造成骨缺损而使其力学性能明显减弱。如小片骨切除或螺丝钉钻孔等,使骨局部截面尺寸发生改变,在截面改变处的应力分布不再均匀,出现应力局部增大现象,导致骨的强度降低。

4. 衰老与骨质疏松　在人体正常衰老过程中,骨组织的分解流失大于合成再造,因而逐渐出现骨质疏松现象。目前认为,骨质疏松是以骨量减少、骨的显微结构受损、骨脆性增加为特征的一种疾病现象。骨组织总量的减少,造成骨的强度和刚度下降。骨质疏松是导致老年人容易发生骨折的重要原因。

(六) 骨的杠杆作用

骨的作用是构成人体的基本架构,起支撑和保护作用。在运动活动中,骨的另一个重要功能是杠杆功能。运动系统的各种机械运动均是在神经系统的支配下通过骨骼肌的收缩、牵拉骨围绕关节活动而产生的。

在生物运动链中,环节绕关节轴转动,其功能与杠杆原理相同,因而称作骨杠杆。与机械杠杆相同,骨杠杆也有支点和杠杆臂。关节转动瞬时中心(有时是地面支撑点)为骨杠杆的支点,肌力作用点到支点的距离为一个杠杆臂,环节重心到支点的距离为另一个杠杆臂(如有负荷时,阻力作用点到支点的距离为另一个杠杆臂)。力矩是使杠杆产生运动的原因,力矩的大小等于力与力臂的乘积。力臂与杠杆臂不同,是支点到力作用线的垂直距离。骨杠杆平衡时,肌力产生的力矩与环节的重力矩以及负荷产生的力矩之和为零。根据力对杠杆的作用,与杠杆转动方向(即环节转动方向)一致的力为动力,与杠杆转动方向相反的力为制动力。

生物运动链中的骨杠杆同机械杠杆一样,也分为省力杠杆、平衡杠杆和速度杠杆(图 2-18)。

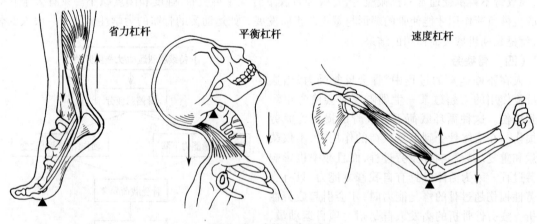

图 2-18　人体三类杠杆

阻力点在支点和动力点之间的杠杆为省力杠杆。如站立提踵时,以跖趾关节为支点,小腿三头肌以跟腱附着于跟骨上的支点为动力点,人体重力通过距骨体形成阻力点。这类杠杆的力臂始终大于阻力臂,可用较小的力来克服较大的阻力。

支点在阻力点与动力点之间的杠杆为平衡杠杆。如头颅与脊柱的连接,支点位于寰枕关节的冠状轴上,斜方肌等的作用点为动力点,位于支点后方,头的重心构成阻力点位于支点前方。这类杠杆的主要作用是保持平衡和传递动力,如跷跷板等。

动力点在支点与阻力点之间的杠杆为速度杠杆,属于费力杠杆。如手臂持球以肘关节为支点所构成的杠杆,支点在肘关节中心,肱二头肌在桡骨粗隆上的支点为动力点,前臂和球共同的重心为阻力点。这类杠杆因为力臂始终小于阻力臂,动力必须大于阻力才能引起主动运动,所以不能省力,但可以使阻力点获得较大的速度和运动幅度。

三、关节生物力学

(一)骨连结

骨连结有直接连结和间接连结两种类型。

1. 直接连结　是指骨与骨之间借致密结缔组织、软骨和骨直接相连,其间没有腔隙,不活动或活动很小。直接连结分为纤维(韧带)连接、软骨结合和骨性结合三种类型。

2. 间接连结　又称关节,是骨与骨之间借膜性结缔组织囊相连,在相对骨面之间具有腔隙,有较大的活动性。关节结构包括基本构造和辅助结构两部分。

基本构造包括关节面、关节囊和关节腔。关节面多有一凸一凹两个关节面,由光滑的关节软骨构成。关节囊附着于关节面周缘及附近骨上,密封关节腔。关节囊分为两层,外层为纤维层,厚而坚韧,由致密的纤维结缔组织构成,有丰富的血管和神经;内层为滑膜层,薄而柔润,由疏松结缔组织构成。有的滑膜层形成滑膜皱襞,起到补充关节空隙和分泌润滑液的作用;有的向外膨出成为滑液囊。由关节囊和关节面所围成的腔隙称为关节腔,腔内有滑液。腔内压力为负压,对稳定关节起着重要作用。

辅助结构有关节盘(或称关节内软骨垫)、关节盂缘、滑膜皱襞和关节韧带等。

3. 关节的类型　根据关节面的形状,关节主要分为(图2-19):

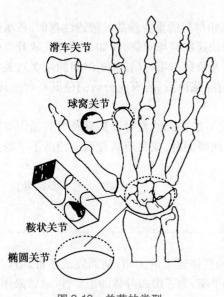

图 2-19　关节的类型

（1）球窝关节:关节头为球面,关节窝为球形凹,可以通过球心设无数个轴(直径),能做任何方向的运动,即沿水平冠状轴的屈伸活动、沿水平矢状轴的收展运动以及沿垂直轴的旋内旋外运动。一般的球窝关节的关节头大而关节窝浅(如肩关节),其运动幅度较大;如果关节窝深,包绕关节头的1/2以上时,则其运动度受限,称杵臼关节(如髋关节)。

（2）椭圆关节:又称髁状关节,具有一个卵形头,嵌在一个卵形"杯"中,卵形"杯"仅能包覆半球形的卵形头,并不像杵臼关节完全包覆。两骨可相对前后或左右移动,如桡骨与腕骨之间的关节。

（3）鞍状关节:一个鞍状关节包含两个U形表面,彼此呈直角嵌合,中心部分接触于两骨块的凹槽中,如同马鞍置于马背上,彼此可沿另一骨块进行双向的移动。相对两骨的关节面都是马鞍形,两者互为关节头和关节窝,可沿水平冠状轴做屈伸运动或沿水平矢状轴做收展运动。如拇指与掌骨之间的关节可以在两个方向上运动。

（4）滑车关节:又名屈戌关节,关节头呈滑车状,关节窝正中有矢状方向的嵴,与关节头的沟相对应,仅能沿冠状轴做屈伸运动。手的指间关节属于此类型。屈时两骨互相靠拢,角度变小;伸时两骨分离,角度增大。这种运动主要发生在一个面上,如肘关节、指骨间关节。

(二)关节的生物力学

关节是骨与骨连结成"链"结构的枢纽,为骨杠杆作用提供支点,是实现多环节联动完成人体复杂运动表现的结构基础。

1. 关节稳定性

（1）关节面形状:相应关节面的吻合及其差异程度影响着关节的稳定性与灵活性。如髋关节的股骨头关节面与髋臼关节面的角度值均为180°左右,所以很稳定;而肩关节的肱骨头关节面角度值约为135°,关节盂的角度值仅有75°左右,故稳定程度相对于髋关节小,而运动的灵活性较髋关节要高。

（2）韧带强弱:韧带不仅是骨与骨之间的连接结构,而且是动态活动关节的重要稳定结构。韧带对关节在一定方向的加固与制约作用,对关节的活动保持在正常的生理范围内有着重要的意义。如膝关节前、后交叉韧带防止胫骨平台的前、后移位。韧带的限制作用在加固关节稳定性的同时,也影响着关节的灵活性;若关节运动超出其限制的幅度,便导致了关节韧带的损伤。

(3) 骨骼肌力量:骨骼肌既是运动关节的动力,同时又是运动中维持关节稳定的重要因素。肌收缩力在产生关节运动的同时,对关节也产生加固力量,以对抗外力对关节的牵拉作用。

(4) 关节负压:由于关节内压低于关节外的气压,所以关节内外的压差在维持关节的稳定性方面也有着重要意义。

2. 关节的力和力矩　关节的存在使骨的杠杆作用得以实现,而提供骨杠杆转动的力、力矩可来自多方面,如承载的负荷与环节重量、关节韧带牵拉和肌收缩力等。力的作用对关节所产生的运动效应不仅取决于施力的大小、方向和作用点,还取决于关节的运动方式与状态。因此,对关节的力和力矩的认识,一方面考虑环节运动的状态、姿位及与外力之间的相对关系;另一方面还要充分考虑肌拉力线的变化对肌力矩的影响及各肌群之间的相互影响与作用。

外力矩除了环节本身重量外,还有外界作用负荷等。外力矩对环节运动的影响主要取决于环节运动与外力方向之间的相对关系,同时影响着关节运动肌群的工作性质与状态。在大多数情况下,人体运动表现为对抗外界负荷或自体重量产生环节的转动,而提供环节转动或控制的作用力主要是肌的收缩力。人体结构的特征使肌附着点都在关节附近,使肌都具有较小的力臂和较小的肌拉力角,所以一个小的外力(或负荷)作用可能需要很大的肌力来平衡。

3. 关节软骨生物力学特性　关节软骨的结构、功能特点对关节力学有着重要的影响。关节软骨可被看作充满液体的多孔介质,所以关节软骨是固、液双相性结构材料,其力学性能与固体材料特性和渗透性有关。

渗透性是指液体流过多孔固体基质时的摩擦阻力,是双相材料的重要参数。渗透性越低,在承受载荷时液体流动的阻力也越大。关节软骨的渗透性很低,在快速加载与卸载时(如跳跃时),软骨类似于弹性材料,在承载时变形,卸载后立即复原。在持续性、缓慢负载作用时(持续长时间的站立),关节软骨内的液体被挤出,组织的变形将随时间持续而加强。消除载荷后,若有充分时间使其吸收液体,软骨组织可恢复原状。

关节软骨损害、变性与关节载荷的频率和量级有关。关节的先天性发育不良以及关节损伤等因素可以导致应力集中。过度的应力作用降低关节面之间的液膜润滑,或关节软骨面上凹凸不平的接触引起的微观应力集中,都可造成表面磨损。

(孟宪国)

本章小结

机体在外力和内力共同作用下,产生能使关节转动和整体运动的力矩,从而完成各种动作。无论是完成各种动作还是维持一定的身体姿势,必须保持平衡,为了增加身体的稳定性,通常采用增加稳定面和降低身体重心的方式。

转动运动是人体的特殊运动形式。当物体受到合外力矩的作用而发生转动时,则转动体的转动惯量和角加速度的乘积等于作用于转动体的合外力矩。外力矩越大,作用时间越长,刚体转动状态变化越大。

骨的结构特点决定了它的生物力学特征。骨具有杠杆作用,人体存在省力杠杆、平衡杠杆和速度杠杆三种类型。关节是骨与骨之间的间接连结,包括基本构造和辅助构造。关节面的形状决定了关节的运动轴,也决定了关节的稳定性和灵活性。

扫一扫,测一测

思考题

1. 如何运用转动定律指导人体运动？
2. 关节的稳定性受什么因素的影响？

思路解析

第三章　骨骼肌与运动

03章 PPT

学习目标

1. 掌握肌的结构与特性;肌纤维的类型;骨骼肌力学特性及影响因素;肌的做功;肌工作术语;骨骼肌收缩原理;骨骼肌运动形式;骨骼肌运动的协同关系。

2. 熟悉横桥理论与肌收缩的关系。

3. 了解影响骨骼肌运动能力的因素及常见骨骼肌运动功能障碍。

4. 能运用骨骼肌及其辅助结构的力学原理指导康复治疗;能用静力性运动、动力性运动和肌群之间的协同关系指导肌力训练;能在康复治疗中注重理论联系实际,对患者运用相应的治疗策略指导运动训练。

人体骨骼肌有 600 多块,多数呈对称性分布,是人体内数量最多的一种组织,几乎占体重的一半。骨骼肌是运动系统中的动力部分,在神经系统的支配与调节下,骨骼肌依靠收缩牵引骨绕关节运动,完成日常生活中的各种动作。骨骼肌运动会产生一系列相互联系的形态、机械、电化学和热学变化,其中以机械变化的力学特征最为明显。这些机械变化主要表现为肌收缩时的张力、长度与速度的变化。因此,学习骨骼肌运动的基本原理、形式及力学变化,对理解运动障碍产生的原因与康复治疗方法是很重要的。

第一节　骨骼肌结构与力学特性

骨骼肌由大量成束的肌纤维(肌细胞)组成。肌纤维呈细长圆柱形,两端由结缔组织构成肌腱,肌腱主要附着在骨上,通常四肢骨骼肌的附着点之间至少跨过一个关节。骨骼肌纤维在神经系统的支配下具有收缩与舒张的特性。

一、肌的结构与特性

(一)肌形态与结构

1. 肌原纤维　每条肌纤维含有数百至数千条并列排布的肌原纤维。肌原纤维由许多粗肌丝和细肌丝组成,肌纤维内部含有丰富的肌管系统。

肌原纤维直径 $1\sim2\mu m$,纵贯肌纤维全长。每条肌纤维在光镜下显示出的明暗相间的横纹称为明带或暗带。在明带中央有一深色的线,称为 Z 线;暗带又称 A 带,在暗带中部较亮的区域称为 H 带;H带的中央也有较深色的线,称为 M 线。两个 Z 线之间的肌原纤维组成一个肌节(sarcomere)。当肌细胞处于静息状态时,肌节长度为 $2.0\sim2.2\mu m$,其长度可于 $1.5\sim3.5\mu m$ 变动。肌节是骨骼肌纤维收缩和舒张的基本单位,每条肌原纤维有几千到几万段的肌节(图3-1)。

电镜下,可以见到肌原纤维内包含两种更细的平行排列的丝状结构,称为肌丝。其中,位于暗带

笔记

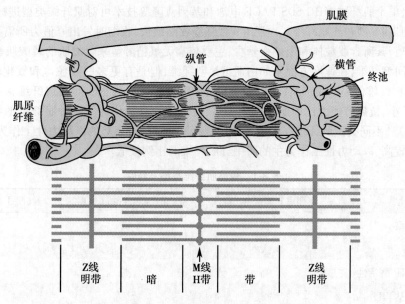

图 3-1 骨骼肌肌纤维和肌管系统

中直径约为 10nm、全长约为 1.6μm 的较粗的肌丝称为粗肌丝。M 线是固定一个肌节中全部粗肌丝的结构。另一种直径约为 5nm、全长为 1~2μm 的较细的肌丝称为细肌丝。细肌丝一端固定于 Z 线,另一端向明带伸出,水平插入 M 线伸出的粗肌丝之间,与之相重叠。

2. 肌管系统　是与肌纤维收缩功能密切相关的另一个重要结构,包括由凹入肌纤维内的肌膜和肌纤维内的肌质网分别组成的横管系统和纵管系统。

(1) 横管系统:由肌膜凹入肌纤维内部,形成小管,穿行于肌原纤维之间,其行走方向与肌原纤维垂直,故称为横管(transverse tubular),又称 T 管,位于明带和暗带交界水平。

(2) 纵管系统:每条肌原纤维周围包绕的成套筒状的肌管系统,与肌原纤维平行,故称为纵管(longitudinal tubular),又称 L 管。它主要包绕每个肌节的中间部分,也称肌质网。纵管之间是相通的,靠近横管处的管腔膨大部分称为终池,终池膜上有钙离子(Ca^{2+})通道。肌细胞静息时,终池贮存的钙量约占肌细胞内 Ca^{2+} 总量的 90% 以上。每一横管和两侧的终池一起形成三联管。横管和纵管极为接近,这种结构有利于细胞内外信息的传递。

(二)肌的辅助结构

肌周围的结缔组织主要包括肌膜、肌腱和韧带等。肌膜包括肌外膜、肌束膜和肌内膜。肌外膜是包绕整块肌的被膜;肌束膜包裹每个肌束;肌内膜是肌纤维的膜。肌膜由结缔组织组成,包含胶原纤维(组成疏松结缔组织)和弹性纤维,包裹着肌肉的收缩成分,与收缩成分大致呈并联关系,称为肌肉的并联弹性成分。肌两端是肌腱,由弹性纤维平行排列而成,具有一定的弹性,与肌肉呈串联关系,称为肌肉的串联弹性成分。它与韧带相融合,将肌固定在骨上。在肌收缩和被动伸展时,并联和串联弹性成分产生张力,储存能量,在肌肉舒张和回缩时能量释放。两种弹性成分的作用:保证肌随时可以收缩并有一定的肌张力;保证收缩成分在收缩结束时能够恢复原状;当收缩成分松弛时,使其不会被过度牵伸,从而减少肌损伤的危险。肌周围的结缔组织具有保证肌舒缩活动、传递肌力和协调肌运动的功能。

(三)肌纤维类型

在人体不同的肌肉其收缩特性是不同的,根据肌纤维的收缩特性可将肌纤维分为快缩型(fast-twitch,FT)和慢缩型(slow-twitch,ST)。

后来人们发现具有不同收缩特性的肌纤维其代谢特性是不同的。因此,利用肌原纤维 ATP 酶、琥珀酸脱氢酶或 α 磷酸甘油脱氢酶染色法,将肌纤维划分为快缩糖酵解型(fast glycolytic,FG)、快速氧化糖酵解型(fast oxidative glycolytic,FOG)和慢速氧化型(slow oxidative,SO)。

肌球蛋白由两条分子量约为 220KD 的重链和两对分子量为 16~27KD 的轻链组成。研究发现,肌球蛋白重链决定着肌球蛋白性状和肌纤维类型。运用肌球蛋白重链单克隆抗体进行免疫组化实验、原位杂交实验、单个肌纤维 MHC SDS-PAGE 电泳和基因克隆等技术可对肌纤维类型进行再次划分,即白肌Ⅱa型、白肌Ⅱb型和红肌纤维。白肌Ⅱb型纤维收缩最快,收缩时发出峰值力所需要的时间比其他两种纤维都短,其所含线粒体和毛细血管少,主要依靠无氧糖酵解来合成肌的磷酸肌酸;白肌Ⅱa型纤维是一种中间型纤维,在速度方面不如白肌Ⅱb型纤维,但是有更多的线粒体和氧化酶。在日常活动中,白肌Ⅱa型纤维使用的频率高;而白肌Ⅱb型纤维使用的次数很少。红肌纤维含有丰富的氧化酶,纤维直径较小,抗疲劳能力比白肌纤维大得多,更适用于有氧代谢。三种肌纤维的特性与功能关系密切(表3-1)。不同类型肌纤维在肌中占的比例不等。在维持姿势的以静力性工作为主的肌中,红肌纤维的比例较高,以动力性工作为主的肌中红肌纤维的比例较低。

表3-1 骨骼肌纤维类型及特性

特性	白肌Ⅱb型纤维(FG)	白肌Ⅱa型纤维(FOG)	红肌Ⅰ型纤维(SO)
肌纤维的类型	快	快	慢
肌纤维大小	大	大	小
肌球蛋白 ATP 酶活性	高	高	低
肌质网的发达程度	发达	发达	差
对 Ca^{2+} 亲和力	高	高	低
线粒体数量	少	少	多
线粒体酶活性	低	高	高
毛细血管数量	少	中等	多
糖原贮量	多	多	少
糖酵解能力	强	强	弱
有氧氧化能力	弱	强	强
神经支配	大 α 运动神经元	大 α 运动神经元	小 α 运动神经元
收缩速度	快	快	慢
收缩力量	大	大	小
抗疲劳性	弱	弱	强

（四）肌的特性

1. 物理特性

（1）伸展性:肌在外力作用下可被拉长,为肌的伸展性。

（2）弹性:当作用于肌的外力去除后,肌又恢复到原来形状,为肌的弹性。

（3）黏滞性:肌活动时由于肌浆内部各分子之间相互摩擦产生的阻力为肌的黏滞性。肌的物理特性受温度的影响,当肌温度升高时,肌的黏滞性下降,伸展性和弹性增加。

2. 生理特性

（1）兴奋性:骨骼肌是可兴奋组织,即具有对刺激产生兴奋的能力。

（2）传导性:当骨骼肌细胞肌膜的一处兴奋后,以动作电位(局部电流)形式沿着肌膜传遍整个细胞膜,并迅速传导到肌细胞深处,引起肌细胞的收缩。

（3）收缩性:肌受到刺激产生兴奋后,即产生肌细胞的收缩反应。

（五）肌的功能

肌是人体运动的发动机,产生运动是肌的基本功能。此外,肌还具有支撑骨、维持姿势、保护身体和产热的功能。

肌是具有黏弹性的可收缩组织,通过肌腱或韧带等与骨连接。肌两端附着处分别称为肌的起点和止点。肌的起点是骨上的附着点,使肌收缩时保持相对固定的位置。肌的止点通常是在肌的远端,是肌移动最大时的附着点。肌收缩时,产生张力,肌的起止点既可保持相对静止以维持姿势(等长收缩),又可发生位移而引发骨关节运动(等张收缩)。

肌可通过对抗重力以保持身体直立,通过稳定关节来提供支撑和保持各种姿势。即使静止不动,不同肌群仍保持有序的舒缩活动,以支撑骨和对脏器具有保护作用。肌在收缩的过程中产生热量,以保持体温的相对恒定。寒冷时,非随意肌的收缩增加,形成肌颤抖,可使产热增加,以调节体温。

(六)肌功能状态指标

肌收缩必须有完好的神经支配。一个运动神经元及其支配的所有肌纤维群称为运动单位(motor unit)。一个运动单位可含有很少几个肌纤维,如眼外肌有 6~12 条;也可达数百条,如臀大肌可高达150~1 600 条。运动单位是肌收缩的最小单位,一块肌收缩时,可能仅有部分运动单位发挥作用。肢体不运动时,每块肌也有少数运动单位轮流收缩,使肌处于一种轻度持续收缩状态,保持一定的肌张力,以维持躯体姿势。

肌的力学性质复杂,与组成肌各成分的力学特性以及肌的兴奋和疲劳状态有关。肌是产生力的器官,了解肌产生力的基本特征和规律十分必要。

运动通过不同肌群协调有序的延长与缩短来实现。良好的肌功能状态是运动的基础,反映肌功能或状态的指标有肌力、快速力量、肌耐力和肌张力,这些指标是影响运动能力和运动质量的重要因素。

1. 肌力 是肌收缩时所表现出来的能力,以肌最大兴奋时所能负荷的重量来表示。肌力体现肌主动收缩或对抗阻力的能力,反映肌最大收缩水平。肌力异常主要表现为肌力减退。影响肌力的因素主要包括:

(1)肌的生理横断面:肌由肌纤维组成,垂直于肌纤维的横断面的总和称为肌的生理横断面。单位生理横断面所能产生的最大肌力称为绝对肌力。在研究离体肌时,把每根垂直横切的肌纤维切面加起来,再将总和乘以肌的平均厚度,就得到生理横断面。纤维呈平行排列的肌如缝匠肌,其生理横断面即为肌腹的横断面。此类肌生理横断面较小,肌纤维较长,肌力较小,但收缩幅度较大。肌纤维呈立体的半羽状或羽状排列的肌,其生理横断面大于肌腹的横断面,肌纤维相对较短,此类肌肌力大,但收缩幅度较小。

(2)肌的初长度:是指肌收缩前的长度,即前负荷。在生理范围内,肌力与肌的初长度紧密相关。当肌被牵拉至静息长度的 1.2 倍时,肌节功能最佳,产生的肌力也最大。如在投掷铅球时,必须充分屈曲肘关节,以尽可能牵张肱三头肌,然后利用肱三头肌急剧收缩时产生的力量将铅球抛出。

(3)肌的募集:肌收缩时同时被激活的运动单位的数量反映肌的募集状态。肌募集受中枢神经系统功能状态的影响,当运动神经发出的冲动强度增大或频率增加时,被动员或激活的运动单位也增多。参与收缩的运动单位数量越多,肌力越大。

(4)肌纤维走向与肌腱长轴的关系:通常肌纤维走向与肌腱长轴一致,但在一些较大的肌中,部分肌纤维可与肌腱长轴成角,形成羽状连接。这种羽状连接成角越大,可募集的肌纤维越多,产生的肌力也越大。如腓肠肌等快肌具有较强大的收缩力,而比目鱼肌等慢肌的肌纤维与肌腱的连接很少成角,因而可募集的肌纤维较少,肌力相对较低,但肌收缩时间则较为持久。

(5)杠杆效率:肌收缩产生的实际力矩输出受运动环节杠杆效率的影响。研究显示,髌骨切除后,股四头肌力臂缩短,使伸膝力矩减小约 30%。

2. 快速力量 是肌或肌群在一定速度下所能产生的最大力量,可以通过单一身体运动、多个身体运动或在有氧运动条件下的重复运动测得。快速力量由启动力量、爆发力量(爆发力)和制动力量组成。爆发力是指在最短的时间内发挥肌力量的能力,采用最大力量与达到最大力量的时间之比来评定。爆发力由肌力和肌收缩速度两个因素所决定,肌力是基础,收缩速度是爆发力的关键。

3. 肌耐力 指肌在一定负荷条件下保持收缩或持续重复收缩的能力,反映肌持续工作的能力,体现肌对抗疲劳的水平。

4. 肌张力 是肌在安静时所保持的紧张度。肌张力与脊髓牵张反射有关,受中枢神经系统的调控。肌张力常通过被动运动感知处于放松状态的肌的阻力程度进行评测,以评判主动肌群与拮抗肌群间(或互为拮抗肌)的收缩与舒张活动有无失衡或是否协调。

常见的肌力增强训练方法

1. 短暂等长训练　等长运动,运动强度是最大肌力的60%~80%,持续时间至少6s,频率为1次/1d或20次/d。

2. 渐进抗阻训练　等张运动,先测定连续重复10次全幅度活动所能承受的最大负荷值,即10 RM,训练分三组进行,阻力负荷依次为10 RM的1/2、3/4和1倍量,每组重复10次,组间休息1min,每天或隔天一次。

3. 短暂最大负荷训练　等张运动和等长运动的结合,在等张抗阻运动的终末,在最大负荷下维持等长运动5s,重复5次。

4. 等速训练　以60°/s、90°/s、120°/s、150°/s、180°/s、180°/s、150°/s、120°/s、90°/s、60°/s共十种角速度从慢至快,又由快至慢,在每个角速度反复10次最大收缩运动,两种角速度间休息30s。

5. 离心向心复合训练　先进行高负荷离心运动,紧接着高负荷的向心运动,形成肌的牵张——短缩循环。

二、骨骼肌生物力学特性

生物体的软组织具有一定的力学特性,如柔软易变形、富有弹性、有不同程度的抗拉强度,但不能抗弯和抗压等。许多软组织还具有预拉伸应力,如一根肌腱被切断后,会发生自动收缩,需加以外力牵拉方可对接。本文对软组织的非线性和黏弹性等特性做阐述。

(一)非线性、黏弹性

1. 非线性　应力与应变呈线性正比的规律就是胡克定律,服从胡克定律的材料称为胡克材料。但是大部分生物材料并非胡克材料,软组织的应力-应变关系是呈非线性关系。

在实验中,对兔的跟腱加以较高的单向拉伸载荷,其载荷-变形规律形成三个阶段。在图3-2中,在初始加载阶段(AB段),载荷-变形呈指数关系;继续施以载荷(BC段),软组织材料刚度增大,出现伸长变形,载荷-变形呈线性关系,材料的最大弹性模量为$tg\alpha$;最后阶段(CD段),载荷与伸长变形之间又呈非线性关系,材料瞬时刚度逐渐下降到零;到D点时,材料被拉断。

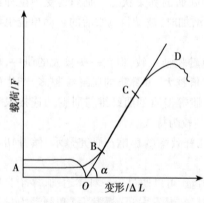

图3-2　兔的跟腱载荷-伸长曲线

对于一般的生物材料,AB段为正常生理工作阶段,此阶段所承受的载荷是软组织在生物体正常生理状态下所承受的载荷,其最大值即为最大使用载荷;BC段和CD段相当于强度储备,保证了材料在一定的强度下不发生破坏;D点相当于破坏载荷。

对于正常情况下软组织材料施以小的载荷,AB段即可能出现很大的变形趋势,甚至可伸长到原来的一倍长度,而后才能以较大的刚度承受外力。

2. 黏弹性　生物固体材料如骨、肌腱和韧带等都具有黏弹性材料的特性。黏弹性是引起能量消耗的重要原因,而且黏弹性材料的力学性质与温度、压力等外部环境的关系极为密切。黏弹性材料主要具有以下三个特点(图3-3):

(1)当物体突然发生应变时,若应变保持一定,则相应的应力随时间的增加而下降,这种现象称为应力松弛。如皮筋长时间拉长后会出现"老化"的现象,水龙头垫片长时间使用后会产生"渗透"现象等。

(2)若令应力保持一定,物体的应变随时间的增加而增加,这种现象称为蠕变,如大衣长时间挂在衣钩上衣钩的变化。

(3)对物体做周期性的加载和卸载,则加载时的应力-应变曲线与卸载时的应力-应变曲线不重

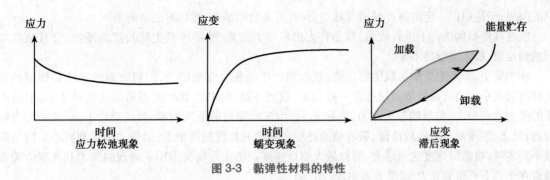

图 3-3 黏弹性材料的特性

合,这种现象称为滞后。这种现象形成的环称为滞后环。由于材料的这种特性,在对生物材料力学特性进行研究时需要预先加载(预载)几次,这样才能使其力学性能趋于稳定。

（二）长度-张力与张力-速度关系

骨骼肌运动的力学特征主要表现在肌收缩时长度与张力、张力与速度的变化。

1. 肌收缩的长度与张力关系 骨骼肌收缩的长度-张力关系是指前负荷(肌收缩前所承受的负荷)对肌收缩时张力的影响。如果在后负荷固定的条件下改变前负荷,即改变肌的初长度(肌在收缩前被拉长的长度)后,观察肌收缩所产生的张力变化,可以看到随着前负荷的增大,肌的初长度逐渐增加,肌收缩的张力也增大。当肌的初长度增加到一定程度时,肌产生张力达到最大,如果此时再继续增加肌的初长度,肌产生的张力却减小,由此得到骨骼肌的长度-张力关系曲线(图 3-4A)。使肌张力达到最大时的初长度就称为最适初长度,其负荷称最适前负荷。

肌在最适初长度时能产生最大张力的原因是,粗细肌丝处于最理想的重叠状态,即此时起作用的横桥数目达到最大,而初长度小于或超过最适初长度时,改变了粗细肌丝最理想的重叠状态(图 3-4B),起作用的横桥数目减少。因此,肌的初长度超过或明显小于最适初长度时肌产生的张力(主动张力)都减小。实验表明,肌节的最适初长度应在 2.0~2.2μm。

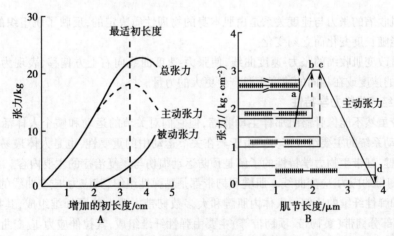

图 3-4 骨骼肌的长度-张力曲线

A.肌肉的长度-张力关系曲线图。被动张力是指肌收缩开始前所产生的张力,与前负荷及本身弹性有关;主动张力是肌收缩时所产生的张力,叠加被动张力为总张力。当初长度超过最适初长度后,被动张力迅速增大,而主动张力反而减小,当这两条曲线相遇时,则肌收缩不再产生张力。B.肌节的长度-张力关系曲线图。a、b、c、d分别代表图中所示肌节在不同初长度下的张力大小。肌的初长度超过或明显小于最适初长度时,肌产生的主动张力都减小。

一般认为,骨骼肌的最适初长度要稍长于自然长度,所以预先增加肌的初长度可增大肌收缩的力量。某些运动项目如投掷与跳跃等运动开始时,预先增加骨骼肌的初长度,可以使收缩力量增强。

2. 肌收缩的张力与速度关系 骨骼肌收缩的张力与速度关系是指后负荷对肌收缩速度的影响。当肌开始收缩时,由于后负荷(肌开始收缩时遇到的负荷或阻力)的存在,肌不能立即缩短,而首先表现为张力增加以克服负荷或阻力。当张力增加到与负荷相等或稍超过负荷的瞬间,负荷不再能阻止肌的缩短,于是肌以一定的速度缩短并移动负荷,直至收缩结束,然后再逐渐舒张。

肌在有负荷的条件下进行收缩,总是首先出现张力变化,然后才发生肌长度的缩短,并且从收缩开始到结束,肌张力维持不变。

在实验中,如果逐渐增加肌的后负荷,肌收缩产生的张力逐渐增大,但肌收缩的速度和缩短的长度却逐渐减小。当负荷增加到超过某一数值时,肌已不能再缩短,此时肌缩短的速度等于零,但肌产生的张力达到最大(称肌的最大张力,简称 P_0)。由于肌缩短的距离为零,故从理论上说,肌是没有做功的;反之,逐渐减小肌的后负荷,肌收缩的速度和缩短的长度逐渐增大,但张力则逐渐减小。当负荷减小到零时,肌缩短速度达到最大,简称最大缩短速度。肌在后负荷作用下表现的张力和速度的关系描绘在坐标上可得到张力-速度关系曲线(图 3-5)。

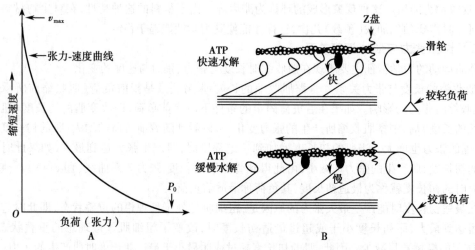

图 3-5　骨骼肌的张力-速度关系曲线
A.张力-速度关系曲线;B.负荷对横桥周期的影响。

以上所述肌收缩的张力与速度关系是由肌本身的物理性质决定的,反映了肌组织的黏弹性,即肌的收缩成分不能随长度变化而立刻变化。

运动训练可改变肌收缩的张力-速度曲线,使张力-速度曲线向右上方偏移,表现为在相同的力量下,可发挥更大的速度或在相同的速度下肌产生更大的力量。

（三）辅助结构生物力学特性

肌腱和韧带虽然不能像骨骼肌那样主动收缩,但它们对关节的运动和整个人体活动的实现有重要的价值,是运动系统的主要组成部分。由于其在关节运动中的重要性,也是人体最易受到损伤的软组织,所以对肌腱、韧带生物力学特性的了解是预防运动损伤与康复治疗的主要内容。

1. 肌腱和韧带的应力-应变曲线　肌腱和韧带都是黏弹性组织,其应力-应变曲线的形状取决于组织中胶原纤维和弹性纤维的比例。人体内肌腱和大多数韧带主要由胶原纤维组成,其拉伸应力-应变曲线如图 3-6A;部分韧带(黄韧带、项韧带等)主要由弹性纤维组成,其拉伸应力-应变曲线如图 3-6B。

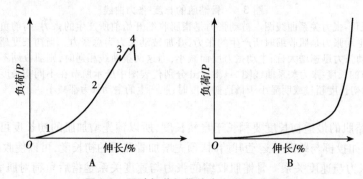

图 3-6　肌腱与黄韧带的应力-应变曲线
A.胶原纤维;B.弹性纤维。

在图3-6中,应力-应变曲线上的1区名为"足趾区",所显示的延长度是因为原本在松弛状态下呈波浪形态的胶原纤维变直,这时不需要太大的张力。当负荷持续时,肌腱和多数韧带的刚度会增加,进入2区,名为"线性区",需要较大的张力才能产生相同的伸长,并且应变与应力大小成正比。线性区后,在大应变的情况下,应力-应变曲线可能会突然停止或有下降趋势(3区),是部分胶原纤维断裂的结果。随后当负荷增加至应力极限,胶原纤维随之很快完全断裂,肌腱和韧带的负荷能力也明显降低(4区)。

在图3-6中,应力-应变曲线伸长至50%后才出现刚度的明显增加,直至韧带的突然断裂,伸长也只有些微小的增加。

2. 影响肌腱生物力学特性的因素　肌腱是人体内软组织中具最高拉伸强度的组织,因为其主要由胶原组成,而胶原是最强的纤维蛋白。同时,这些胶原纤维沿强力作用方向平行排列。肌腱将骨和骨骼肌联系在一起,形成骨-肌腱-骨骼肌复合体结构,对人体运动的实现起着关键作用。已经确定有多种因素影响着肌腱的拉伸力学性能。

(1) 解剖位置:不同解剖位置的肌腱所承受的生物力学及生物化学环境有所不同。研究表明,小足趾屈肌腱的拉伸强度比趾伸肌腱要大两倍。

(2) 锻炼和固定:锻炼对肌腱的结构和力学性质有长期的正面效应。如经过长期训练后,小足趾屈肌腱的弹性模量、极限载荷都有所增加。而固定对肌腱的力学性质有负面效应。

(3) 年龄:随着人体发育成熟,胶原纤维波浪状弯曲角度减小,肌腱的弹性模量随之增加,极限拉伸强度和极限应变也增加,直至骨发育成熟后才保持相对稳定。老年人肌腱的拉伸强度低于青壮年,但差异不是很显著。

(4) 激光和热治疗:激光和热治疗后,肌腱明显收缩(缩短),其强度显著下降而横截面积显著增加。

3. 影响韧带生物力学特性的因素　韧带属于致密结缔组织,与肌腱在组成结构及力学特性上有许多相似点,但它们之间也有许多不同之处。韧带是连接骨与骨的短而宽的负重结构,而肌腱是连接骨骼肌与骨的长而窄的结构;韧带中胶原纤维含量的百分比较低,弹性纤维较高,肌腱相反;韧带的纤维排列方向呈多样化,大多数韧带纤维近似平行,也有些纤维不是平行排列,而肌腱较整齐,几乎完全平行排列。这种纤维排列的不同,使肌腱更适应于承受高拉伸载荷,而韧带受拉伸载荷时,由于纤维不平行,只有与主纤维方向完全一致的纤维首先被完全拉直而承受最大载荷,那些与主纤维方向不平行的纤维只承受低载荷。已经确定有多种因素影响着韧带的拉伸力学性能。

(1) 温度、负荷加载速度的影响:韧带是黏弹性的生物材料,温度对其伸展性、黏滞性产生较大的影响。温度升高,可提高其伸展能力,组织内摩擦可以降低。负荷施加的速度不同,其伸展性及承载最大能力也不同,加载速度越快,损伤的可能性也就越大。

(2) 机械应力的影响:与骨一样,正常的韧带可以进行重建,以适应其力学的需要,即机械应力增加时韧带的强度和刚度也会增加,而机械应力刺激减少时其强度和刚度也减小。运动使韧带的机械应力增加,从而使其强度和刚度增加,并使韧带肥大。关节制动使韧带承受应力减小,导致其材料力学性质的变化。

(3) 年龄的影响:随着年龄的增长,韧带的强度和刚度下降。研究显示,50岁后前交叉韧带所能承受的最大破坏载荷、能量贮存能力及刚度与20岁时相比均要下降2~3倍。

(四) 肌的做功

1. 肌张力与功的关系　通常所讲肌的做功,主要是指肌做的外功,即机械功。肌的缩短距离与负荷的乘积为功,肌的机械功大小取决于肌收缩时产生的张力和肌长度的变化。肌在等张收缩时出现真正地缩短,因移动负荷而做有用功。

骨骼肌在最适合的负荷下进行缩短收缩可得到最大功。肌工作的理想负荷理论上应是中等负荷。因此,在力量训练中要选择合适的负荷才能使骨骼肌做最大功。

2. 功率　物理学中把单位时间所做的功称为功率。运动中把力和速度的乘积称为爆发力。因此,功率又被称为肌的爆发力。如短跑的起跑速度快慢取决于功率值的大小。骨骼肌等长收缩时功率等于零;而非等长收缩时,其功率是力与速度的乘积。但是骨骼肌张力-速度曲线表明,张力越大,收缩速度越慢。因此,要使肌张力与速度同时达到最大,实际上是做不到的。如果要使张力与速度都达到最佳值时,其大小只能是最高值的30%(图3-7)。

3. 肌收缩的机械效率　从能量的转化来说,还必须考虑有效的机械效率。肌收缩时产能总量包括机械能和热能两部分,机械能可转化为有用功,而热能对肌收缩无用。

人体进行动力性运动的机械效率一般为25%~30%,熟练的步行为33%,而自由泳为1.5%。人的机械效率不是固定不变的,只有当负荷与收缩速度都达到最佳时所实现的机械效率才会最高。

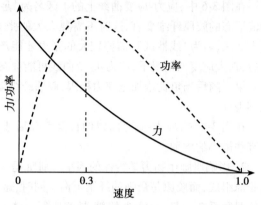

图 3-7　肌缩短时力-速度与相应的功率-速度关系

人体运动的效果评价

1. 关节活动度评价　测定关节活动范围是评定运动系统功能状态的重要手段,可通过一些常用的测量器械进行测量。各关节活动范围不同,个体之间也不同,应熟知各关节的正常活动范围。

2. 肌力的评价　可以反映骨骼肌及周围神经系统受损的程度和范围,包括徒手肌力检查、应用简单器械的肌力测试和等速肌力测试。

3. 平衡功能评价　平衡能力的维持需要良好的肌力、正常的感觉、本体感觉的输入和正常的运动模式,包括上田敏平衡反应试验法、佐直氏平衡试验法、平衡姿势图等。

4. 步态分析　可作为患者步行训练效果的方法,也为使用辅助器提供依据。

5. 心肺功能评价　分为心功能评价、肺功能评价和心脏负荷试验。

三、肌工作术语

骨骼肌一般附着在骨上,而且要附着在相邻两块以上的骨上,中间跨过一个或一个以上的关节,这样肌肉收缩发力时会牵引骨绕关节运动。

1. 起点、止点　每块肌的附着点可分为起点与止点。附着在四肢上的长肌,靠近近侧的附着处称为起点,远侧的附着处称止点。附着在躯干上的扁肌,靠近人体正中矢状面的附着处称为起点,比较远离正中矢状面的附着处称为止点。

肌收缩时具有使其两个附着点向肌中心靠拢的趋势,可使其中一个附着点运动,而使另一个附着点不动。

2. 定点、动点　肌收缩时相对固定的附着处称为定点,向固定处移动的另一个附着处称为动点。定点和动点是不恒定的,当肌工作条件改变时,两者关系相互转换。

3. 近固定(近侧支撑)、远固定(远侧支撑)　肌收缩时肌的起点处相对固定,称近固定或近侧支撑,此时起点为定点,止点则为动点。肌收缩时肌的止点处相对固定,称远固定或远侧支撑,此时止点为定点起点则为动点。

4. 上固定(上支撑)、下固定(下支撑)　主要是指分布在躯干腹侧和背侧的肌。它们的肌纤维呈上下行排列,肌的上端连于胸廓,下端连于骨盆,如腹直肌、竖脊肌等。竖直行向的躯干肌与人体长轴相平行。肌收缩时上端的附着处相对固定,称上固定或上支撑;下端的附着处相对固定,称下固定或下支撑。

5. 无固定(无支撑)　肌收缩时,两端的附着点都不固定,产生相向运动,称无固定,如挺身跳远的腾空动作。

第二节 骨骼肌收缩机制

骨骼肌的收缩受运动中枢的控制,由运动中枢发出指令,通过运动神经传导束将兴奋冲动传递到骨骼肌,实现这一过程的部位称为神经肌肉接头(neuromuscular junction)。骨骼肌通过兴奋收缩偶联将电兴奋与机械收缩过程联系起来,其中结构基础是三联管,钙离子(Ca^{2+})是中介因子。由运动中枢发出指令后,沿运动神经纤维传导的动作电位到达神经末梢,引起接头前膜去极化,使前膜通透性增加,允许细胞外 Ca^{2+} 进入接头前膜,Ca^{2+} 触发接头前膜内的囊泡释放乙酰胆碱,乙酰胆碱经接头间隙与骨骼肌细胞膜上的乙酰胆碱受体结合后,产生肌膜终板电位,继而产生动作电位并传播至整个肌细胞。如果神经肌肉接头的兴奋传递发生障碍,可导致一些运动性疾病(如重症肌无力等)的发生。同时,神经肌肉接头也是影响骨骼肌收缩药物(如乙酰胆碱受体阻断剂)作用的靶点。

一、运动单位募集

每一条肌纤维只接受一个运动神经元的支配。运动单位的大小不一,大的运动单位所支配的肌纤维可达上千根,多支配四肢大肌群,肌收缩时产生的张力大,有利于完成粗大的运动;反之,小的运动单位只支配较少的肌纤维,有利于完成精细的运动。

运动单位募集(motor unit recruitment)是指运动过程中不同类型的运动单位参与活动的次序和程度。运动神经元发放的冲动频率越高,募集的运动单位越多,肌收缩产生的张力就越大,反之则小(图3-8)。一般情况下,最早募集的是慢肌纤维运动单位,其次是快肌纤维运动单位,产生这种规律的原因是小 α 运动神经元的兴奋性较高,弱的刺激使它们先兴奋参与收

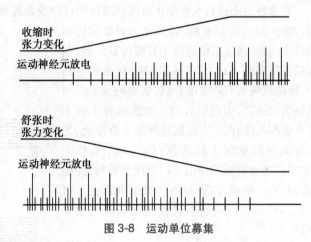

图 3-8　运动单位募集

缩,虽然产生的肌张力小,但可以使肌收缩更加稳定和精细。

二、肌收缩滑行学说

对骨骼肌的收缩机制提出的肌丝滑行学说现已被公认。在电镜下可以看到,不论骨骼肌处于静息、收缩或被动拉长时,肌节中的暗带长度始终不变,而明带和 H 带长度则随每个肌节的长度变化而变化。当肌缩短时,明带缩短,但暗带长度不变,这是由于各相邻的 Z 线相互接近。明带虽然缩短,但细肌丝长度并未改变,其游离端向 M 线靠近,即肌收缩时发生了细肌丝向粗肌丝之间的滑行,结果相邻的各 Z 线互相靠近,肌节长度变短,使整个肌长度缩短。

(一)肌丝结构和作用

1. 粗肌丝　由肌球蛋白分子组成,每个肌球蛋白分子由 6 条肽链(包括一对重链和两对轻链)组成。肌球蛋白呈杆状,杆的一端有两个球形的头。与肌球蛋白头部相连的一段杆部向外伸出,称为横桥。横桥具有 ATP 酶的活性。

2. 细肌丝　由 3 种蛋白构成:肌动蛋白、原肌球蛋白和肌钙蛋白。肌动蛋白上有横桥结合点,肌球蛋白的横桥一旦与肌动蛋白的结合点结合,便发生肌丝滑行和肌收缩,所以两者均为肌细胞中的收缩蛋白。原肌球蛋白由肌钙蛋白将其附着在细肌丝上的横桥结合点,并将其结合点遮盖,阻止肌球蛋白与肌动蛋白结合。肌钙蛋白上具有 Ca^{2+} 的结合位点,当胞质内 Ca^{2+} 浓度升高时,肌钙蛋白与 Ca^{2+} 结合,使肌钙蛋白发生结构变化,导致原肌球蛋白发生移动,暴露出肌动蛋白上的结合位点,使肌球蛋白的横桥正好与肌动蛋白的结合位点结合,激活横桥头的 ATP 酶分解 ATP(三磷酸腺苷),释放能量引起

横桥头摆动,不断拉着细肌丝末端向粗肌丝的中央滑行,使肌节缩短。由于原肌球蛋白与肌钙蛋白对肌丝滑行起调节作用,故他们称为调节蛋白(图3-9)。

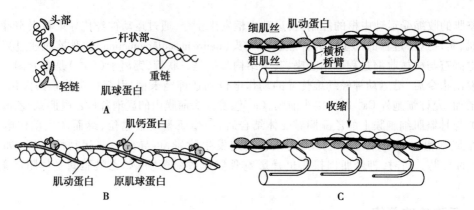

图3-9 骨骼肌的肌丝结构和肌丝滑行

(二)兴奋收缩偶联

将骨骼肌细胞膜电位变化与肌丝滑行的过程联系起来的中介过程称为兴奋收缩偶联。当神经冲动(动作电位)传到肌膜时,迅速沿着肌膜传向肌纤维内部,动作电位通过T管膜传到终池,引起肌质网释放 Ca^{2+},Ca^{2+}从肌质网释放到胞质中,使胞质内的 Ca^{2+} 浓度升高,从而触发 Ca^{2+} 与肌钙蛋白结合,引起肌收缩。当肌膜和T管上没有动作电位时,一方面肌质网停止释放钙,另一方面由肌质网上的钙泵(Ca^{2+}-Mg^{2+} 依赖的ATP酶)主动将胞质中的 Ca^{2+} 泵回肌质网,使胞质内的 Ca^{2+} 浓度降低,肌终止收缩并舒张。可以说,Ca^{2+} 是将电兴奋与机械变化偶联的重要物质。

三、横桥理论

(一)横桥与肌张力

目前认为,横桥臂具有弹性,当骨骼肌进行等长收缩时,横桥的摆动使具有弹性的桥臂伸长,从而产生张力(图3-10)。

(二)横桥与负荷

图3-10 横桥摆动时产生的张力和缩短

当骨骼肌收缩所遇到的负荷不一时,肌球蛋白与肌动蛋白结合的横桥数量发生变化。因此,肌收缩产生的张力大小也不同。当肌收缩过程中阻力(负荷)较大时,肌球蛋白的横桥与肌动蛋白结合的时间就会延长,从而使处于结合状态的横桥数目增加,收缩的张力也就增加,反之则降低。

第三节 骨骼肌与运动形式

骨骼肌收缩时产生两种基本运动形式,即动力性运动与静力性运动。骨骼肌运动形式比较见表3-2。

一、动力性运动

动力性运动又称等张收缩,是人体常见的运动形式。在日常生活或运动训练中,机体的负重抗阻都与动力性运动有关。动力性运动又分为向心运动与离心运动。

表 3-2 骨骼肌运动形式比较

运动形式	肌纤维长度	肌力与阻力关系	关节活动	肌做功（机械功）
向心运动	缩短	肌力>阻力	明显	有
离心运动	拉长	肌力<阻力	明显	有
拉长-缩短周期	先拉长,后缩短	肌力<阻力,或者肌力>阻力	明显	有
静力性运动	不变	肌力=阻力	无	无
等速运动	缩短	肌力达最大,肌力=阻力	有	有

（一）向心运动

向心运动又称向心收缩（concentric contraction），是指肌收缩产生的肌力大于外加阻力（负荷）时，肌纤维的长度缩短，肌的起止点相互靠近。如肘关节屈曲时的肱二头肌收缩和上楼梯伸膝关节时的股四头肌收缩都是向心收缩。由于收缩产生的肌力方向与负荷移动方向一致,故肌做正功。

（二）离心运动

离心运动又称离心收缩（eccentric contraction），是指肌收缩产生的肌力小于外加阻力（负荷）时，使缩短的肌纤维被动延长，肌的起止点相互远离。因收缩产生的肌力方向与阻力相反,故肌做负功。离心运动能起到缓冲、制动、减速与克服重力的作用。如手持物体放下时肱二头肌和下楼梯时股四头肌做离心收缩,可以控制肢体下落速度与动作,保证安全。

（三）拉长-缩短周期

拉长-缩短周期是指骨骼肌离心运动与向心运动相互结合,形成肌先拉长再缩短的运动。其实,人体关节运动时,多数情况下不是单纯的离心运动或向心运动,往往是将离心运动与向心运动偶联在一起,即运动开始时是离心收缩,使肌纤维先被拉长,然后再产生向心收缩。如上楼梯屈膝时股四头肌先离心收缩,紧接伸膝是向心收缩。骨骼肌在先被拉长的基础上再作缩短收缩可以产生更大的力量。拉长-缩短周期在提高骨骼肌工作的机械效率上具有重要意义。

拉长-缩短周期是建立在骨骼肌弹性成分基础上的。由于骨骼肌中的弹性成分被牵拉伸长,同时贮存一定的弹性能,弹性能在缩短收缩时可以产生更大的力量和运动速度。如跑步中发挥蹬地力量的肌群（股四头肌、臀大肌等）实际上在蹬地前所做的拉长是利用贮备的能量转化为向前的推进力。此外,由于弹性成分的拉长可吸收一部分力,使收缩成分产生的张力变化趋于缓和,起到防止损伤,有保护的作用。

二、静力性运动

静力性运动又称等长收缩（isometric contraction），是指肌收缩产生的肌力等于外加阻力（负荷）时肌虽积极收缩但长度不变。因无关节活动,不产生负荷的位移,故肌未做功,但肌收缩仍需消耗能量。人体姿势的维持都需骨骼肌作静力性运动。如日常生活中的坐、站与蹲等姿势都是静力性运动。

康复治疗过程中对骨折和手术后早期等制动情况下,常采用等长收缩形式进行肌力练习,可以起到防止失用性肌萎缩、促进局部血液循环的作用。

三、等速运动

等速运动又称等动收缩（isokinetic contraction），是指在整个关节活动范围内的一部分骨骼肌以恒定的速度进行最大的收缩。等速运动要通过专门的仪器来实现,不是骨骼肌的自然收缩形式。

（一）原理

关节在不同角度时的肌力矩产生的杠杆效应不同,肌收缩产生的肌力大小也就不同。因此,要使整个关节活动范围内每个角度都产生最大肌力,仪器必须随关节角度变化不断精确调整对关节活动的阻力（负荷）。也就是说,在整个关节活动范围内的不同角度所给予的阻力（负荷）始终与肌收缩能产生的最大肌力相匹配。

（二）特点

1. 负荷　在整个关节活动范围内,外加阻力（负荷）始终随肌收缩力的变化而变化,即阻力（负荷)始终与肌收缩力相匹配。

2. 肌力 等速运动在整个关节活动范围的每一角度,肌力都能达到最大,可以使肌在整个关节活动范围内得到最大锻炼,而其他运动形式只有在关节活动的某个角度时肌力才能达到最大。

等速运动可以测定关节活动不同角度时的肌力大小,也可用来发展肌力。等速运动训练有其适用范围,在康复治疗与训练过程中应注意选择使用对象。

四、肌收缩的协同关系

如果说一个简单的动作不是仅靠一块骨骼肌收缩能完成的,那么复杂的动作和姿势则更需数块或数个群肌的协调工作才能产生。根据骨骼肌在完成动作中所起的作用,可分为原动肌、拮抗肌、固定肌及中和肌等(图 3-11)。

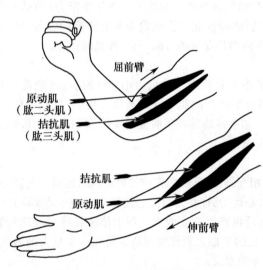

屈前臂

原动肌
(肱二头肌)

拮抗肌
(肱三头肌)

拮抗肌

原动肌

伸前臂

图 3-11 原动肌与拮抗肌作用

（一）原动肌

直接完成某动作的肌群叫原动肌(agonist),其中起主要作用的称主动肌,协助完成动作或仅在动作的某一阶段起作用的称副动肌。如肱二头肌、肱肌、肱桡肌和旋前圆肌是屈肘关节的原动肌,前两块(肱二头肌、肱肌)在原动肌中起主要作用,称为主动肌,后两块(肱桡肌和旋前圆肌)起次要作用,称为副动肌。

对运动障碍进行分析与评定时,寻找出完成动作环节的主动肌和副动肌对康复治疗是十分重要的。

（二）拮抗肌

与原动肌功能相反的肌群称拮抗肌(antagonist)。如肘关节做伸的动作时,肱三头肌就是屈肘关节(肱二头肌)的拮抗肌。拮抗肌在功能上与原动肌既相互对抗,又互相协调和依存,即原动肌工作时,拮抗肌放松,反之亦然。在神经系统参与下,两者互相协调互相配合,共同完成某个动作。

（三）固定肌

固定肌(fixator)是指将原动肌定点所附着的骨固定起来的肌群。固定肌的作用是为了发挥原动肌对肢体运动的动力作用。如做前臂弯举动作时,肩关节周围的肌必须固定肱骨才能更好地完成这一动作,这时肩关节周围固定肱骨的肌就是固定肌。

（四）中和肌

凡限制或抵消原动肌发挥其作用的肌称为中和肌(neutralizator)。如斜方肌除了可使肩胛骨内收外,还能使它上旋。做扩胸运动时,只要求肩胛骨内收,不要求上旋,为抵消原动肌收缩时所产生的一部分不需要的动作;另一些肌(如菱形肌和胸小肌)参与工作,以抵消斜方肌的上旋作用,使斜方肌充分发挥肩胛骨后缩的功能。

副动肌、固定肌和中和肌通常统称为协同肌(synergist)。肌的协作关系随着动作的改变而变化,如作用于腕关节的桡侧腕伸肌、尺侧腕伸肌、桡侧腕屈肌和尺侧腕屈肌。在做伸腕动作时,桡侧腕伸肌和尺侧腕伸肌为原动肌,而桡侧腕屈肌和尺侧腕屈肌为拮抗肌。桡侧腕伸肌和尺侧腕伸肌同时收缩,使腕向桡侧和尺侧屈曲的作用相互抵消,所以又互为中和肌。在向桡侧屈曲腕关节时,桡侧腕伸肌和桡侧腕屈肌同为原动肌,尺侧腕伸肌和尺侧腕屈肌则为拮抗肌。桡侧腕伸肌和桡侧腕屈肌同时收缩使腕伸屈的作用相互抵消,因而又互为中和肌。此时固定肘关节的肌群,即为固定肌。

（五）多关节肌

跨过一个关节的肌称为单关节肌,如肱肌。跨过两个或两个以上关节的肌称为多关节肌,如股直肌。多关节肌由于跨过的关节多,工作时会出现多关节肌"主动不足"和多关节肌"被动不足"。

1. 多关节肌"主动不足" 多关节肌作为原动肌工作时,其肌力充分作用于一个关节后,就不能再

笔记

充分作用于其他关节,这种现象叫多关节肌"主动不足"(其实质是肌力不足)。如充分屈指后再屈腕,则会感到屈指无力(原来握紧的物体有松脱感),这就是前臂屈肌群发生了多关节肌"主动不足"现象。

2. 多关节肌"被动不足" 多关节肌作为拮抗肌出现时,其已在一个关节处被拉长后,在其他的关节处不能再被拉长的现象,称多关节肌"被动不足"(其实质是肌伸展不足)。如伸膝后再屈髋,即直腿前摆,腿摆得不高,这是由于股后肌群发生了多关节肌"被动不足"。

第四节 影响骨骼肌与运动的因素

骨骼肌运动能力是指决定肌收缩效能的内在特性。影响肌收缩效能的内在特性与许多因素有关,主要包括肌自身的形态结构、运动中枢功能状态、理化因素与运动形式等。

一、自身因素

(一)骨骼肌结构的完整性

任何因素导致骨骼肌结构的完整性发生变化,都会影响肌的收缩功能,如运动过程中肌的拉伤与撕裂。

(二)肌的生理横断面

肌的生理横断面越大,包含的肌纤维越多,肌收缩产生的力量就越大。力量训练可以使肌的体积增大,横断面增大。因某些原因使肢体制动,可导致肌萎缩,肌的生理横断面减小,肌力就会下降。

(三)肌纤维类型

慢肌纤维收缩速度慢,产生的力量小,然而慢肌纤维有很强的抗疲劳性。快肌纤维收缩速度快,产生力量大,但容易疲劳。

二、运动中枢

(一)神经冲动频率

当运动神经元发放的冲动频率增高时,募集的运动单位增多,肌的收缩力量就会增加;反之,发放的冲动频率降低,肌的收缩力量下降。生理情况下,支配骨骼肌的运动神经总是发放连续的冲动,所以骨骼肌的收缩都是强直收缩。即便在静息状态下,运动中枢仍发放低频冲动,维持轻度持续的收缩状态,即肌紧张。

运用物理因子的电刺激方法刺激骨骼肌,可以促进神经兴奋的传导与运动单位的募集,有延缓肌萎缩、增强肌力的作用。治疗时应掌握刺激强度、时间和频率,以免产生肌收缩的疲劳,影响治疗效果。

(二)运动中枢调控作用

运动中枢通过神经传导准确传达中枢对骨骼肌产生兴奋或抑制的指令,使主动肌、拮抗肌与协同肌之间的工作更加协调。如果运动中枢损伤,则使这种调节能力明显下降,影响肌收缩,使运动功能发生障碍。

力量训练可以使运动中枢的调控功能得到改善,产生强而集中的兴奋过程,发放同步的高频兴奋冲动,使肌收缩力量增强。

三、理化因素

骨骼肌的内在功能状态与能量、氧供应、离子、激素、温度及其内环境因素有关。

(一)离子浓度

肌收缩产生张力的大小取决于起作用的横桥的数目,而横桥数量又与细胞内 Ca^{2+} 浓度成正相关。Ca^{2+} 浓度增加使肌收缩增强,反之则减弱。

(二)缺氧与酸中毒

体内酸性代谢产物(乳酸)生成过多,引起 pH 下降,导致肌张力下降。其主要原因:一方面是肌钙蛋白与 Ca^{2+} 结合力降低,肌动蛋白反应数目减少;另一方面由于 pH 下降,抑制糖酵解限速酶、磷酸果糖激酶活性,使机体无氧供能途径受阻。

缺氧影响神经肌肉接头处的兴奋传递与兴奋收缩偶联,导致肌收缩蛋白与横桥功能特性改变,从而影响肌的收缩。

(三)药物与激素

1. 药物　对肌收缩作用主要通过影响神经突触传递来实现。对严重肌痉挛患者,可选择性使用如肉毒毒素类(乙酰胆碱受体阻断剂)制剂阻断神经肌肉接头处的神经递质(乙酰胆碱)传递,达到解除肌痉挛的目的。

2. 激素　雄性激素及其衍生物具有促进肌蛋白质合成的作用,可以提高肌力与耐力。竞技体育比赛中违规使用的兴奋剂,其中一部分是睾酮及其衍生物(合成类固醇)。

(四)温度

在低温状态下,神经兴奋性下降,神经传导速度减慢,肌张力降低,可以缓解肌痉挛,但短暂冷刺激可以加强肌的兴奋性和收缩功能。温热刺激可使肌的黏滞性下降,伸展性和弹性增加,肌结缔组织松弛延长变软,缓解疼痛。

康复治疗中常采用冷刺激(冰水)或温热疗法(蜡疗、砂疗)等物理方法缓解肌痉挛、松解粘连与减少疼痛。

四、运动形式对肌结构的影响

不同运动形式对骨骼肌的影响表现为对肌的形态结构、特性、代谢和功能的影响。力量与耐力训练使骨骼肌纤维横断面积增大,肌红蛋白增加,线粒体体积增大与数量增多,ATP 酶活性增加,肌结缔组织增厚,毛细血管增多与肌中脂肪减少等(表3-3)。

表3-3　不同运动形式对骨骼肌形态功能的影响

运动形式	主要形态变化	肌功能变化
力量运动(抗重阻力)	肌纤维增粗(Ⅱ型肌纤维)	肌力增强、爆发力增加
	肌蛋白质合成增加	
	无氧酵解能力提高	
	线粒体相对减少	
	肌结缔组织增厚	
耐力运动	肌纤维稍增粗	肌耐力增加,抗疲劳增强
	肌红蛋白增加	
	线粒体体积增大、含量增加	
	肌中脂肪减少	
	ATP 酶活性增加	
	毛细血管网增多	

第五节　骨骼肌与运动功能障碍

一、肌力减退

肌力是指机体随意运动时肌收缩的力量。肌力减退是指肌收缩力量的下降,原因包括随年龄的增长而出现的老年性肌力减退,因神经兴奋冲动传导障碍而导致的神经源性肌力减退,由肌本身损伤引起的肌源性肌力减退,神经肌肉接头病变引起的肌力减退和长期制动导致的失用性肌力减退。

(一)神经源性肌力减退

神经源性肌力减退包括中枢性和周围性。前者多见于脑血管病、脑性瘫痪及颅脑外伤等;后者多见于脑干运动神经核、脊髓前角细胞、神经根、神经丛、神经干及末梢神经损伤。

1. 周围神经损伤 多引起肢体远端的肌力减退,与肌张力减低有平等关系,伴有感觉障碍、腱反射减退或消失。单周围神经损伤多引起局限性的肌力减退,如正中神经损伤出现"猿手",桡神经损伤出现"垂腕症",尺神经损伤出现"爪形手",腓深神经损伤出现"足下垂"等。多发性周围神经损伤多引起四肢远端对称性的肌力减退。

2. 中枢神经损伤 多引起相应支配的一组肌群的肌力减退,伴有深反射亢进、病理征阳性。

（二）肌源性肌力减退

肌源性肌力减退多由肌营养不良、多发性肌炎所致。肌源性肌力减退多伴有肌张力减低,以对称性四肢近端肌、肩胛带肌和骨盆带肌的肌力减退较明显。如颈肌瘫痪,患者需要用手支撑才能将头抬起,斜方肌瘫痪出现"塌肩",前锯肌、斜方肌、菱形肌瘫痪形成"翼状肩胛"等。骨盆带肌肌力减退,骨盆固定不良,则行走时髋关节的稳定性下降。

（三）神经肌肉接头病变

神经肌肉接头病变是指乙酰胆碱受体抗体介导、依赖细胞免疫及补体参与的一种神经骨骼肌接头部传递功能障碍的自身免疫性疾病,主要累及神经骨骼肌接头部突触后膜上的乙酰胆碱受体,代表疾病为重症肌无力。其特点为受累肌易于疲劳,肌无力呈波动性,即肌连续收缩后发生严重的肌无力乃至瘫痪,经休息后即可恢复。神经肌肉接头损伤引起的肌力减退多伴有肌张力减低,伴或不伴肌萎缩,无肌震颤及感觉障碍。

（四）失用性肌力减退

失用性肌力减退是在心脑血管疾病、骨折固定等状态下由于保持安静而运动减少所产生的障碍。失用性肌萎缩以肌萎缩及肌力减退最为明显。尽管肌收缩存在,但由于肌使用过少而产生肌萎缩和肌力减退,表现为肌肉重量减轻,肌纤维直径缩小,肌的总蛋白质含量减少,肌红蛋白含量不变,ATP、糖类减少。失用性肌萎缩的肌电图一般是正常的。

二、肌张力异常

肌张力是指肌组织在静息状态下的一种不随意的、持续的、微小的收缩状态,是维持身体各种姿势以及正常运动的基础。其表现形式为静止性肌张力、姿势性肌张力及运动性肌张力。肌张力异常是肌失神经支配（如脊髓损伤）和/或调节功能障碍（如脑损伤）的结果。肌张力异常有两种,即肌张力增强和肌张力减退。肌痉挛及肌强直是肌张力增强的典型表现,软瘫是肌张力减退的常见表现。

（一）肌张力增高

肌张力增高是指肌张力高于正常静息水平,肌较僵硬,被动运动时关节活动范围缩小、阻力感增加的状态。锥体系、锥体外系损伤是引起肌张力增高的主要原因。此外,某些药物（如地西泮）、低血钙、肌源性损伤也可引起肌张力增高。

1. 痉挛性肌张力增高 多由锥体系损伤引起,是以速度依赖的紧张性牵张反射增强伴腱反射亢进为特征的运动障碍。在肌张力增高的情况下牵伸骨骼肌,肌长度越短,牵伸速度越快,肌痉挛的程度越高。被动运动关节时,开始时感觉有较大抵抗,运动到某一点时,突然感到阻力的消失,有如折刀的感觉,称为"折刀样痉挛"。肢体痉挛的特点为上肢易累及屈肌群,下肢易累及伸肌群。

2. 强直性肌张力增高 多由锥体外系病损所致,帕金森病是最常见的锥体外系疾病。由于屈肌、伸肌张力均增高,所以被动运动关节时,无论肌的初长度如何,或牵伸动作的速度、幅度及方向如何,从运动开始到结束都会遇到同等的抵抗感,与弯铅管的感觉类似,称为"铅管样强直"。如表现为有抵抗感和无抵抗感交替出现的情况,称为"齿轮样强直"。齿轮样强直是由屈肌与伸肌交互控制障碍所致。铅管样强直不伴有震颤,齿轮样强直多伴有震颤。

（二）肌张力低下

肌张力低下是指肌张力低于正常静息水平,肌弛缓柔软,被动运动时关节活动范围增大、阻力感消失的状态。常见的原因为周围神经病损和肌源性疾病;较严重的中枢神经病损早期,如广泛的大脑皮层病损、横贯性脊髓损伤等,也可导致肌张力减低。此外,家族性周期性麻痹、癫痫失张力性发作也可出现阵发性或间歇性肌张力低下。

1. 神经源性肌张力低下

（1）周围神经损伤：见神经源性肌力减退。

（2）小脑损伤：肌张力减低是小脑损伤的常见症状之一，多不伴有肌力减退。由于肌张力减低，使身体产生异常姿势，如肢体处于过伸或过屈位；被动运动时阻力感消失；主动运动时动作缓慢，自觉无力，容易疲劳。伴有腱反射减弱或消失，可出现钟摆样腱反射。亦可因肌张力减低和拮抗肌作用不足而出现"反击征"，呈运动性共济失调步态。

（3）脊髓后根（本体感觉纤维）、后索损伤：肌张力减低是此损伤的突出症状，既可表现为静止性肌张力减低，也可表现为姿势性与运动性肌张力减低。患者仰卧位时，胫骨甚至可贴至床面，站立时由于膝关节不能固定而出现"膝反张"。下肢肌张力减低较上肢明显。伴有深感觉障碍及深反射减弱或消失，呈感觉性共济失调步态。

（4）中枢神经损伤：急性期由于产生脊髓休克，可出现肌张力减低。

2. 肌源性肌张力低　见本节肌力减退相关内容。

3. 神经肌肉接头病变　见本节肌力减退相关内容。

（三）肌张力障碍

肌张力障碍是指主动肌与拮抗肌的不协调，肌间歇或持续收缩造成部分躯体重复的不自主运动和异常位置姿势的症状群，又称肌张力障碍综合征，包括原发性和症状性肌张力障碍。原发性肌张力障碍与遗传因素导致的黑质纹状通路中酪氨酸羟化酶或生物嘌呤功能障碍有关。症状性肌张力障碍与代谢疾患（如氨基酸或脂质代谢障碍）、神经退行性变（如肝豆状核变性）、炎症、肿瘤等因素有关。

1. 扭转痉挛　又称扭转性肌张力障碍或变形性肌张力障碍。首发症状大多是一侧下肢的轻度运动障碍，足呈内翻、跖屈状态，行走时足跟不能着地。扭转性运动以躯干和肢体近端顺躯体纵轴畸形扭曲为特征，可引起脊柱前凸和骨盆倾斜。累及颈项肌和肩胛带肌时，可出现斜颈；累及面肌和咽喉部肌时，可出现面肌痉挛、吞咽困难及构音障碍。肌张力在肢体扭转时增高，扭转停止时则转为正常或减低。

2. 梅热综合征（Meige's syndrome）　由法国 Henry Meige（1910）首先描述，又称特发性眼睑痉挛-口-下颌肌张力障碍综合征，以双眼睑痉挛和/或口面部肌对称性不规则痉挛性收缩为特征。

3. 手足徐动症　又称指划运动、易变性痉挛，是一种由不自主运动和异常姿势复合在一起的一种异常运动，以肌强直和手足发生缓慢不规则伸屈性运动为特征。手足徐动症可发生于上肢、下肢、头面部，以上肢远端和面部最为明显。上肢受累时，掌指关节过度伸展，诸指扭转，可呈"佛手"样的特殊姿势。下肢受累时，行走困难，诸趾扭转，踇趾自发性背屈。此外，患者还可出现舌头不断伸出和缩回、头部向左右来回扭动等各种奇怪的不自主动作。若咽肌受累，患者可发生吞咽困难和构音障碍。上述症状安静时减轻，睡眠时完全停止，精神紧张或随意动作时加重，多伴有智力的减退，无感觉障碍。

（马　萍）

本章小结

骨骼肌借助肌腱附着于骨，产生对骨的拉力，引起人体各环节的相对运动，是人体内力中最重要的主动力。骨骼肌的结构、收缩机制与力学特性是骨骼肌收缩牵引骨绕关节完成运动、维持人体正常姿势和完成日常生活中的各种运动形式的基本保证。骨骼肌的运动必须在神经系统的支配与控制下，完成对主动肌、拮抗肌与协同肌之间工作的协调作用。因此，各种影响骨骼肌收缩因素均可导致骨骼肌的运动障碍。通过本章内容的学习，在对骨骼肌的运动形式及力学变化基本原理认识基础上，将理论知识灵活地运用到实际工作中，对理解患者骨骼肌运动功能障碍产生的原因并善于分析评估影响骨骼肌收缩的因素和采取正确的康复治疗措施方法十分重要的。

扫一扫,测一测

思考题

1. 简述横桥理论与肌收缩的关系。
2. 简述骨骼肌收缩时前后负荷对长度-张力关系与张力-速度关系的变化,并说明与横桥的关系。

思路解析

笔记

第四章	关节运动

04章 PPT

学习目标

1. 掌握上下肢主要关节的运动轴、运动特点,关节肌的功能特点,运动学和静力学分析;足弓的分类及生物力学特性;脊柱的关节运动及主动肌与限制因素。

2. 熟悉上下肢主要关节的功能解剖;诸关节肌的拉力线同运动轴的关系;影响关节稳定性的因素;颈椎、胸椎、腰椎的各自特点。

3. 了解上下肢主要关节的动力学分析;脊柱关节运动的神经支配。

4. 能够对日常生活中常见的正常关节的运动、受力情况进行简单的静力学分析,帮助和指导健康人群进行健身锻炼,避免运动损伤的发生;能够对临床常见的异常关节的受力情况及损伤进行简单的运动学、力学分析,为临床及康复治疗奠定基础。

关节是连结人体各部分的环节,是人体运动的枢纽。它是传递负荷、保持能量、维持人体正常运动的重要器官。其形态结构及力学特点决定了关节运动的特点。关节运动是发生自关节内的关节面间的运动,与支配关节运动的运动肌及韧带组织的张力变化控制着关节运动的动态和静态稳定有关。运动神经损伤与关节形态结构的改变都会影响关节活动,导致关节运动功能障碍。

第一节 上肢关节运动

上肢主要在肩关节、肘关节和腕关节的参与下支持手完成精细的动作,所以上肢关节以灵活运动为主。下肢主要是在躯干、骨盆、髋关节、膝关节、踝关节、足及其上肢的参与下完成步行、跑、跳跃等动作,主要参与支持体重和运动以及维持身体的直立姿势,所以下肢关节以运动的稳定为主。在神经系统、骨骼肌或关节受到损伤后可以出现运动障碍。

一、肩关节

狭义的肩关节仅指盂肱关节,广义的肩关节是指由盂肱关节、胸锁关节、肩锁关节、肩峰下关节及肩胛骨与胸廓间结构等构成的肩关节复合体(图 4-1)。本文提及的肩关节指广义上的肩关节,其中有的结构并非具有真正的关节结构,但却具有关节样功能。肩关节周围附着的诸多韧带、肌和滑囊等组织,不仅是保证肩关节稳定性和运动灵活性的形态学基础,而且使其活动范围更大、功能更多,并能完成复杂而和谐的肩部运动。

(一)肩关节功能解剖

肩关节是人体活动度最大的关节,是由多个关节组成的复合体,其活动实际上是肩复合体之间的联合与协同运动。它连结躯干和上肢,与肘关节一起控制手在空间的位置。

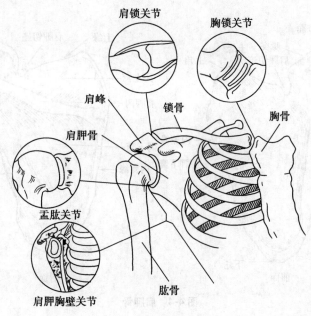

图 4-1 肩关节复合体

1. 骨与关节

（1）骨：肩关节复合体主要构成的骨有胸骨、锁骨、肩胛骨、肱骨近端、胸廓等结构。

1）胸骨：前凸后凹，包括柄、体、剑突三部分。胸骨柄两侧有锁切迹，表面覆盖椭圆形关节面；胸骨柄及胸骨体两侧有与肋软骨相对应的肋切迹（图 4-2）。

2）锁骨：形状近似 S 形。其内端粗大，为胸骨端，由关节面与胸骨柄相应结构构成胸锁关节；外端扁平，为肩峰端，有小关节面与肩胛骨肩峰端构成肩锁关节。锁骨将肩胛骨支撑于胸廓之外，以保证上肢的灵活性（图 4-3）。

3）肩胛骨：大致呈三角形，故有上角、下角、外侧角三个角。其中，下角在上肢运动中活动显著，体表可以观察和触摸到其活动，能帮助判断肩胛骨的运动情况。肩胛骨有三个缘，即上缘、内侧缘、外侧缘。内侧缘（脊柱缘）薄而锐利，当双侧手臂自然放松于体侧时，内侧缘平行于脊柱；外侧缘（腋缘）肥厚，从肩胛下角斜向肩胛外侧角；上缘短而薄，由肩胛上角至喙突为上缘（图 4-4）。

4）肱骨近端：肱骨头为肱骨近端朝向后内上方的半球形结构，与肩胛骨的关节盂构成关节。肱骨解剖颈把光滑的肱骨头和近端肱骨干分开（图 4-5）。

5）胸廓：由 12 块胸椎、12 对肋、1 块胸骨和它们之间的连接共同构成。它上窄下宽、前后扁平。胸廓有上下两个口和前、后、外侧壁。其中，后壁与肩胛骨间可形成肩胛胸壁关节（图 4-6）。

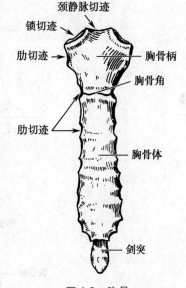

图 4-2 胸骨

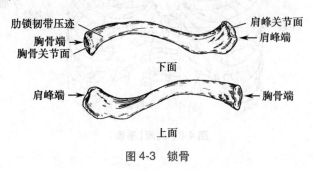

图 4-3 锁骨

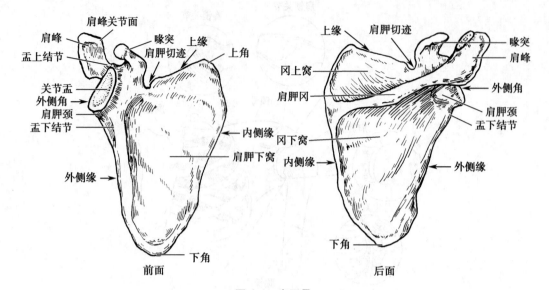

图 4-4 肩胛骨

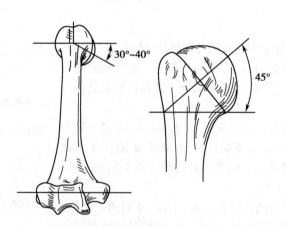

图 4-5 肱骨头

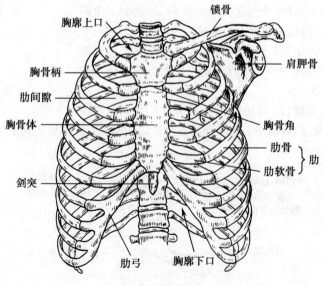

图 4-6 胸廓（前面）

（2）关节

1）盂肱关节：属球窝关节。肱骨近端形成约135°的弧形关节面（肱骨头轴与肱骨干长轴形成135°的夹角），表面覆盖透明软骨。因肱骨头的关节面向后内上方，故相对于冠状面，肱骨头向后旋转30°～40°，且向上和向内倾斜都是约45°，这样肱骨头关节面就可以直接面向关节盂（图4-7和图4-8）。肱骨头的关节面较大，关节盂关节面较小，仅为肱骨头关节面的1/3或1/4。这种骨结构形态增加了关节的运动幅度，减少了关节的稳定性。因此，肱骨头的运动幅度较大，但稳定性差。

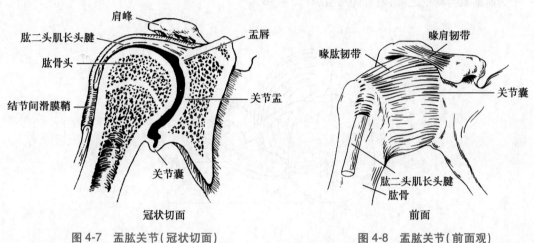

图 4-7　盂肱关节（冠状切面）　　　　图 4-8　盂肱关节（前面观）

肩胛骨关节盂关节面朝向前外，与肱骨头关节面相对应，盂窝内有透明软骨覆盖。关节盂周缘有纤维软骨环构成关节唇，加深了关节盂窝，起到稳定关节的作用。

盂肱关节囊薄而松弛且可扩张，附着于关节盂的周缘，上方将盂上结节包于囊内，下方附着于肱骨的解剖颈。关节囊的松弛及可扩张性可以使盂肱关节的活动度扩大，从而满足了肩关节灵活性的要求。同时，活动度扩大后易出现过度活动，导致其稳定性降低，使肩关节脱位风险增高。关节囊的滑膜层包裹肱二头肌长头腱，并随同该肌腱一起突出于纤维层外，位于结节间沟内，形成肱二头肌长头腱腱鞘。

盂肱关节周围的韧带少且弱，主要是盂肱韧带（关节盂至肱骨）和喙肱韧带（喙突至肱骨大结节），分布在盂肱关节囊前面，增加盂肱关节的稳定性。其中，盂肱韧带又分为盂肱上、中、下韧带，在盂肱关节囊前形成Z形。盂肱上韧带在盂肱关节全范围内收或肱骨头向下向后移位时拉紧，起到稳定的作用；盂肱中韧带提供了盂肱关节前方的稳定，限制肱骨向前移位和向外旋转；盂肱下韧带在肩关节外展90°时拉紧，为盂肱关节在此位置的前后方向运动稳定起到了重要作用，外展时限制了肩关节的外旋和内旋。

2）肩锁关节：属平面关节，可做各方向的微动运动。肩锁关节的关节盘形状存在变异，甚至缺如。

肩锁关节稳定靠下列装置维持：关节囊及其加厚部分形成的肩锁韧带、三角肌、斜方肌的腱性部分及喙锁韧带的斜方韧带、锥状韧带。喙锁韧带朝内下，可以防止肩胛骨向内过度活动。当锁骨旋转活动时，此韧带延长。上肢外展时，喙锁韧带可适应肩锁关节活动20°范围的功能。喙锁韧带是稳定肩关节的重要结构。

虽有上述结构及韧带保护，但由于肩锁关节关节面自身特点，缺乏关节面对合的内在互锁限制，故肩锁关节极不稳定，加之周围韧带薄弱而容易脱位。当肩锁关节脱位进行手术整复时，喙锁韧带应该修复。完全脱位时，除修补喙锁韧带外，同时还要修补关节囊、筋膜及肌组织，适当处置撕裂的关节盘。

3）胸锁关节：是上肢骨与躯干骨连结的唯一关节，属鞍状关节，关节腔内有一近似圆形的关节盘，将关节腔分为内下和外上两部分，起到稳定和减震作用。胸锁关节可做各个方向的微动运动，主要是锁骨外侧端的上提、下降和前后运动，此外尚能做轻微的旋转运动。关节囊附着于关节的周围，前后面较薄，上下面略厚，周围有胸锁前韧带、胸锁后韧带、锁骨间韧带和肋锁韧带加强。

4）肩胛胸壁关节（scapulothoracic joint）：不是一个真正解剖学概念的关节，因为它没有关节软骨，不具备关节的基本结构，仅是肩胛骨的前面和胸廓的后外侧面之间的一个衔接面，是一个潜在的间隙，但在功能上应视为肩胛骨与胸壁结合的功能关节。肩胛骨在冠状面上的偏斜角约为30°（图4-9A）。

肩胛下肌起自肩胛下窝紧贴并覆盖肩胛骨内侧面，止于肱骨小结节。前锯肌起自胸壁侧壁向内上止于肩胛内缘和下角。故此间隙又被前锯肌分为两个间隙：一个位于肩胛下肌及前锯肌之间，是腋窝的直接延续，该处充填疏松结缔组织，内有肩胛下动静脉、肩胛下神经及胸背神经干在此间隙通过；另一个为前锯肌与胸壁之间，内有蜂窝组织（图4-9B）。

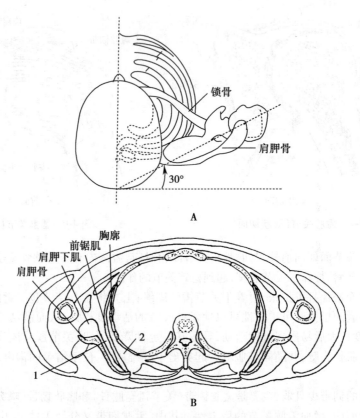

锁骨

肩胛骨

30°

A

胸廓

前锯肌

肩胛下肌

肩胛骨

2

1

B

1. 肩胛下肌与前锯肌间隙；2. 前锯肌与胸壁间隙。

图4-9　肩胛骨与肩胛胸壁关节（上面观）
A. 肩胛骨；B. 肩胛胸壁关节。

5）肩峰下关节（subacromial joint）：是肱骨头上方与肩胛骨喙突和肩峰穹之间的前窄后宽的间隙，参与肩关节活动，构成肩关节复合体的一部分（图4-10）。上臂上举时，肩峰下关节防止肱骨头向上脱位。肩峰下关节内有冈上肌腱、肱二头肌长头腱等通过，间隙底部为肱骨头，顶部为喙突、肩峰及连接两者的喙肩韧带构成的喙肩穹。喙肩穹可以从前、上、后三面保护肩袖和肱骨头免遭直接损伤。但是正是由于这种解剖结构关系，在肩关节外展活动时使夹在喙肩穹与肱骨头之间的组织容易遭受磨损和撞击，产生慢性肩关节疼痛综合征。其中，冈上肌肌腱及其肩峰下滑囊是最容易被撞击损伤的部位。

2. 肩关节的辅助结构　滑囊是关节的特殊附属结构，肩关节有8个独立的滑囊，其中一些滑囊直接是盂肱关节腔的延伸，如肩胛下滑囊和肱二头肌滑囊（鞘），而其他的滑囊是独立的结构。这些滑囊在肌腱、关节囊、骨、肌、韧带或肌群之间起着润滑作用。有2个重要的滑囊位于肱骨头的上方，即肩峰下滑囊和三角肌滑囊。肩

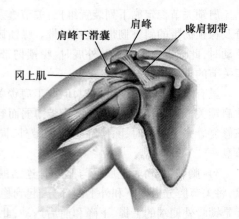

肩峰

喙肩韧带

肩峰下滑囊

冈上肌

图4-10　肩峰下关节（前面观）

笔记

峰下滑囊位于肩峰下间隙的冈上肌之上、肩峰之下,保护着柔软且易受伤的冈上肌肌腱从坚强的肩峰下穿过。三角肌滑囊位于肩峰下滑囊的外侧,是肩峰下滑囊的延伸,能减少三角肌和冈上肌肌腱与肱骨头之间的摩擦力。

（二）肩关节运动学

肩关节复合体中最近端的关节是胸锁关节,其功能就像一个机械性的杠杆或支撑器,使肩胛骨与躯干保持恒定的距离。锁骨的外侧端为肩锁关节,关节和其相关的韧带把锁骨牢牢固定在肩胛骨上。肩胛骨为盂肱关节的运动提供了一个平面。肩关节复合体的运动是一系列关节的活动,是所有关节的运动组合。

1. 肩胛骨运动　肩胛骨可做外展、内收、上旋、下旋、上升和下降运动（图4-11和表4-1）,即侧向、旋转、垂直三个方向上的运动。

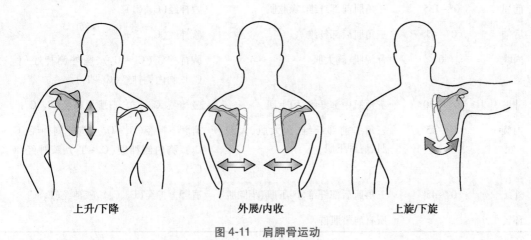

| 上升/下降 | 外展/内收 | 上旋/下旋 |

图4-11　肩胛骨运动

表4-1　肩胛运动与肌群

功能活动	正常范围	主动肌	神经支配
外展	肩胛下角距身体中线的移动距离	前锯肌	胸长神经（$C_5 \sim C_7$）
内收	10~12cm	菱形肌	肩胛背神经（$C_4 \sim C_5$）
		斜方肌	副神经
上旋	0°~60°	斜方肌	副神经
		前锯肌	胸长神经（$C_5 \sim C_7$）
下旋		肩胛提肌	肩胛背神经（$C_4 \sim C_5$）
		菱形肌	肩胛背神经（$C_4 \sim C_5$）
上升	肩胛下角的上下移动距离	斜方肌上部纤维	副神经
		肩胛提肌	肩胛背神经（$C_4 \sim C_5$）
下降	10~12cm	斜方肌下部纤维	副神经

（1）外展和内收运动:肩胛骨的外展运动即躯干直立位,固定躯干,肩胛尽量往前伸（含胸动作）,肩胛骨的内侧缘沿着胸廓向外前方的滑动;内收运动即肩胛骨尽量向后缩（扩胸动作）,肩胛骨的内侧缘沿着胸廓向后内方的滑动,向脊柱靠拢。外展和内收的活动范围以肩胛下角距身体中线的距离标记。肩胛骨外展的力通过盂肱关节产生向前推物体的作用力,如果一个人的前锯肌无力,则很难完成向前推物体的动作。内收的动作是用上肢拖物体动作中的一部分,如拉弓、爬墙动作。

（2）上旋和下旋运动:即肩胛骨上部保持不动而肩胛下角向外上方旋转;相反的回复动作为下旋运动,即肩胛下角向内下方旋转。上旋和下旋的活动范围也以肩胛下角距身体中线的距离标记。上旋运动,如上肢向上外展动作。下旋运动,如上肢向上外展后放下的返回过程。在肩关节外展和屈的动作中,要有肩胛骨参与旋转运动。

(3) 上升运动:躯干直立位,肩胛骨在胸部表面向上滑动,如耸肩。

(4) 下降运动:躯干直立位,在肩胛骨抬高的位置向下滑动,即肩胛骨在胸部表面向下滑动。如一个不能用手支撑及肘关节不能屈伸的瘫痪患者坐在轮椅上,其可利用肘部后方撑住轮椅扶手使臀部离开座椅以缓解坐骨结节的压力或疼痛,就是利用肩胛下降动作完成的。

2. 盂肱关节运动　盂肱关节为球窝关节或万向关节,有 3 个自由度,可做屈伸、内收、外展、内旋、外旋及环转运动。其中,屈伸运动可分为前屈和后伸、水平屈和水平伸运动(表 4-2)。

表 4-2　盂肱关节运动与肌群

功能活动	正常范围	主动肌	神经支配
前屈	$0°\sim135°$	三角肌前部纤维、喙肱肌	腋神经(C_5、C_6)
后伸	$0°\sim45°$	三角肌后部纤维	腋神经(C_5、C_6)
内收	$0°$	背阔肌、胸大肌	胸背神经($C_6\sim C_8$)、胸外侧神经($C_5\sim C_7$)、胸内侧神经($C_8\sim T_1$)
外展	$0°\sim120°$	三角肌中部纤维、冈上肌	腋神经(C_5、C_6)、肩胛上神经(C_5、C_6)
内旋	$0°\sim45°$	三角肌前部纤维、胸大肌、大圆肌、肩胛下肌	肩胛下神经($C_5\sim C_7$)、胸外侧神经($C_5\sim C_7$)、胸内侧神经($C_8\sim T_1$)、腋神经(C_5、C_6)
外旋	$0°\sim45°$	三角肌后部纤维、冈下肌、小圆肌	肩胛上神经(C_5、C_6)、腋神经(C_5、C_6)
环转		所有肩带肌群	

(1) 屈伸运动:屈伸一般有两种表达方法,一种是矢状面上的前屈、后伸运动,另一种是水平面上的水平屈(水平位前屈)、水平伸(水平位后伸)运动。

1) 前屈和后伸运动:中立位为上肢自然下垂,上肢以肩关节为中心,发生在矢状面上的屈伸活动。一般盂肱关节前屈范围 $0°\sim135°$,水平位后伸范围 $0°\sim45°$(图 4-12)。但在其他关节参与下,肩关节复合体前屈范围可达到 $0°\sim180°$(图 4-13A)。

2) 肩关节复合体水平屈伸运动:以肩关节水平外展 $90°$ 肘关节伸直,掌心向下时为中立位,上肢以肩关节为中心,发生在水平面上的屈伸活动。一般水平位前屈范围 $0°\sim135°$,水平位后伸范围 $0°\sim$

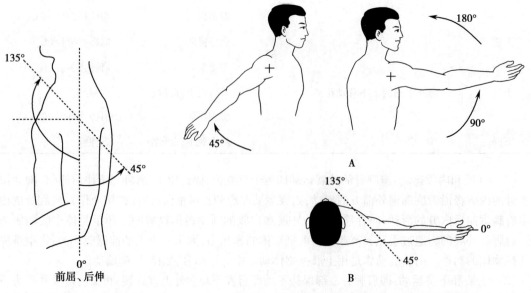

图 4-12　盂肱关节屈伸运动

图 4-13　肩关节复合体屈伸运动及水平屈伸运动
A. 屈伸运动;B. 水平屈伸运动。

45°(图4-13B)。

（2）外展和内收运动：中立位为上肢自然下垂，掌心向内贴于体侧，发生在冠状面上的运动。正常的盂肱关节大约外展范围0°~120°；因为胸廓的阻挡，解剖位的内收为0°，一般临床上说的内收为肩关节内收伴前屈，即肩关节复合体的活动，范围通常为0°~45°。在其他关节参与下，肩关节复合体外展范围为可达0°~180°，此时肩关节全范围外展需要肩胛60°的上旋，故肩关节可外展180°（图4-14）。

（3）内旋和外旋运动：一般是指上肢自然下垂、屈肘90°的中立位时，在水平面上的以肱骨长轴为旋转轴的旋转，也称中立位旋转。因为在解剖位置上，此时肱骨紧贴于胸壁，内旋范围0°~45°和外旋范围0°~45°（图4-15）。一般临床上说的内旋范围0°~90°甚至0°~110°，外旋0°~80°，严格意义上是肩关节复合体的内旋、外旋范围。内旋范围0°~90°是在解剖位基础上同时合并肩关节轻度前屈以及肩胛的外展共同完成的，是肩关节复合体协同达到的，可以使手到达躯干的前侧完成相应的动作。同样，所说的最大内旋可达110°是在前臂背侧接触到躯干后侧时的体位，此时是同时合并肩关节轻度后伸才可达到的，这种活动可以使手放到背后，而且可以做后方臀部的卫生动作。肩关节外旋要达到80°，此时多伴有肩胛的内收活动。

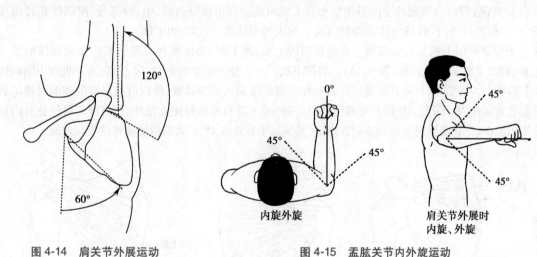

图4-14 肩关节外展运动　　　　　图4-15 盂肱关节内外旋运动

其他的测量方法测量盂肱关节内、外旋角度，如肩关节外展90°或肩关节屈曲90°时测量肱骨长轴上盂肱关节的旋转范围等。

（4）环转运动：以肩胛骨关节盂为轴，上臂做圆周运动，全臂运动面呈圆锥形，正常运动范围0°~360°。

因此，从上述盂肱关节屈伸、内收和外展、内外旋及环转运动可以看出，盂肱关节为全身最灵活的球窝关节。其灵活性的运动功能是建立在以肱骨头与关节窝的面积差异大、关节囊薄而松弛等结构基础之上。当盂肱关节运动到特定角度时，需肩胛骨和锁骨的参与，体现了肩关节复合体的重要功能。肩关节复合体的活动范围参见表4-3。

表4-3 肩关节复合体的活动范围

功能活动	正常范围	功能活动	正常范围
前屈（上举）	0°~180°	外展（外展上举）	0°~180°
后伸	0°~60°	内收	0°~45°
水平屈	0°~135°	内旋	0°~110°
水平伸	0°~45°	外旋	0°~80°

3. 胸锁关节运动　常伴随锁骨、肩胛骨一起活动，可以伴随肩关节的运动而横向旋转约30°，这种运动仅发生在肩关节屈曲和外展超过90°时，是对整个肩胛骨、肱骨和锁骨一起复合运动提供必要的辅助，特别是在肩关节完成大幅度功能运动时。

4. 肩胛胸壁关节运动　为了控制上肢能维持在功能位,肩胛胸壁关节的运动靠三角肌张力维持,允许三角肌此时提供最佳的收缩力。随着上肢外展活动超过约90°,盂肱关节接触面积减少,导致盂肱关节稳定性降低,且肩峰下间隙明显减小,导致肩峰下肌腱、滑囊等组织撞击和挤压增加,故肩胛骨外旋,从而维持盂肱关节的稳定性和减轻肩峰下肌腱、滑囊等组织的撞击。上肢充分外展或屈曲时,肩胛骨外旋是由于斜方肌上部纤维、肩胛提肌与前锯肌伴随着拮抗的斜方肌下部纤维收缩所致。

5. 肩肱节律(scapulohumeral rhythm)　是指肩胛骨与肱骨运动的比例。如上举动作(盂肱关节屈曲和外展)主要由盂肱关节和肩胛胸壁关节共同完成。当上臂在外展30°和屈曲60°前主要是发生在盂肱关节;当上臂在此基础上继续外展或屈曲时,肩胛胸壁关节开始参与,且与盂肱关节成1:2的比例运动,即上臂再上举30°时,其中10°由肩胛胸壁关节运动提供,另外20°由盂肱关节运动提供。

(三) 肩关节动力学

肩关节周围有很多肌群经过并作用于肩部不同结构,从而使肩关节产生运动并为其提供了稳定性。动态稳定性有多种机制,主要包括:①被动的肌张力;②收缩肌的屏蔽效应(是指肌收缩和引发的被动张力);③韧带限制的关节运动产生的压缩力;④朝向关节盂中心的关节力量方向的改变。

1. 肩关节各部位肌动力

(1) 肩部肌群:肩部最外层由三角肌和胸大肌组成。三角肌分为前、中、后部分,前部使肱骨屈和外旋,中部使肱骨外展,后部使肱骨伸和内旋。胸大肌可使肱骨内收和内旋。

位于肩部外层下的是肩袖肌群。肩袖是指冈上肌、冈下肌、小圆肌和肩胛下肌等在肩部像袖子一样包裹肩部,又称肩胛旋转袖(图4-16)。肩胛下肌位于盂肱关节囊的前方,冈上肌、冈下肌和小圆肌位于关节囊的上方和后方,与关节囊紧贴且尚有许多腱纤维编入关节囊壁,所以肩袖肌群的收缩对稳定肩关节起着重要作用。冈上肌协同三角肌使肱骨外展,冈下肌和小圆肌使肱骨外旋,肩胛下肌使肱骨内旋并连同盂肱中、下韧带维持盂肱关节前方稳定,尤其是手臂外展45°时大圆肌使肱骨内收与内旋。

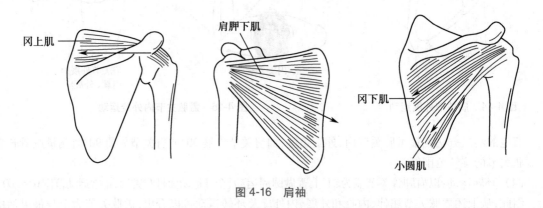

图4-16　肩袖

肱二头肌也参与肩部运动,使上臂上举,并通过肱二头肌长头腱压低肱骨头,起到维持盂肱关节的稳定作用。

(2) 背部肌群:参与肩胛骨运动的背部肌群中,浅层的斜方肌使肩胛骨上升、内收和上旋,背阔肌使肱骨后伸、内收和内旋。深层的肩胛提肌使肩胛骨上升和下旋,菱形肌使肩胛骨内收和下旋,上述两个肌协助前锯肌固定肩胛骨于躯干上。

(3) 其他参与肩关节运动的肌:还有胸小肌、锁骨下肌和肱二头肌等。胸小肌起固定肩胛骨的作用;锁骨下肌有使锁骨和肩胛带(主要由肩胛骨和锁骨等结构组成)下降的作用。

2. 肩关节复合体整体肌动力　肩部每一个动作都与多关节运动以及肌群整体协同作用相关。由于肩部有多个关节,且有些肌群可跨越多个不同关节,产生不同的力和运动。同时,肢体的不同体位也会引起关节及肌群之间的关系变化,从而改变肌群对关节的作用,相关的力或运动也会发生改变。

在肩关节中,最主要的是盂肱关节。因为盂肱关节的骨结构稳定度不高,故某块肌(主动肌)产生的力需要同时激活拮抗肌,以保证不使肩关节脱位,从而使肩关节保持稳定。主动肌和拮抗肌的这种关系被看作力偶。力偶对物体产生转动效应,故类似力偶的主动肌和拮抗肌之间的不平衡引起相对运动,扭矩大小以及所产生的相关角速度取决于两块肌或肌群的相对活性。相关肌的力量取决于兴奋肌的横截面积以及其兴奋时的位置。

（1）外展：肩关节在外展的时候，三角肌和冈上肌协同收缩使肱骨头向上运动，然而此时的肩袖（除冈上肌外的冈下肌、小圆肌和肩胛下肌）则提供相反的拮抗肌群做功来对抗肱骨头的半脱位。

电生理研究显示，冈上肌和三角肌的协同收缩随肩关节外展活动度变化而作用不一。冈上肌在肩关节外展的启动阶段起主要作用。随着肩关节外展角度的增加，冈上肌的肌力增高很快，约外展到75°左右时，不仅起到上肢外展和抬高肱骨头的作用，而且控制肱骨头在关节盂里。此时，三角肌的动力臂也在增加。当上肢外展到一定的角度时，三角肌在垂直方向的力降低。肩袖（除冈上肌外的冈下肌、小圆肌和肩胛下肌）在肩关节外展约45°左右时（小圆肌收缩的角度稍大，约55°）收缩做功，使肱骨头向下且控制肱骨头在关节盂里，平衡冈上肌的收缩，减轻肩峰下撞击的程度，从而控制盂肱关节的稳定（图4-17）。

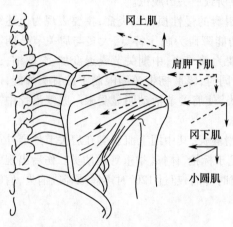

图4-17 肩关节外展时肩袖的相互关系（后面观）

冈上肌
肩胛下肌
冈下肌
小圆肌

假如选择性地麻痹腋神经（导致三角肌瘫痪），外展时明显功能异常。同样，选择性地麻痹肩胛上神经（导致冈上肌瘫痪），肩关节外展也出现功能异常。支配两块肌的神经同时麻痹，则会导致肩关节外展和肱骨头上提功能障碍。

（2）内收：是外展的反方向动作，包括了肱骨内收、肩胛骨下旋和锁骨旋前。主要参与内收的是胸大肌、大圆肌和背阔肌。

（3）外旋：肩关节外旋的原动肌是冈下肌，随着肩关节外旋活动度的改变，三角肌的后部纤维和小圆肌也参与肩关节的外旋。电生理研究显示，随着肩关节外展角度的增加，冈下肌收缩的同时肩胛下肌也参与收缩，但是冈下肌的收缩是肱骨外旋主要动力。此时，肩胛下肌作为拮抗肌同时收缩，防止肩关节因过度外旋而向前移位。

（4）内旋：肩关节内旋肌包括肩胛下肌、胸大肌、背阔肌和大圆肌。肩胛下肌在整个内旋的活动范围内随着肩关节外展的增加，收缩的强度会降低。胸大肌和背阔肌也是如此。当肩关节处于外展位时内旋，三角肌的后部和中部纤维协同参与离心收缩。

（5）屈：主要参与肩关节前屈动作的是三角肌前部和胸大肌锁骨部。

（6）伸和过伸：与屈相反动作的伸主要由三角肌后部、背阔肌、大圆肌和胸大肌胸骨部完成。而起于中立位向后的过伸动作则主要由三角肌后部和背阔肌完成。

（7）水平内收和外展：在肩关节被置于前屈或外展90°时，肱骨向内带动肩胛骨外展，完成水平内收动作；肩胛骨内收，肱骨向外，完成水平外展动作。水平内收的原动肌是胸大肌和三角肌前部纤维，而水平外展的原动肌是三角肌后部纤维、冈下肌和小圆肌。

3. 盂肱关节的负荷 在肩关节复合体中，盂肱关节被认为是承受应力的主要关节。因为肩关节复合体在不同运动中所受到的力较复杂，计算施加于盂肱关节的力较为困难，但仍可以通过简化的假设估计力的大小。如通过实验测出，体重为80kg的男性，当上肢不持重物保持外展90°时，上肢的重力约为体重的5%，盂肱关节的压力约为体重的一半；当手部加2kg的重物时（约为体重的2.5%），上肢外展90°时，盂肱关节的压力与体重相当。

（四）肩关节与运动障碍

肩关节是人体关节中运动范围最大和最灵活的关节，上肢又是人在社会生活之中活动最多的器官，极易受到外界伤害，导致骨折、脱位、损伤等，影响肩关节功能。

1. 锁骨骨折 多为间接暴力导致，侧方跌倒肩部着地或前方以手或肘部着地，力传导至锁骨发生骨质断裂。儿童常常为青枝骨折，成人多为粉碎骨折，好发于锁骨中外1/3。锁骨骨折时，连续性发生中断，失去了对肩胛骨的支撑，导致肩关节运动障碍。其中，锁骨近端骨折端因受胸锁乳突肌的牵拉而向后上方移位，远端骨折端因肢体重量作用及胸大肌、胸小肌及肩胛下肌等的牵拉向前下方移位，并由于上述肌的牵拉与锁骨下肌的牵拉，向内侧重叠移位。患者头偏向患侧，以减轻胸锁乳突肌的牵拉作用，同时用健侧手拖住患侧前臂及肘部，以减少患肢重量牵拉引起的骨折断端移位而导致的疼痛。

2. **肩锁关节脱位** 多为直接或间接暴力引起,以直接暴力多见。肩峰上受到打击,使肩峰与肩胛骨下降,导致肩锁韧带和喙锁韧带破裂或撕脱,锁骨远端向上弹起,肩锁关节失去正常对合关系,导致肩关节功能障碍。如果暴力过大,将会使附着于锁骨上的斜方肌和三角肌止点处肌纤维破裂。另有一种间接暴力,跌倒时肩部与肘部均处于90°屈曲位置,此时肱骨头顶住肩胛盂与肩峰,向后方传导的暴力可以使肩锁韧带和喙锁韧带破裂,导致锁骨外端向上移位,失去了与肩峰的对合关系,局部肿胀、隆起、压痛,隆起部用力按压有弹性感觉,肩部活动受限。

3. **肩关节半脱位** 多见于偏瘫患者,又称不整齐肩。主要病因为冈上肌及三角肌后部为主的肩关节周围肌张力低下,其他病因有肩关节囊及韧带的松弛、破坏及长期牵拉所致的延长,肩胛骨周围肌的瘫痪、痉挛及脊柱直立肌的影响等所致的肩胛骨下旋,以偏瘫患者坐位几周后多见。偏瘫患者初期康复治疗中应防止患侧上肢下垂的重力作用或人为牵拉所致肩关节脱位。

4. **粘连性肩关节周围炎** 是指肩关节周围肌、肌腱、滑囊的慢性损伤性炎症,主要表现为上述结构的增生、粗糙及关节内外粘连,以肩关节活动时疼痛、功能障碍为临床特点,大多与肩关节长期制动、软组织退变等因素有关。其早期以粘连为主,病变主要为关节囊,中期关节囊退变加重、挛缩,此外关节周围组织也相继累及,滑膜充血与组织缺乏弹性。同时,喙肱韧带挛缩限制了肱骨头外旋,冈上肌、冈下肌与肩胛下肌挛缩,加之肱二头肌长头腱腱鞘炎,使肩关节活动明显受限。康复治疗中需加强肩胛带肌群和韧带等牵拉训练,或辅以物理因子治疗。

5. **肩袖损伤** 是指肩袖肌腱的损伤及继发的肩峰下滑囊炎,其中冈上肌肌腱在肩关节外展外旋或内旋时易受肩峰与肱骨头挤压而受损、变性及断裂,多见于标枪、体操、举重等运动员。伤后出现明显的疼痛弧征阳性,即肩关节主动或被动外展至60°~120°时疼痛,超过120°时疼痛减轻或消失,肩峰外缘压痛,肱骨大结节压痛。

二、肘关节

肘关节的主要功能是连接肩、腕、手,协助手在空间位置的摆放。

(一)肘关节的功能解剖

1. **骨** 构成肘关节的骨由肱骨、尺骨和桡骨组成。

(1) 肱骨:远端被肱骨滑车分为内、外两个部分,肱骨滑车关节面内旋(水平面)3°~8°,且形成外翻(滑车关节面与肱骨长轴的角度)94°~98°,肱骨远端与肱骨长轴的角度(矢状面)约30°(图4-18)。肱骨远端前面为冠状窝,后方为鹰嘴窝。内上髁比较突出,是腕和手屈肌群、前臂旋前肌群与尺侧副韧带的起点。外上髁是腕和手伸肌群、前臂旋后肌群和肱桡肌的起点。

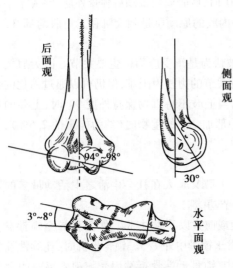

图 4-18 肱骨远端

(2) 尺骨:近端关节面是肱骨滑车切迹,且关节面相对于尺骨长轴成30°(矢状面)。此角度和肱骨远端与肱骨长轴的角度(矢状面)约30°相吻合,起到稳定和能使肘关节完成充分伸展的作用。尺骨冠状突外侧形成切迹,与部分桡骨小头构成尺桡近端关节(图4-19)。

(3) 桡骨:桡骨颈与桡骨的长轴在矢状面上成角约15°。桡骨小头成圆盘形,前臂旋前时绕尺骨旋转,且向近端移位1~2mm。

肘关节屈曲成90°,肱骨内、外上髁和尺骨鹰嘴三点构成等腰三角形,称肘后三角。三角的尖指向远端。当肘关节伸直时,上述三点成一条直线。

2. **关节** 肘关节由肱骨远端、尺骨近端和桡骨近端三块骨组成肱尺关节、肱桡关节和尺桡近端关节。

(1) 肱尺关节:肱骨滑车与尺骨半月切迹构成肱尺关节,属于铰链关节,是肘关节的主体部分。

(2) 肱桡关节:肱骨小头与桡骨头凹构成肱桡关节,属球窝关节。

(3) 尺桡近端关节:桡骨头环状关节面与尺骨的桡骨切迹构成尺桡近端关节,属车轴关节。

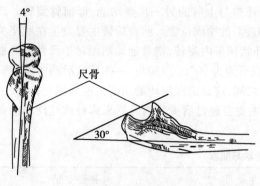

图 4-19 尺骨近端

3. 关节囊　肘关节关节囊共同包裹着肱尺关节、肱桡关节和尺桡近端关节,且附着于各关节面附近的骨面上,肱骨内、外上髁均位于关节囊外。关节囊前后松弛薄弱,两侧紧张增厚形成侧副韧带。

4. 韧带　肘关节韧带主要包括尺侧副韧带、桡侧副韧带、桡骨环状韧带等。

(1) 尺侧副韧带:呈三角形,起自肱骨内上髁,呈放射状止于尺骨半月切迹的边缘。尺侧副韧带由前束、后束和横韧带三个部分组成。前束在肘关节伸展时紧张,后束在肘关节屈曲时紧张。肘关节外翻的稳定性主要靠尺侧副韧带。

(2) 桡侧副韧带:起于肱骨外侧髁,止于桡骨头环状韧带及尺骨冠状突外下方。肘关节内翻的稳定性不完全靠桡侧副韧带。研究显示,肘关节屈曲时内翻的稳定性主要靠肘关节前面的关节囊,而桡侧副韧带只提供约9%的功能。在伸肘时,内翻稳定主要靠肘关节前面的关节囊和尺侧副韧带的前束。

(3) 桡骨环状韧带:附着于尺骨的桡骨切迹前后缘,此韧带同切迹一起形成一个漏斗形的骨纤维环,包裹大部分桡骨小头,起防止桡骨小头脱位的作用。婴幼儿时期,由于肌力量发育比较慢,所以在被动伸肘牵拉时容易出现桡骨小头脱位(图 4-20)。

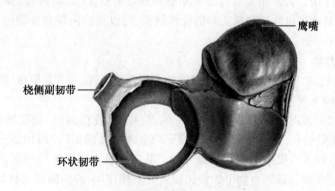

图 4-20　桡侧副韧带和环状韧带(上面观)

5. 肘窝　位于肘关节前方的三角形软组织区域,其上方的底边为连接肱骨内上髁和外上髁的假想线,内侧边为旋前圆肌走向,外侧边为肱桡肌走向。肘窝的内容包括肱二头肌腱、肱动脉及其分支、桡动脉、尺动脉、肱静脉、正中神经和桡神经的一部分。

6. 提携角(carrying angle)　是指人体解剖位时肱骨长轴方向与尺骨长轴方向的夹角,正常情况下约 10°~15°(图 4-21)。儿童的提携角要小于成人,男性的提携角要小于女性。提携角的作用是避免上肢摆动时和下肢有碰撞,特别是在伸肘提重物时。

(二) 肘关节运动学

1. 肘关节的屈伸运动　肘关节的屈和伸发生在肱尺关节和肱桡关节。以肘关节完全伸直为中立位,肘关节有下列活动范围:

(1) 屈:肘关节的最大屈曲活动范围一般为 0°~145°,而大部分日常生活中的肘关节活动仅使用了 30°~130°之间的运动弧度,这通常称为功能弧度。因此,肘关节运动范围轻度受限时功能弧度仍然存在,故对上肢的活动范围影响不大。

(2) 伸(过伸):过伸动作主要发生在上肢支撑的时候。过伸一般范围为 0°~10°。支撑负重时,肘关节靠骨性支撑和周围韧带及关节囊的张力来维持肘关节稳定性,此时伸肘肌群不参与收缩。

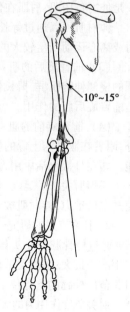

图 4-21　提携角

2. 参与前臂旋转运动 肘关节除可屈伸活动外,还参与上肢的另一重要功能,即前臂旋转。此时,前臂旋转的中立位是"拇指向上"位,即完全旋前和旋后的中间位置。前臂旋转主要发生在肱桡关节和近端尺桡关节。前臂旋转时,桡骨小头在桡骨头环状韧带内旋转,桡骨远端则相对于尺骨远端桡骨切迹旋转(表4-4)。平均而言,前臂旋前约为90°,旋后约为90°,共180°。一些日常活动所需前臂旋转的角度仅有约100°,即在旋前约50°至旋后约50°之间,这是前臂旋转的功能弧度。因此,当失去前臂旋转弧末端的40°时,仍能进行许多日常活动,这主要是通过肩关节内外旋来弥补或代偿因前臂内外旋障碍导致的上肢活动范围受限。

表 4-4 肘关节运动与肌群

功能活动	正常范围	主动肌	神经支配
屈	0°~145°	肱二头肌、肱肌	肌皮神经($C_5 \sim C_7$)
伸(过伸)	0°~10°	肱三头肌、肘肌	桡神经($C_5 \sim T_1$)
前臂旋前	0°~90°	旋前圆肌、旋前方肌	正中神经($C_6 \sim T_1$)
前臂旋后	0°~90°	旋后肌、肱二头肌	桡神经($C_5 \sim T_1$)
			正中神经($C_6 \sim T1$)

3. 肘关节稳定性 主要来自跨过肘关节的肌群、韧带和关节囊的张力。肌群提供动态的稳定,即在肌群放松时起稳定作用。韧带和关节囊提供动态和静态的稳定,尤其是内侧副韧带阻止肘外翻的稳定作用最为重要。其他稳定性还包括关节的骨性结构,可以抵抗内翻和外翻的应力。伸肘时,肘关节的稳定性最好。

（三）肘关节动力学

1. 肘关节周围肌组织 肘关节能够完成屈伸并参与前臂旋转,关节是枢纽,原动力是肘关节周围的肌组织及相关的神经支配。

（1）屈肘肌:主要的屈肘肌包括肱肌、肱二头肌、肱桡肌、旋前圆肌、桡侧腕屈肌。其中,最为主要、力量最大的屈肘肌是肱肌,主要原因是肱肌的平均生理横截面积(该面积是通过肌的体积除以长度获得)是跨越肘关节的所有肌中横截面积最大的。肱二头肌主要是维持屈肘前臂中立位及旋后作用;肱桡肌主要在快速屈肘和提取重物下的慢速屈肘时发挥作用;旋前圆肌及桡侧腕屈肌虽主要功能不是屈肘关节,但可与其他肌协同产生瞬时的屈肘力臂,所以也属于屈肘肌。

屈肘肌可以完成如牵拉、提举、进食、梳理头发等重要的日常生活活动。

（2）伸肘肌:主要的伸肘肌是肱三头肌、肘肌。肱三头肌的内侧头是主要的伸肘肌,外侧头和长头是伸肘备用肌;肘肌在伸肘开始时较为活跃,并起到维持肘关节伸展状态的作用。

伸肘肌可以通过等长收缩或非常低速的离心收缩来稳定屈曲时的肘关节,也可以通过高速向心力或离心运动产生较大的伸肌力矩来完成如掷球、从较低椅子上撑起、迅速推开一扇门等动作。

（3）前臂旋后的肌:主要是旋后肌和肱二头肌。其中,旋后肌起于肱骨外上髁。附着在肱骨外上髁的桡侧伸腕肌群、拇长伸肌、示指伸肌也具有一定的旋后功能。如在日常生活中用力拧紧螺丝钉就是前臂旋后肌的作用。

（4）前臂旋前的肌:主要是旋前圆肌和旋前方肌。其中,旋前圆肌一部分起于肱骨内上髁。此外,附着在肱骨内上髁的桡侧屈腕肌和掌长肌也有旋后功能。另外,肱桡肌在旋后位时可具有旋后功能。如在日常生活中用力投掷棒球等就是前臂旋前肌的作用。

任何肘关节的运动,包括维持某一位置姿势,都是上述肌协同作用的结果。如屈肘时,屈肘肌收缩是主要动力,伸肘肌被动牵拉并保持一定张力,维持肘关节的稳定性。

2. 肘关节力的研究 相关研究显示,如完整的尸体前臂,43%的纵向力通过尺骨滑车关节传递,57%通过桡骨肱骨小头传递;在紧张的举重时,尺肱关节合力是体重的1~3倍;屈肘开始阶段肘关节产生的力最大;随肘关节由伸到屈,肱尺接触面逐渐增加,桡骨头与肱骨小头之间接触面也随之增加;肘关节内外翻的支点位于滑车外侧面中心等。

肘关节反作用力的大小(手持或不持有重物时)也可以通过简单的假设并应用共面力自由体技术来计算获得数值,从而评估肘关节静态或动态条件下的关节反作用力。假设屈肘90°,前臂质量2kg产生重力 20N,空手时计算得出此时屈肌力为 52N,作用于肘关节的反作用力为 32N;当手持 1kg 重物时,所需屈肌力为 112N,肘关节反作用力大于 2 倍,达到 82N。因此,在手上的小负荷即可显著提高反作用力。

（四）肘关节与运动障碍

1. 肱骨髁上骨折 肘部骨折中最常见的是肱骨髁上骨折,即肱骨干与肱骨髁交界处的骨折。多见 10 岁以下儿童,多为间接暴力所致。根据受伤时体位不同分为伸直型和屈曲型。伸直型受伤的机制多为跌倒时肘关节处于半屈或伸直位,手掌着地,暴力经前臂向上传递,身体向前倾斜,由上向下产生剪式应力,使肱骨干与肱骨髁交界处发生骨折。通常是近折端向前下移位,远折端向后上移位。如果跌倒时同时遭受侧方暴力,可发生尺侧或桡侧移位。屈曲型也多为间接暴力导致,跌倒时肘关节处于屈曲位,肘后方着地,暴力传导至肱骨下端导致骨折。由于外力及肌的牵拉出现移位,肌力不平衡、骨性结构紊乱、疼痛等导致功能障碍,肘关节活动受限,肘后三角关系正常。

2. 肘关节脱位 是常见的脱位之一,发生率仅次于肩关节脱位,多为间接暴力所致。跌倒时肘关节处于半伸直位,手掌着地,暴力沿尺、桡骨向近端传导,尺骨鹰嘴处产生杠杆作用,前方关节囊撕裂,使尺、桡骨向肱骨后方脱出,发生肘关节后脱位。当肘关节处于内翻或外翻位时遭受暴力,可发生尺侧或桡侧的侧方脱位。当肘关节处于屈曲位时,肘后方遭受暴力可使尺、桡骨向肱骨前方移位,发生肘关节前脱位。临床以肘关节后脱位多见。脱位后,局部结构改变导致肌力学改变及支撑作用的改变,引起肘关节功能障碍,伤后肘关节空虚感,肘后三角关系发生改变。

3. 桡骨小头半脱位 多发生于 5 岁以下的儿童。由于桡骨头发育尚不完全,环状韧带薄弱,当腕、手被向上提拉和旋转时,肘关节囊内负压增加,使薄弱的环状韧带或部分关节囊嵌入肱骨小头与桡骨头之间,取消牵拉力以后,桡骨头不能回到正常解剖位置,而是向桡侧移位,形成桡骨头半脱位。症状与体征:儿童有腕、手被向上牵拉病史,患儿啼哭,肘部疼痛,活动受限,前臂处于半屈曲位及旋前位,肘关节外侧有压痛。

4. 肘部肌腱损伤

（1）肱骨外上髁炎（网球肘）:肱骨外上髁是前臂伸肌肌腱的附着点。肱骨外上髁炎是前臂伸肌肌腱止点肱骨外上髁的慢性炎症。其主要病因为局部肌腱止点受到长期、反复牵拉刺激和积累性损伤所致,在前臂过度旋前或旋后位,被动牵拉伸肌(握拳、屈腕)和主动收缩伸肌(伸腕),对肱骨外上髁处伸肌总腱起点产生较大张力。肱骨外上髁炎多见于网球运动员、羽毛球运动员、家庭妇女、钳工等。症状与体征:逐渐出现肘关节外侧疼痛,用力握拳、伸腕时加重以致不能持物,严重者扭毛巾、扫地等细小的生活动作均感困难。

（2）肱骨内上髁炎（高尔夫球肘）:肱骨内上髁是前臂屈肌肌腱的附着点。肱骨内上髁炎是前臂屈肌肌腱止点肱骨内上髁的慢性炎症。主要病因为局部肌腱止点受到反复牵拉刺激和积累性损伤所致。多见于高尔夫球运动员、纺织女工、瓦工等。

5. 肘外翻 提携角大于 20°为肘外翻。它的常见原因为肱骨髁上骨折,其次为肱骨远端骨折、肱骨内外髁骨折等未能及时复位或复位不良,肱骨外髁骨骺早闭或缺血性坏死,未经复位或复位不良的肘关节脱位等。严重肘外翻时,尺神经受到牵拉、粘连,易出现迟发性尺神经炎、尺神经麻痹等表现。

6. 肘内翻 提携角小于 0°~10°为肘内翻。它的常见原因为肱骨髁上骨折,其次为肱骨远端骨骺完全分离及肱骨内髁骨骺损伤、肱骨内髁骨折复位不良、陈旧性肘关节脱位等。

三、手腕关节

（一）手腕关节功能解剖

1. 腕关节 属于椭圆关节,两个自由度,可以掌屈和背伸,也可以尺偏和桡偏。腕关节的构成区域有 15 块骨,由广泛的韧带系统连接 17 个关节。腕关节主要有桡腕关节、腕间关节和腕掌关节(图 4-22)。

（1）桡腕关节:近端由尺骨远端、桡骨远端构成。其中,主要是由桡骨远端构成腕关节近端关节面。尺骨远端的茎突在尺骨头的背内侧,突向远侧,在旋前和旋后位均可触及。桡骨远端的外侧即可触摸到突向下方的桡骨茎突。它比尺骨茎突更伸向远端。尺骨茎突和桡骨茎突的连线与水平面形成约 15°的夹角(图 4-23)。尺骨茎突和桡骨茎突分别有尺侧副韧带和桡侧副韧带的附着。远端由手舟骨、月骨和三角骨的近侧关节面组成。

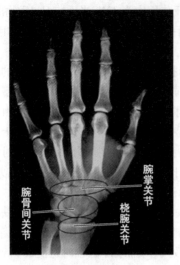

图 4-22　腕关节

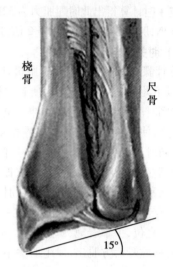

图 4-23　桡腕关节近端

腕部有 8 块不同形状的腕骨,大多数的腕骨在其近侧、远侧、内侧、外侧均有关节面,而掌侧和背侧面为粗糙骨面,供韧带的附着,但豌豆骨仅有一个关节面。近侧列的腕骨从桡侧到尺侧为手舟骨、月骨、三角骨和豌豆骨,远侧列为大多角骨、小多角骨、头状骨和钩骨。手舟骨可在桡骨茎突的远侧触摸到。腕关节尺偏时,手舟骨更为突出而易摸,当腕关节桡偏时退缩。在腕骨中,手舟骨最易发生骨折,与大多角骨形成解剖鼻烟窝的底。解剖鼻烟窝是在拇长展肌腱、拇短伸肌腱与拇长伸肌腱之间的凹陷。

月骨可在桡骨背侧结节的远侧和头状骨的近侧触摸到。当被动屈腕时,月骨就变得十分明显,被动伸腕则退缩。月骨是在腕部是最易脱位的骨。在手掌侧面近尺侧边缘摸到的是豌豆骨,尺侧腕屈肌腱附着该骨。

(2)腕掌关节:由远侧列腕骨的远侧端与 5 个掌骨底构成。大多角骨和拇指掌骨底相关节,属于鞍状关节。腕掌关节的活动包括伸、屈曲、内收、外展以及对掌功能。头状骨位于中央(与中指在一条直线上),在手背面该处稍凹陷,与第 3 掌骨底相关节,腕的尺偏和桡偏运动以头状骨为轴心。

2. 手部关节　手部的骨包括掌骨和指骨,它们相互连结构成掌指关节和指间关节。通过手部的肌腱、韧带构成很多滑车结构,充分展现手的功能。

(1)掌骨:5 块掌骨的近端均有与腕骨和邻近掌骨相关节的基底部,稍细小的远端是与近节指骨基底部相关节的头。每根掌骨的全长均可在手背触及。第 5 掌骨基底部的结节在手背的尺侧缘,为尺侧腕伸肌腱附着处。在第 2 掌骨基底部的背侧面有一隆起可触摸到,这是桡侧腕长伸肌腱附着处。第 2 掌骨基底部的掌侧面有一粗糙面,为掌侧腕屈肌腱止点,位置较深无法触摸到。每一块掌骨头均有双向凸的关节面与近节指骨基底部组成掌指关节,当其屈曲时,该关节面的部分可触及。

(2)指骨:拇指为 2 节指骨,而其他指均为 3 节,容易触摸到。拇指 2 节分别称近节和远节指骨,而其他指为近、中、远节指骨。近节指骨基底部呈双向凹的浅窝,有一个比掌骨头小的关节面。远侧的头呈双髁状,其间有髁间凹陷,当近端指间关节屈曲时可在近侧指骨的远端可触摸到。中节指骨和远节指骨基底具有关节面类似于近节指骨。

(3)掌指关节:掌骨头与稍凹的近节指骨底相关节,掌骨头约 3/4 的面有关节软骨覆盖,并向掌面延伸。近节指骨基底部的关节软骨通过掌腱膜延伸。当关节屈曲时,掌腱膜在掌骨的掌侧向近侧滑动,这种机制(掌板机制)使指骨有较大范围的运动。掌指关节具有两个运动自由度(屈伸和收展)。

掌骨深横韧带附于掌腱膜并连接第 2~5 掌骨的邻近边。此韧带使掌横弓具有柔韧性,并且限制掌骨的分离。

(4)指间关节:拇指仅有 2 节指骨,只有 1 个指间关节。第 2~5 指每指都有 2 个指骨间关节,分别称近端和远端指骨间关节。指间关节为滑车关节,仅有一个自由度(屈伸)。

每个指间关节有相似于掌指关节的纤维结构并带有附加的控制韧带,这种韧带在屈指腱鞘的两侧跨越关节掌侧面,能防止指关节的过伸。

（二）手腕关节运动学

1. 腕的运动 腕关节属于椭圆关节，有 2 个运动轴和面，分别在矢状面做尺偏和桡偏运动，在冠状面做屈伸运动。腕关节在做复合运动时，即桡偏时背伸和尺偏时掌屈，能达到最大的活动范围。

腕关节正常屈的范围为 0°～85°，背伸的角度为 0°～85°。研究显示，腕关节屈和伸时分别是由掌骨的近端和远端共同完成的复合运动。当腕关节屈时，约 40% 发生在桡腕关节，约 60% 发生在腕骨间关节；当腕关节伸时，约 67% 发生在桡腕关节，约 33% 发生在腕骨间关节（图 4-24）。尺偏的角度 0°～45°，桡偏的角度 0°～15°。在腕部骨结构中，头状骨头部为腕关节屈伸运动的轴心，手舟骨为稳定远排腕骨的支撑骨，三角骨为手及腕部旋转的轴部，所以手舟骨、头状骨、三角骨为腕部运动中的关键性腕骨。

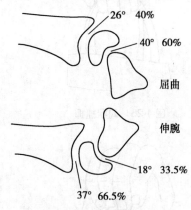

图 4-24 腕关节复合运动

2. 手的运动 掌指关节为球窝关节，屈曲约 90°，但是在四指的掌指关节同时屈曲时，分别是小指掌指关节约 100°，示指掌指关节约 70°；掌指关节主动伸直范围因人而异，一般为 0° 至 30°～40°。掌指关节收展活动的侧方运动约为 30°。

指间关节属于滑车关节。近端指间关节最大的屈的活动度约为 110°，远端指间关节屈曲约为 90°。手指间关节的运动通常情况下都是与腕关节、掌指关节一起运动，所以手部的整体主动和被动运动常被用来评估手功能。

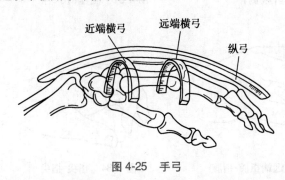

图 4-25 手弓

（1）手弓（arches of the hand）：人体为适应手能够抓握大的物体，手掌变得凹陷，形成 3 个不同方向的弓。人手上的骨是按照 3 个弓的顺序排列的，包括 2 个横弓（即近端横弓和远端横弓）和 1 个纵弓（图 4-25）。近端横弓以头状骨为标志骨，主要由远端腕骨形成且相对稳定。远端横弓以第 3 掌骨头为标志骨，通过所有的掌骨头（四指）形成，活动性相对于近端横弓比较大。1 个纵弓是由四指的整个部分和腕的近端形成，并

与 2 个横弓紧密相连接。第 2、3 掌骨是纵弓的主要中心部分。纵弓完全按照手指的走向形成，拇指和第 4、5 手指很灵活，可以围绕第 2、3 手指活动，使手伸展活动和握拳，能够充分适应物体形状的变化。

（2）手功能模式：往往是多关节复合运动。在腕关节的控制下，拇指有内收、外展、屈曲、伸展和对掌的功能；在四指、手部 2 个横弓和 1 个纵弓的参与下，完成力量型功能抓握和精细功能抓握。手功能模式主要是根据功能操作时物体的基本形状和重量决定手的抓握模式（表 4-5）。

表 4-5 手的功能模式

抓 握 形 式	功 能
力量功能抓握	
勾状抓握（图 4-26）	四指屈拎物体，无拇指参与
球形抓握（图 4-27）	四指屈、掌指关节对掌，对球形物体的抓握
圆柱形抓握（图 4-28）	四指屈、拇指对指，对圆柱形物体抓握，用笔乱画
拳握（图 4-29）	握住小而重的物体或握拳击打
精细功能抓握	
侧捏（桡侧）（图 4-30）	持钥匙
侧捏（尺侧）（图 4-31）	用拇指背面弹物体
近端指腹-指腹（近节指骨掌侧）（图 4-32）	持稍重、体积小的物体
远端指腹-指腹（图 4-33）	写字，使用筷子，解衣扣
指尖-指尖（图 4-34）	持细小的物体

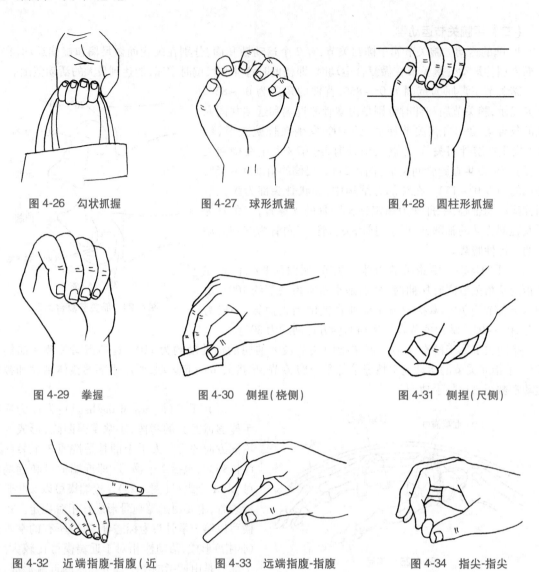

图 4-26 勾状抓握　　　　图 4-27 球形抓握　　　　图 4-28 圆柱形抓握

图 4-29 拳握　　　　图 4-30 侧捏（桡侧）　　　　图 4-31 侧捏（尺侧）

图 4-32 近端指腹-指腹（近节指骨掌侧）　　　　图 4-33 远端指腹-指腹　　　　图 4-34 指尖-指尖

（三）手腕关节动力学

1. 腕和手的肌群及功能　见表 4-6 和表 4-7。

2. 腕和手的控制　腕和手的主动控制是靠手外肌群和手固有肌群共同协调收缩完成的。手外肌群主要是前臂和跨过肘关节的肌群,有的肌可以跨过几个关节,如指深屈肌跨过 7 个关节。手固有肌主要存在于手的节段(始于手部并止于手部)。这些肌群主要是在腕和手完成功能活动时起到主动控制和稳定作用。腕部没有手固有肌。因此,手在被动活动的过程中主要靠腕和手部的骨性、韧带、肌腱的力学排列。在前臂和手活动时,腕部起到传递肌收缩力的桥梁作用。

表 4-6 腕的肌群和功能

肌	功能		神经支配
尺侧腕屈肌	屈腕关节	屈腕、腕关节尺偏	尺神经
桡侧腕屈肌		屈腕、腕关节桡偏	正中神经
掌长肌		屈腕	
桡侧腕长伸肌	伸腕关节	伸腕、腕关节桡偏	桡神经
桡侧腕短伸肌		伸腕、腕关节桡偏	
尺侧腕伸肌		伸腕、腕关节尺偏	

表 4-7　手的肌群和功能

肌	功　能	神经支配
指浅屈肌	掌指关节、近节指间关节屈	正中神经
指深屈肌	掌指关节、远、近节指间关节屈	尺神经(环、小指) 正中神经(示、中指)
拇长屈肌	掌指关节、近节指间关节屈	正中神经
拇长伸肌	拇指掌指关节、指间关节伸	桡神经
拇短伸肌	拇指掌指关节伸	
拇长展肌	拇指外展	
示指伸肌	示指伸	
指伸肌	四指伸	
小指伸肌	小指伸	
手固有肌		
背侧骨间肌	伸指时,外展示指和无名指	尺神经
掌侧骨间肌	伸指时,内收示指、无名指和小指	
蚓状肌	四指掌指关节屈时,伸指之间关节	尺神经(3、4 块) 正中神经(1、2 块)
拇短展肌	拇指外展	正中神经
拇短屈肌	拇指屈和旋转	
拇对掌肌	拇指对掌	
小指展肌	小指外展(伸指间关节)	尺神经
小指短屈肌	小指屈	

（1）韧带力学

1）腕部韧带:分为腕外韧带和腕内韧带。腕外韧带包括腕关节掌侧横韧带、背侧横韧带、桡侧副韧带和掌侧桡腕韧带,主要作用为稳定关节。同时,腕部韧带还可以引导肌腱的活动。腕部的韧带性结构有屈肌和伸肌支持带。腕部的屈肌和伸肌支持带约束了手的肌腱(图 4-35)。屈肌支持带的部分为腕横韧带,此韧带有 1~2mm 厚、2~3mm 宽。它连接于钩骨钩、豌豆骨、手舟骨结节和大多角骨之间。这种连接保持了腕横弓,并形成腕管。正中神经、拇长屈肌腱、指深屈肌腱和指浅屈肌腱通过腕管到手。这一区域的损伤或肿胀可造成腕管综合征,产生对正中神经的压迫,引起疼痛、感觉异常和

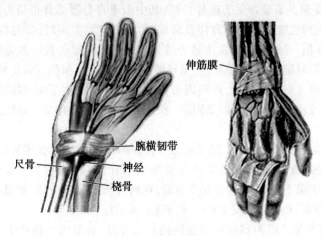

伸筋膜

腕横韧带

尺骨　　神经

桡骨

图 4-35　腕屈伸支持带

大鱼际肌功能障碍。

腕关节掌侧面韧带比背侧面韧带要厚,强度更大。

腕内韧带是腕关节内连接于腕骨间的韧带,按照长度和位置大概可以分为3个短内韧带、2个长内韧带和背侧内韧带。

2)手部韧带:掌指关节内、外侧副韧带附于掌骨头与近节指骨基底部。在掌指关节屈曲时内、外侧副韧带的紧张度大于掌指关节伸直时,所以在掌指关节伸直时可外展和内收。当握拳时掌指关节最稳固。

指骨间关节有相似于掌指关节的纤维结构(掌板机制),并带有附加的控制韧带,这种韧带在屈指腱鞘的两侧跨越关节掌侧面,能防止指间关节的过伸。

拇指有两块籽骨附于掌板的掌面,籽骨还有多条韧带连于指骨基底部。当拇指精细捏挟物体时,籽骨的作用是使拇指产生动力性旋转。

(2)肌腱力学:腕和手部大多数肌腱被腱鞘约束,这种约束使肌腱在紧张时能尽量靠近骨,从而使运动得到更好的"滑轮"系统,手腕屈肌腱得到更好的适应性。

1)指屈肌腱:伴随着正中神经和拇长屈肌腱一起通过腕管。指浅屈肌腱与指深屈肌腱分别止于近节和远节指骨,共同在各自的腕部和手指腱鞘内滑动。拇指有2个环形滑车和1个十字滑车,而四指各有5个环形滑车和3个十字滑车(图4-36)。

2)指伸肌腱:在中节指骨端的止点为伸肌腱中央束,在远节指骨端的止点为伸肌腱外侧束。伸肌腱的外侧包裹手指背侧腱膜。骨间肌止于腱膜的两侧。

3)蚓状肌:有4块,每块起于掌部手指屈肌腱,肌腹在手指之间,肌腱绕行后止于中节指伸肌腱,所以当收缩时有屈掌指关节的作用,同时可以使近端之间关节伸直(图4-37)。

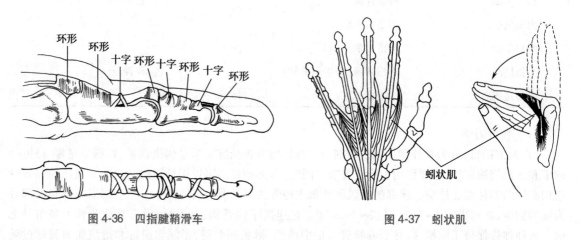

图 4-36 四指腱鞘滑车　　　　　　　　　图 4-37 蚓状肌

（四）手腕关节与运动障碍

1. 手舟骨骨折　是腕关节最常见的腕骨骨折,其中以手舟骨腰部骨折最为多见。腕背伸时常引起腕舟骨骨折。当非生理性腕关节过度背伸及桡偏时,手舟骨发生旋转,舟月韧带断裂,加上桡骨茎突及大多角骨的嵌压作用,导致手舟骨发生最为常见的手舟骨腰部骨折。多为腕关节背伸位手掌着地时发生损伤,如跳木马时腕部用力,单双杠、吊环等运动时易发生损伤。骨折后表现腕关节肿胀,鼻烟窝明显压痛,活动受限。舟骨骨折后,近端因血供差,引起骨不连。治疗多以闭合复位石膏外固定为主,必要时需手术治疗。因需长时间制动固定,多引起腕部僵硬和疼痛。外固定期间及拆除后康复训练均很重要。

2. 掌骨骨折　多由直接暴力引起。局部肿胀压痛、畸形、骨擦感或骨擦音,腕关节及相应手指活动受限。第1掌骨基底部骨折易移位,第2~5掌骨基底部骨折一般无移位。掌骨干骨折时多向背侧成角;掌骨颈骨折多见于第5掌骨,其次是第2掌骨,此时骨折向背侧成角,掌骨头向掌侧倾斜。治疗多以手法复位外固定为主,必要时经皮穿针内固定等手术治疗。

3. 手部伸、屈肌腱断裂　多为利器切割或间接暴力导致,有明确外伤病史。肌腱连续性完全中断,伸屈功能失去原动力,故伤后患指不能屈或伸。一些肌腱断裂疾病(如锤状指)可通过特殊体位外固定保守治疗,多数肌腱断裂需手术探查肌腱损伤情况,行肌腱再接手术治疗,并辅助外固定治疗。术后需要进行手指屈伸运动的康复训练。

4. 手部狭窄性腱鞘炎　手部长期、快速活动如织毛衣、演奏乐器、打字,手指长期用力如洗衣服、长时间快速书写等,均可引起本病。肌腱在腱鞘中反复活动时,摩擦引起局部肌腱和腱鞘早期充血、水肿、渗出等无菌性炎症,随着时间推移,局部损伤加重,继而出现局部慢性纤维结缔组织增生、肥厚、粘连,腱鞘增厚,此时肌腱也发生变性、变形,呈现两端变粗的葫芦形或中间膨大、两端较细的纺锤形,导致变性膨大的肌腱在增生的腱鞘内通过困难,引起手部屈伸活动障碍。手部狭窄性腱鞘炎多为屈指肌腱鞘炎,屈指时有弹响,俗称"弹响指"。

5. 腕管综合征　是指正中神经在腕管内受压而表现出的一组症状和体征,是周围神经卡压综合征中最常见的一种。外源性压迫,管腔本身变小及腔内容物增多、体积变大,长期过度用力使用腕部等均可导致正中神经卡压或损伤。常有职业病史如木工、厨工等。桡侧3个半手指麻木或疼痛,持物无力,以中指为甚,夜间或清晨症状最重,适当抖动手腕症状可以减轻。

6. 鹅颈指畸形　因手内在肌挛缩,使掌指关节屈,近指间关节过伸,远指间关节屈的畸形表现,多见于类风湿关节炎。

7. 纽扣指畸形　为掌指关节过度伸展,近指间关节屈,远指间关节过度伸展畸形位,多见于伸指肌腱在近端指间关节处的中央腱束松弛或断裂、类风湿关节炎、骨性关节炎、指关节脱位及骨折等。

8. 杵状指(趾)畸形　手指或足趾末端指(趾)节明显增宽、增厚,指(趾)甲从根部到末端拱形隆起呈杵状,使指端背面的皮肤与指甲所构成的基底角等于或大于180°,多见于呼吸系统疾病、心血管疾病、营养障碍性疾病及伸指肌腱止点的断裂等。

9. 掌指关节侧副韧带损伤　以拇指掌指关节侧副韧带损伤较多,且尺侧多于桡侧,多发生于手指过伸、侧方或旋转暴力打击时。其表现为局部肿胀、疼痛,掌指关节伸展、屈曲、内收及外展等活动受限,伴有拇指侧方不稳定及异常活动。

10. 指间关节侧副韧带损伤　多发生于手指过度扭伤、极度过伸和侧向打击时。韧带损伤多为一侧性,可伴有手指间关节半脱位或脱位。其表现为局部肿胀、疼痛,之间关节有侧向异常活动,但手指屈伸功能尚好。

(盛胜兰)

第二节　下肢关节运动

一、骨盆与髋关节

骨盆最主要的功能是承受人体上肢和躯干的重量。坐位时,通过坐骨和大腿把力传递给支撑面;站立或步行时,把力传递给髋关节。在坐、站、走、跑、攀登及搬重物等运动中,骨盆和髋关节往往联合运动、相互影响。为了适应这些运动所需要承受的力,骨盆和髋关节具有强健的韧带、有力的肌、深凹的髋臼和与之对应的股骨头等,提供了此区结构上的稳定性。但是长时间不正确受力也会给此区带来结构的损害,尤其多见于小儿和老年人,导致步行、上下楼梯等广泛的日常生活活动能力受限。

(一)骨盆与关节

骨盆由骶骨、尾骨和左右侧的2块髋骨构成,每块髋骨又由髂骨、耻骨和坐骨组成(图4-38)。构成骨盆的骨各自相关节,包括腰骶关节、双侧骶髂关节、耻骨联合及骶尾连接。

1. 腰骶关节　骨盆通过第1骶椎(S_1)和第5腰椎(L_5)相关节。腰骶关节和其他各椎体关节一样,都是通过椎间盘连结,并由前纵韧带和后纵韧带相连。与其他椎体连接不同的是,腰骶关节还有2条韧带即髂腰韧带和腰骶韧带加强其稳定性。骶骨上面与水平面的夹角称为腰骶角,在躯干正常直立位约30°。肥胖、骨盆前倾等原因导致腰椎前倾的情况下,腰骶角增大,L_5与S_1之间的剪切应力增加,容易导致腰椎间盘的损伤和腰椎滑脱的发生(图4-39)。

2. 骶髂关节　由骶骨与两侧髂骨构成。骶髂关节面很不规则,正是这种不规则的关节面保证了骶髂关节的稳定性。由于其主要功能是传递上肢和躯干的重量到髂骨而不是运动,所以骶髂关节的

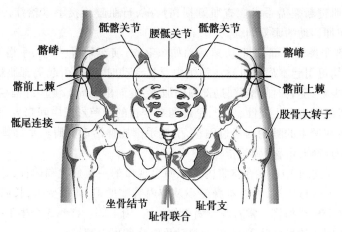

髂嵴　骶髂关节　腰骶关节　骶髂关节　髂嵴

髂前上棘　　　　　　　　　　　髂前上棘

骶尾连接　　　　　　　　　　　股骨大转子

坐骨结节　耻骨支

耻骨联合

图 4-38　带大腿的骨盆正反面视图

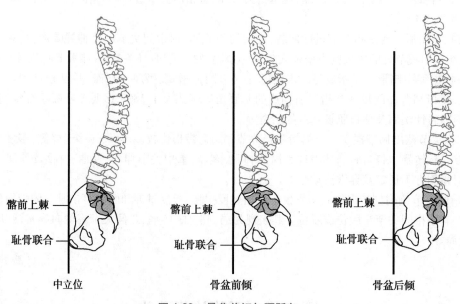

髂前上棘　　　　　髂前上棘　　　　　髂前上棘

耻骨联合　　　　　耻骨联合　　　　　耻骨联合

中立位　　　　　　骨盆前倾　　　　　骨盆后倾

图 4-39　骨盆前倾与腰骶角

活动范围很小。在骨盆固定躯干前倾的运动中,骶岬向前下移动而尾骨向后上方移动,同时伴有髂嵴靠拢和坐骨分离,造成骨盆出口变大。后倾是相反的运动,即骶岬向后上方移动,尾骨向前下移动,髂嵴分离,坐骨靠拢,这种运动使骨盆入口增大。这两种运动在临床上常见于下肢和骨盆被站立架固定而进行躯干前后倾运动训练,如有关节病变可因此运动导致疼痛。

3. 耻骨联合　由两侧耻骨通过纤维软骨盘相连结,允许有极小的运动。其主要意义是保证由骶骨和髂骨构成的刚性骨环在骶髂关节运动时可以松动。在跳跃落地时强力的屈髋动作或突然受阻等暴力冲击下,可造成骶髂关节或耻骨联合的损伤或脱位。

（二）骨盆的肌与韧带

1. 骨盆的肌　通常所说的盆底肌并不影响骨盆的运动,参与骨盆运动的肌主要为躯干和髋关节的肌,而且往往成对共同作用。腰背肌收缩把骨盆后侧向上升的同时,屈髋肌收缩使骨盆前侧向下降,使骨盆前倾;腹肌收缩把骨盆前侧向上升的同时,臀大肌和腘绳肌收缩把骨盆后侧向下降,使骨盆后倾。骨盆侧倾时,非支撑侧骨盆在重力作用下降低,肌收缩的作用主要是控制姿势、限制骨盆倾斜的程度。如右侧下肢处于支撑相时,左侧骨盆在重力作用下降低,此时竖脊肌和腰方肌收缩,躯干向左侧弯,牵拉左侧骨盆控制其不过分下降,而右侧髋外展肌(臀中肌和臀小肌)收缩,牵拉右侧骨盆向下,共同限制骨盆过度倾斜(图 4-40)。所有上述控制骨盆的肌通常协调收缩,共同控制骨盆姿势,以保证躯干及上肢功能的正常完成。

2. 骶髂关节的韧带　骨间韧带和骶骨的后面有多层骶髂后韧带覆盖。骶髂前韧带附于骶髂关节

笔记

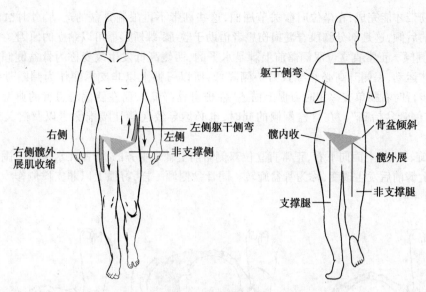

图 4-40　骨盆侧倾

的腹侧。前、后骶髂韧带将骶骨悬在髂骨上。当骶骨因重力等作用而向下运动时,这些韧带就会发挥减震器的作用。骶结节韧带和骶棘韧带能够防止因重力作用使骶岬向前下方倾斜,韧带长度限制了向前下倾斜的量。当压力增加导致骶骨在髂骨表面向下运动时,两侧的髂骨能因后韧带的牵拉而向中间靠拢,像钳子一样将骶骨紧紧地夹住,阻止其下降。因此,骨盆的韧带主要起到固定骨盆的作用,尤其是限制骶髂关节的运动。

（三）骨盆运动学

1. 骨盆前后倾　因为解剖结构的一体性,骨盆的运动直接牵涉到两侧髋关节和腰椎,尤其是腰骶关节。骨盆在 3 个平面内都有运动,在矢状面内的前后倾、冠状面内的侧倾和水平面上的旋转(表 4-8)。

表 4-8　骨盆运动与主要肌群

关节运动	主　动　肌	作 用 方 向
前倾	竖脊肌、背阔肌	骨盆后侧升高
	股直肌、髂腰肌	骨盆前侧下降
后倾	腹肌	骨盆前侧升高
	臀大肌、腘绳肌	骨盆后侧下降
左侧倾	左侧竖脊肌、腰方肌	左侧骨盆升高
	右侧臀中肌、臀小肌	右侧骨盆下降
右侧倾	右侧竖脊肌、腰方肌	右侧骨盆升高
	左侧臀中肌、臀小肌	左侧骨盆下降
旋转	腹外斜肌、腹内斜肌、臀大肌、臀中肌、大收肌、长收肌	地面反作用力、肢体摆动的作用力、胸廓旋转的作用力等被动机制也是骨盆旋转的主要因素

正常直立位骨盆入口与水平面有一 50°~60°夹角,称为骨盆倾斜角。此角增加称骨盆前倾(anterior tilt),减小称骨盆后倾(posterior tilt)。因为骨盆入口很难被直接测量,所以临床上是以髂前上棘和耻骨联合在矢状面上的关系来判断骨盆位置。正常直立位髂前上棘与耻骨联合处于同一平面,骨盆前倾时髂前上棘位于耻骨联合前方,而骨盆后倾时髂前上棘位于耻骨联合后方。因为骨盆与腰椎和髋关节的相关性,为了保持躯干的直立位,当骨盆前倾时,腰骶角增大,出现代偿性腰椎生理弯曲增加和髋关节屈曲;当骨盆后倾时,腰骶角减小,出现代偿性腰椎生理弯曲减少及髋关节伸展;在直立位,因为髋关节囊及前方强大韧带的张力,骨盆的后倾范围受到限制,若要进一步后倾,只有同时屈膝屈

髋放松这些韧带才能完成;在坐位时髋关节屈曲,这些韧带不再限制骨盆的运动。因此,骨盆可以完成更大范围的后倾,这是部分胸段脊髓损伤患者借助于髋-膝-踝矫形器可以站立的原因。

2. 骨盆侧倾 正常直立位双侧髂前上棘是水平的,两侧高低发生改变称为骨盆侧倾。因为骨盆作为一个整体运动,一侧升高必然导致另一侧降低,所以习惯上以非支撑侧作为判断骨盆侧倾的标准。如正常步行时右腿单支撑相时习惯上描述"左侧骨盆降低",而左侧偏瘫患者的典型划圈步态习惯上描述"左侧骨盆抬高"。在骨盆侧倾的同时,也必然导致代偿性腰椎侧弯以及髋关节的内收或外展。

3. 骨盆旋转 从上面向下看,正常直立位双侧髂前上棘是平齐的,骨盆在水平面上围绕纵轴旋转致两侧髂前上棘前后发生改变,称为骨盆旋转。同骨盆侧倾一样,习惯上以非支撑侧作为判断骨盆旋转的标准(图4-41)。

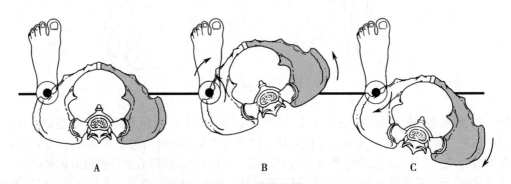

图 4-41 骨盆旋转
A.骨盆未发生旋转时;B.右侧骨盆旋前;C.右侧骨盆旋后。

在骨盆旋转的同时,髋关节也会发生旋转的改变,主要表现在支撑侧。如图4-41B为左侧髋关节内旋,而图4-41C为左侧髋关节外旋。

(四)骨盆生物力学

两个对称的髋骨和骶骨借两个骶髂关节及前方的耻骨联合连成一体,形成一个骨关节环,称为骨盆环。两侧髋臼的连线将骨盆环分为前、后两部分。骨盆后部是主要的承重部分,故称承重弓,是由骶股弓和骶坐弓组成。站立时,上半身的重力经两侧骶髂关节传至髂骨后部,向下传递至髋臼,形成骶股弓承重。坐位时,重力从骶骨经骶髂关节向下传至髂骨后部,再向下经坐骨上支至坐骨结节,形成骶坐弓负重。骨盆前部由两侧耻骨上、下支与耻骨联合构成的弓形结构连接两侧的承重弓,称为连接弓或约束弓,临床上简称为前环。其作用是防止承重弓向中线移位或分离,是稳定和加强承重弓的力学因素。

人体处于不同体位时,骨盆的关节所受应力不同。当单腿站立或迈步时,支撑腿向上传递地面的反作用力,同侧髋关节上升,对侧因下肢重力的作用而下降,于是在耻骨联合处出现剪力。同时,骶髂关节会发生与同侧耻骨方向相反的活动。若创伤后耻骨联合脱位或骶髂关节损伤,将会出现移位或异常活动,以致每迈出一步均可引起疼痛。

平卧时,仅有部分躯干的重力作用于骶骨后面、骶尾部和两髂后下棘,这不足以造成骨盆环的活动。但髋关节屈曲或伸直使伸髋或屈髋肌处于紧张状态时,会影响骨盆环的倾斜度,引起骶骨岬、坐骨结节和尾骨位置的改变。

(五)髋关节功能解剖

髋关节是人体最大的球窝关节,坚固而又灵活,由髋臼和股骨头构成,主要功能是负重及多方位运动,吸收和减轻震荡,在机体活动中起到杠杆作用。如果髋关节发生病变或损伤,一般会在行走时被直接发现。由于髋部疼痛一般都与骶髂关节和腰椎疾病相联系,除非髋部有直接、明显的创伤,否则需要对骶髂关节和髋关节一起进行检查。

1. 骨关节与功能结构

(1)髋臼:由髂骨、坐骨和耻骨三骨汇合而成。髋臼的边缘有纤维软骨性质的关节唇,使髋臼变深,以防脱位。

髋臼侧壁为马蹄形关节面,软骨衬垫于前、上和后三面,髋臼中间部位被关节软骨所深陷,不形成关节面,称为髋臼窝。窝内有股骨头韧带、一个可移动的脂肪垫和滑膜。髋臼窝允许股骨头韧带做必要的运动,当髋关节负重时,髋臼窝更是重要的滑液储存地。步行时,髋臼各关节面轮流受到股骨头关节面的挤压,滑液被挤出。在未被挤压时,髋臼窝内的滑液回到关节软骨面之间,被吸入软骨。这种交替的挤压和放松保证了关节软骨的营养,而因为各种原因导致的髋臼或股骨头某部位持续受力则会导致关节软骨的退变。

髋臼的上 1/3 是髋关节的主要负重区,厚而坚强;后 1/3 能维持关节稳定。此两部分均须相当暴力才能引起骨折。下 1/3 与上、后部相比显得较薄,较小的暴力即可造成骨折,此部若出现断裂,对髋关节功能的影响较小。

(2)股骨头:略呈球状,但并非正圆形,当股骨头在髋臼内旋转时,仅在中立位负重的条件下,头臼之间才取得最大的适应和接触面。除股骨头韧带进入处外,股骨头其余各处均被软骨所覆盖,股骨头中央的软骨较厚,周缘部分较薄。软骨厚度的不同,造成股骨头不同区域有不同的刚度和强度,这种力学上的差异将影响应力从髋臼经股骨头到股骨颈的传递。

(3)股骨颈:为一管状结构,横断面略呈扁圆状,内下方骨皮质最坚厚,颈中心几乎为空。股骨颈连接股骨头与股骨干,形成两个角度,即颈干角和前倾角。

1)颈干角:股骨颈与股骨干之间所形成的角度称为颈干角(图 4-42)。在婴儿时期约 150°;成人在 110°~140°,但大多数皆在 125°~135°。由于股骨颈及颈干角的存在,使粗隆部及股骨远离髋臼,以适应髋关节大幅度活动的需要。颈干角正常时,股骨头的负荷与股骨颈所承受的应力之间达到生理平衡;当颈干角减小(髋内翻)时,股骨头的负荷减少,但股骨颈所承受的应力则大增;反之,当颈干角增大(髋外翻)时,股骨头负荷增加,但股骨颈所承受的应力则相应减少,以致可使剪应力完全变为压缩力。无论髋内翻或髋外翻,均可引起股骨近端负荷及应力的改变,继而导致结构异常和功能障碍。

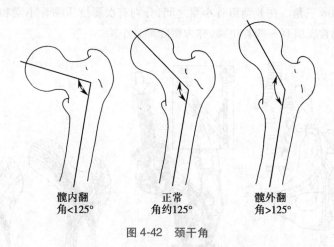

髋内翻　　　　正常　　　　髋外翻
角<125°　　角约125°　　角>125°

图 4-42　颈干角

2)前倾角:下肢在中立位时,股骨头与股骨干不在同一冠状面上,股骨头居前,股骨颈向前倾斜,与冠状面形成一个角度,称为前倾角。正常前倾角平均为 12°~15°,女性稍大于男性。正常范围的前倾角和颈干角保证了股骨头和髋臼的最佳对合(图 4-43)。若前倾角>12°,将使股骨头部分裸露,走路时为保持股骨头处于臼窝内,使髋关节有内旋倾向,出现步行时的足内收;前倾角<12°,使髋关节有外旋倾向,出现步行时的足外展。

小儿出生时前倾角一般在 30°左右,随着骨生长和肌收缩牵拉使其逐渐变小,在 6 岁时减小到15°。这是临床上采用保守方法治疗小儿足内收步态的原理。

前倾角为臀中肌提供一个在矢状面上的杠杆臂,使肌效能成倍增加。这个杠杆臂越长,为保持直立姿势所需的臀中肌力越小,但过度前倾(前倾角变大)则有碍于髋关节的外旋活动,且有造成脱位的潜在趋势。先天性髋关节脱位往往伴有过度前倾,这将因不正确的应力而导致髋关节软骨磨损增加,从而更容易发生骨性关节病。

(4)股骨近端的内部骨结构:完全适应生理应力的类型和大小,包括骨小梁的分布方向和量。正常情况下,股骨头主要承受压缩应力,因而骨小梁由股骨头周边沿压缩力的方向下行,汇合至内侧

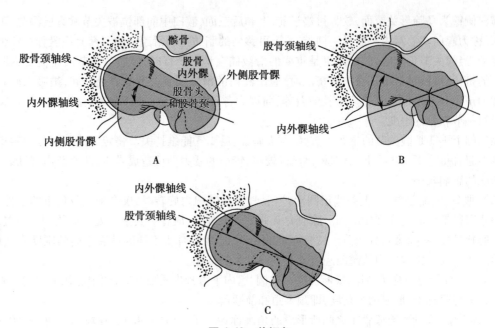

图 4-43 前倾角
A. 正常前倾角;B. 前倾角增加,过度前倾,足内收;C. 前倾角减小,后倾,足外展。

骨皮质,形成最大的一组骨小梁,称为主要抗压缩骨小梁;另一方面,由于股骨头和股骨颈亦承受剪应力,使股骨颈上方产生张力,因而有一组骨小梁由外侧骨皮质沿张力方向延伸至内侧皮质,称为主要抗张力骨小梁(图 4-44)。两组骨小梁约成 60°交叉,两组交叉之间承受应力最小,故骨小梁亦减到最少程度,此区称为 Ward 三角。在此两组骨小梁之间,分别有次要抗压缩骨小梁和次要抗张力骨小梁。由大转子下行至外侧骨皮质有一些骨小梁,称为粗隆部骨小梁。

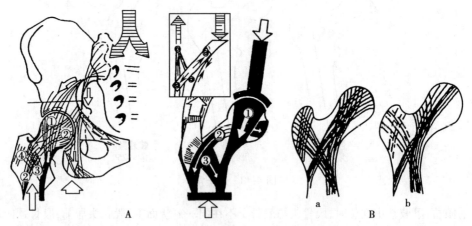

①主抗压骨小梁群;②主抗张骨小梁群;③次抗压骨小梁群;④大转子骨小梁群;a. 正常时股骨上端的四组骨小梁;b. 发生骨质疏松时,首先发生骨密度减低的是较次要的骨小梁群。

图 4-44 股骨上端的骨小梁系统
A. 股骨上端四组骨小梁力学模式图;B. 股骨头的退行性变化模式图。

颈干角的改变将引起股骨近端负荷与应力的改变,也将导致骨小梁的重新调整。当髋外翻时,由于压缩力增加,使抗压缩骨小梁增加,抗张力骨小梁减少以至消失;当髋内翻时,则抗张力骨小梁增加,抗压缩力骨小梁减少。因而,可以由骨小梁结构的改变反映出股骨近端负荷与应力的变化。

2. 髋关节的关节囊、韧带和血供

(1)关节囊:由坚韧的纤维组织形成,内衬以滑膜,附着于髋臼唇外缘及髋臼横韧带,向下包绕股骨头和股骨颈,止于股骨颈基底部,只有股骨颈后外侧的一小部分露于囊外。因此,股骨颈骨折除基底部骨折外均为囊内骨折。当髋关节伸直位时,关节囊紧张,可将股骨头限制在髋臼内部,而在髋关节屈曲、内收及轻度内旋时,关节囊会松弛。因此,当其过度屈曲又受到向后的暴力时,由于股骨颈后面有一部分在关节囊外,关节囊在屈曲、内收及轻度内旋时的松弛会减弱对股骨头的限制作用,加之其后方的耻股韧带和坐股韧带又比较薄弱,因而髋关节比较易于发生后脱位。

(2)韧带:髋关节主要有髂股韧带、耻股韧带、坐股韧带和股骨头韧带4条。其中,最强大者为髂股韧带,起于髋臼上缘的髂骨部分,跨越关节囊前方,分2股分别止于股骨颈基底部前方及小转子前方,又称Y形韧带。关节囊前下方有耻股韧带,后方有坐股韧带。韧带之间形成薄弱区,遭受外力时股骨头可经由此薄弱区脱出,股骨头韧带为关节内韧带,由髋臼进入股骨头,有供给血运及稳定股骨头的作用。

当屈髋关节时,所有这些韧带都松弛,但伸髋时则变得紧张。在站立位时,髂股韧带能防止骨盆在股骨上向后运动(髋关节过伸)。耻股韧带能限制外旋运动,而坐股韧带能限制髋关节内旋。耻股韧带和坐股韧带的张力还能限制髋关节的外展。

(3)股骨头的血供:股骨近端的血供应主要来自旋股内动脉,少部分来自旋股外动脉,两者形成一个囊外动脉环;另发出颈升分支进入关节囊,形成囊内动脉环,最后进入股骨头。当囊外动脉环不完整时,容易发生股骨头缺血坏死。

3. 髋肌的功能 髋关节是人体直立行走负重的关键关节,稳定性非常重要。同时,髋关节可做屈伸、内收、外展、内旋、外旋、环转等运动,具有一定的活动度(图4-45)。它担负着重要的运动功能,如走、跳、跑和弯腰运动功能等。髋关节的运动轴与其周围的肌配布是一致的。关节周围肌可分为六组,除了围绕冠状轴和矢状轴排列的有屈伸、内收和外展肌外,还有排列在垂直轴相对侧的内旋和外旋两组肌,各群肌之间协同完成髋关节的运动功能(表4-9)。

(六)髋关节运动学

在可动关节中,髋关节最为稳定。各种原因所致的球窝关节排列紊乱均可导致关节软骨和骨应力分布发生改变,引起退行性关节炎等损害,这种损害会因为髋关节承受巨大的力而逐渐加剧。

1. 运动轴与运动范围

(1)股骨的解剖轴和机械轴:股骨的解剖轴是一条通过股骨干的直线,而机械轴则为髋关节中心和膝关节中心的连线。在直立位,机械轴通常是垂直于地面的。

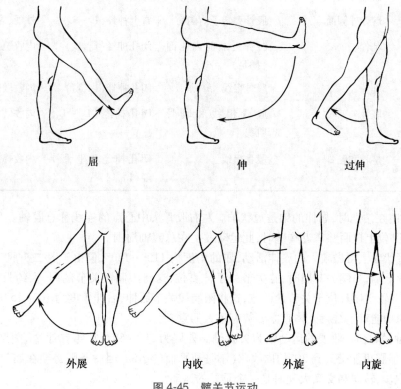

屈　　　　伸　　　　过伸

外展　　　内收　　　外旋　　　内旋

图4-45 髋关节运动

表4-9 主要髋关节肌起止点、神经支配和功能

肌名称	起点	止点	神经支配	功能
髂腰肌	髂骨内面和$T_{12} \sim L_5$椎体	股骨小转子	腰丛、股神经($L_1 \sim L_3$)	屈、外旋髋关节
股直肌	髂前下棘	胫骨粗隆	股神经($L_2 \sim L_4$)	屈髋关节、伸膝关节
缝匠肌	髂前上棘	胫骨粗隆、胫骨内侧	股神经($L_2 \sim L_3$)	屈、外旋、外展髋关节,屈膝关节
耻骨肌	耻骨上支	股骨耻骨肌线	股神经($L_2 \sim L_3$)	内收、屈髋关节
阔筋膜张肌	髂前上棘	胫骨外侧髁	臀上神经($L_4 \sim L_5$)	屈、外展、内旋髋关节
臀大肌	髂骨后面、骶骨、尾骨	股骨后上面、髂胫束	臀下神经(L_5, $S_1 \sim S_2$)	伸、外旋髋关节
半膜肌	坐骨结节	胫骨内侧髁后面	坐骨神经($L_5 \sim S_2$)	伸髋关节、屈膝关节
半腱肌	坐骨结节	胫骨近端前内侧面(鹅足)	坐骨神经($L_5 \sim S_2$)	伸髋关节、屈膝关节
股二头肌	长头:坐骨结节	腓骨小头	长头:坐骨神经($S_1 \sim S_3$)	长头:伸髋关节、屈膝关节
	短头:股骨嵴外侧		短头:腓总神经($L_5 \sim S_2$)	短头:屈膝关节
深部外旋肌:梨状肌、上孖肌、下孖肌、闭孔内肌、闭孔外肌、股方肌	骶骨、坐骨结节、坐骨和耻骨支	大转子及附近区域	闭孔外肌:闭孔神经($L_3 \sim L_4$) 其余:$S_1 \sim S_2$神经分支	外旋髋关节
臀中肌	髂骨外侧面	股骨大转子外侧面	臀上神经($L_5 \sim S_1$)	外展髋关节
臀小肌	髂骨外侧面	股骨大转子前侧面	臀上神经($L_5 \sim S_1$)	外展、内旋髋关节
股薄肌	耻骨	胫骨近端前内侧面(鹅足)	闭孔神经(L_2, L_3)	内收髋关节
长收肌	耻骨	股骨粗线	闭孔神经(L_2, L_4)	内收髋关节
短收肌	耻骨	股骨粗线和耻骨肌线	闭孔神经($L_2 \sim L_3$, L_5)	内收髋关节
大收肌	坐骨和耻骨	股骨粗线	闭孔神经和坐骨神经(L_2, L_4)	内收髋关节

（2）冠状轴:在站立时,屈伸的轴是冠状轴。左右股骨头中心点的连线称总髋轴。当站立位骨盆前、后倾或在仰卧位上拉两膝靠近胸壁时,此运动发生在总髋轴周围。

髋关节在冠状轴上可做较大的屈伸活动,屈的角度为110°~120°,但由于股二头肌、半腱肌、半膜肌止点位于胫骨上端,当髋关节屈时,膝关节处于伸直位,这将限制髋关节的屈,大约只有80°屈的范围;由于髂股韧带较坚韧且位于关节囊前方,这将限制髋关节后伸,后伸角度为10°~15°。髂股韧带防止髋关节过伸的功能对于维持人体直立姿势有重大的意义。

（3）矢状轴:站立时,收展的运动轴为矢状轴。外展为30°~50°,常伴有骨盆的抬高。内收为两条腿接触或0°,但腿可能交叉到30°的内收位(不是纯平面的运动,因一条腿必须在屈位,而另一条腿在伸位),这在跑步、转向和交叉大腿时是一个重要的运动。

由于球窝关节在矢状位上的运动特征及对侧大腿的限制,髋关节内收、外展的运动范围总和只有

50°。虽然运动范围不大,但对于人体的变向运动来说是非常有利的。

(4)垂直轴:站立时,内旋和外旋的轴是垂直的,此轴和股骨的机械轴是一致的。内旋是大转子向前移动接近骨盆的前部,外旋是与内旋相反方向的运动。

髋关节的旋转运动是由内旋和外旋两组肌拮抗完成。内旋肌有臀中肌的前部肌束、臀小肌及阔筋膜张肌,外旋肌有髂腰肌、臀大肌、闭孔内肌、梨状肌、股方肌、闭孔外肌及臀中肌、臀小肌的外侧部,外旋肌的力量明显强于内旋肌。因此,髋关节的外旋范围大于内旋。髋关节的旋转功能可使人体下肢具有多向运动性(表4-10)。

表4-10 髋关节运动与肌群

关节运动	运动轴	正常范围	主 动 肌
屈	冠状轴	0°~120°	髂腰肌、股直肌、缝匠肌
伸	冠状轴	0°~15°	臀大肌、半膜肌、半腱肌、股二头肌
内旋	垂直轴	0°~40°	臀小肌、阔筋膜张肌、臀中肌前部纤维
外旋	垂直轴	0°~60°	梨状肌、上孖肌、下孖肌、闭孔内肌、闭孔外肌、股方肌
外展	矢状轴	0°~50°	臀中肌、臀小肌
内收	矢状轴	0°~30°	股薄肌、长收肌、短收肌、大收肌

2. 骨盆与髋关节的功能性运动 在日常生活活动和工作活动中,骨盆和髋关节往往是联合运动而且相互影响的,在分析其运动时必须同时考虑。

在端坐位,最直接的表现是髋关节屈曲90°,还伴有骨盆从站立位的中立位变为后倾。此时上肢和躯干的重量通过腰骶关节、骶髂关节传递到坐骨,再传递到座位上。由两侧坐骨结节和大腿后面组成的支撑面保证了身体的稳定性,骨盆和髋关节的肌无须收缩。

在站立位弯腰搬重物的动作中,同样表现为髋关节屈曲90°,但是骨盆的运动变成了由中立位转向前倾。此时,屈髋的动作并不是由髂腰肌等屈髋肌收缩引发的,而是躯干在重力作用下直接前倾,双侧竖脊肌、臀大肌、腘绳肌等肌进行离心收缩,控制脊柱和骨盆缓慢前倾。当这些肌被动牵拉到过度紧张的时候,躯干则无法继续下弯。而如果此时屈膝,腘绳肌被放松,则骨盆和躯干可以进一步前倾,逐渐变成下蹲动作。

(七)髋关节静力学

髋关节在不同位置时受力情况也不同。单足站立和行走时,由于人体重心在两股骨头连线之后,重力对关节产生扭矩作用,此时外展肌产生反向力矩以维持平衡,股骨近段不仅受到压应力和张应力,还接受横向环行应力和剪切应力。做各种动作时,常需髋周围肌平衡体重,所以会对髋关节产生相当大的压力。

1. 双腿站立时的静力学分析 在双腿站立位,重力线通过耻骨联合的后方,此时作用在股骨头上的反作用力为压在上方体重的1/2。然而如果髋关节周围肌为防止晃动并保持身体直立姿势,这个力的增加还同参与肌群的数目成正比。

2. 单腿站立时的静力学分析 单腿直立时,上部身体会在一定范围内晃动,重力线在三个平面内偏移,产生了绕髋关节的力矩。这个力矩必须由肌力进行平衡,这样就增加了关节的反作用力。力矩值取决于脊柱的姿势、未负重腿和上肢的位置,特别是骨盆倾斜度。如躯干侧倾越过负重髋关节时,重力杠杆臂和关节反作用力最小。

一侧下肢负重时,髋关节负荷为除去一侧下肢重量的体重加上外展肌肌力。在冠状面,由股骨头到髋外展肌的力臂与股骨头到骨盆侧的重力臂的比约为1:3,故两端的承重比为3:1,即外展肌需承受3倍于体重(P)的重量(图4-46)。因此,外展肌力臂与重力臂的比值是影响髋关节负荷的一个关键因素,两者成反比。事实上,以上只是假设各力均作用于冠状面,且只有外展肌力参与躯体平衡,但在

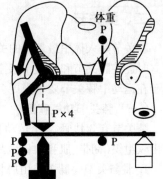

图4-46 单足站立时,股骨头承重为体重的4倍(Pauwels理论)

矢状面上重力可以落在髋关节后面一定距离,这样就需要屈肌参与平衡,而屈肌距离旋转中心的力臂又很小,使关节反作用力可达 6 倍体重,所有跨越关节的肌或多或少对关节都会产生一定的压力,特别是当关节疼痛或病理性张力增加时,关节受力更大。

(八)髋关节稳定性

髋关节的髋臼与股骨头两者骨性结构在形态上紧密配合。其中,髋臼窝较深,可容纳 2/3 的股骨头,髋臼周边的髋臼唇进一步加大了髋臼深度,几乎让整个股骨头都被包绕在关节窝内。因而髋关节活动时股骨头很难脱出,虽然增加了关节的稳定性,但也限制了运动的范围。另外,髋关节周围韧带数量多且紧张有力,从各个方向加固髋关节。如髂股韧带可随髋关节的不断后伸而逐渐紧张,从而限制了髋关节的后伸;关节囊厚而坚韧,形成了强大的外层支撑;并且髋周围的肌群也非常发达。这些结构都为髋关节的稳定提供了很好的基础。如若要发生脱位,须在强大暴力下才会发生。对于患有髋关节疾病的人来说,增加髋周围肌群的抗阻练习就显得极为重要。

(九)髋关节与运动障碍

在临床上,很多髋部疾病患者是由机械应力与组织耐受力之间不平衡所引起的。为了降低机械应力,达到新的平衡,经常采用的治疗方法是减少关节的负荷,或扩大关节的负重面积,这已成为髋关节治疗学上的一种基本原理。

一种最直接的减少负荷的方法是减轻体重。体重每减少 1kg,则髋关节的受力可减少约 3kg。使用手杖或拐杖是降低髋关节负荷最有效而常用的方法。若在疼痛侧使用拐杖(拐杖和患侧腿同时支撑体重),由于杠杆臂短,持拐人需要较大的力量作用于拐杖上以减少髋关节的反作用力。因此,一般要求在健侧使用拐杖,这样手杖通过一个长的杠杆臂而起作用,可显著降低患髋的负荷。

1. 跛行 由各种原因引起,行走时躯干向患髋倾斜,是减少负荷的一种代偿运动。通过代偿,可以将身体重心转移到更靠近患侧股骨头中心,以缩短其杠杆臂,从而减少为保持躯干平衡所需的外展肌力,使股骨近端的负荷降低。如展髋肌麻痹患者在单腿站立时无法保持骨盆的平衡,但在行走过程中可将头、躯干、臀的重心外移超过髋关节的运动轴,以跛行的姿势在瞬时保持骨盆平衡。

2. 先天性髋关节内翻 儿童正常颈干角为 135°~145°,成人为 120°~140°,若小于 120°即为髋内翻。当颈干角变小,髋关节内侧部分负荷加大,而外侧部分却免于负荷,髋外展肌作用减弱,患肢呈外旋及轻度内收位,髋关节外展、内旋及后伸受限,骨盆斜向患侧,脊柱侧凸畸形,腰段凸向患侧,胸侧凸向健侧,可出现跛行。髋内翻时,股骨头骺可由水平位日趋垂直,进而有剪应力和弯曲应力的不断增加,内收肌挛缩。轻度髋内翻可采用非手术治疗,而颈干角小于 100°时多需施行矫形手术增加颈干角,使股骨头的骺板从垂直位改变为水平位,使局部的剪应力变成生理性的压缩应力。因手术而致短缩的股骨可随生长发育逐渐获得等长。

3. 全髋置换 因为骨性关节炎、髋部严重骨折、股骨头缺血坏死或髋关节畸形等疾病导致髋关节功能严重丧失,或伴有严重疼痛且通过严格的保守治疗而无法治愈时,可以施行全髋关节置换术。在全髋置换过程中,如果大转子向外移位,将会增加外展肌肌力的力臂,减低关节反作用力。同理,如果将髋臼假体更深地插入髋臼,可以缩短重力力臂,也会降低关节的反作用力。

二、膝关节

膝关节是人体中最复杂的关节之一,也是受杠杆作用力最强的一个关节。其主要功能为在人体直立时连接髋关节和踝-足以支持体重,在人体移动以及进行复杂运动时提供支撑的稳定性和灵活性。由于在运动中膝关节要承受更多的应力,所以也是人体最容易受伤的关节。

(一)膝关节功能解剖

膝关节有 3 块骨、2 个运动自由度和 3 个关节结构。其可动性主要由骨性结构提供,而稳定性主要由软组织(韧带、肌和软骨)提供。

1. 骨与关节 膝关节由股骨、胫骨和髌骨组成,共构成 3 个关节结构,即内侧胫股关节、外侧胫股关节和髌股关节。3 个关节都在同一个关节囊内。腓骨近端和胫骨构成的近端胫腓关节不在膝关节囊内,不属于膝关节(图 4-47)。

(1)胫股关节:股骨内、外侧髁与胫骨内、外侧髁分别组成内侧胫股关节和外侧胫股关节。当膝

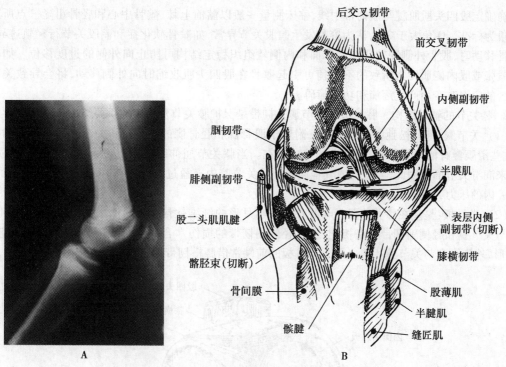

图 4-47 膝关节的双关节结构

A.膝关节侧面观,生长板还未接合;B.去掉髌骨后的前面观。

关节伸直时,在体表可从两侧触及内外侧膨大的股骨髁,其前面被髌骨遮挡。当屈膝90°时,股骨髁可从髌骨两侧摸到。如果股骨髁软骨损伤,屈膝时压迫股骨髁损伤的软骨面,可有疼痛感,可以帮助判断软骨损伤部位。

股骨髁的纵向关节面相当于胫骨髁关节面长度的2倍。因此,膝关节屈伸运动时,股骨髁主要有滚动和滑动两种运动形式,这两种运动形式的比例随运动的范围不同而变化。在开始屈膝时,以滚动为主;在屈膝的终末时,则有更多的滑动。由于股骨外侧髁关节面的长度大于内侧髁,所以内、外侧髁的运动也不同。

胫骨内、外侧髁关节面仅稍为凹陷(又称胫骨平台),并不像其他关节一样有良好的骨性吻合,但通过胫骨的髁间隆起与内、外侧半月板增加了关节面的适应性。

(2)髌股关节:髌骨是一块籽骨,位于关节囊上,并与股骨髁前下方的鞍状关节面(滑车面)相关节。髌骨的关节面有一明显的纵嵴将其分为内侧和外侧关节面。股四头肌肌腱从各边稳定髌骨,并引导髌骨和股骨之间的运动。髌骨经强健的髌韧带附于胫骨粗隆,通过增加运动轴的距离(力臂距离)来增强股四头肌的杠杆作用和力矩。

当髌骨在股骨滑车面上滑动时,与股骨滑车关节面的反复挤压,使得关节面软骨容易发生损伤。髌股关节软骨面损伤往往是膝关节骨性关节病最早的病理变化。

(3)膝内翻和膝外翻:膝关节伸直时,从前方可看到股骨干中线和胫骨干中线形成一夹角,平均值为170°左右。这是因为股骨颈干角的存在,股骨干内收而胫骨垂直于地面所致。此角小于170°称为膝外翻(X形腿);如果此角接近180°或向内侧开放称膝内翻(O形腿)。

(4)Q角:股四头肌肌腱中线和髌韧带中线在髌骨的中心形成一个夹角,称Q角(图4-48),平均值为13°~18°。因为无

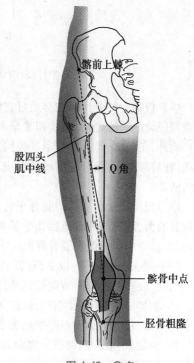

图 4-48 Q角

法准确确定股四头肌肌腱与髌韧带中线,临床测量一般以髂前上棘、髌骨中心和胫骨粗隆三点所形成的夹角为标准。Q角大于20°,认为容易发生髌股关节异常,如髌骨软化症和髌股关节行径轨迹异常。当髌骨移动时,股骨外侧髁较高的滑车面和内侧软组织稳定结构可防止向外侧的过度移位。如果髂胫束紧张或股内侧肌无力所致的不平衡可引起髌骨在股四头肌收缩时向外侧移动,将会导致关节面接触区的应力改变而产生疼痛和功能障碍。

2. 膝关节的辅助结构 膝关节的关节囊及韧带是保护膝关节及稳定的重要结构。

(1) 关节囊:薄而松弛,有很多隐窝,附着于股骨髁和胫骨髁的上下。膝关节周围有许多的滑膜囊,这些滑膜囊有的与关节腔相通,有的单独存在。当膝关节屈伸时,滑液会从一个凹室流入另一个凹室来润滑关节面。因此,当受伤或其他因素导致关节腔内充盈过多的液体时,半屈膝体位可以减少关节腔内的压力,有利于减轻疼痛。

(2) 半月板:是垫在膝关节股骨与胫骨之间半月形的纤维软骨盘。内侧半月板较大,如C形,外侧缘与关节囊和胫侧副韧带紧密相连,所以胫侧副韧带的损伤常合并半月板撕裂;外侧半月板较小,如O形,外侧缘亦与关节囊相连。两个半月板的前端常借膝横韧带相连(图4-49)。

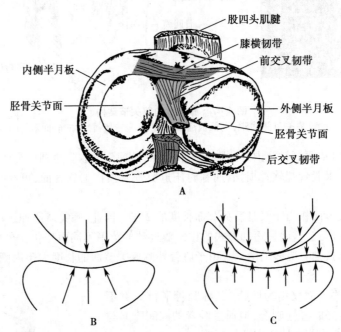

图4-49 膝关节半月板
A.半月板;B.无半月板时受力;C.半月板对力的分散作用。

半月板唯一的骨性附着是通过它们的角连于胫骨的前、后髁间区和通过冠状韧带连于半月板的周缘和胫骨的边缘之间,冠状韧带是关节囊的一部分。因此,半月板并不附于胫骨的关节面,是可动的。此外,在前部,半月板借半月板髌韧带与髌骨相连,故伸肌装置可借此调节半月板在关节前部的活动;在后部,半月板分别借纤维组织与半膜肌、腘肌相连,使两者得以调节内、外侧半月板在关节后部的活动。

半月板衬垫于股骨髁与胫骨平台之间,起到了增加胫股关节的适应性和分散压力的作用。在内、外侧胫股面,膝关节的负重区几乎是相等的,但在膝关节过伸时负重增大,屈膝时变小。半月板若被切除,将造成股骨髁和胫骨髁的压力增加,并可能导致骨关节炎的发生。

(3) 膝关节的韧带:较多,有关节囊外韧带和关节囊内韧带。由于膝关节的屈伸运动没有骨性阻碍。因此,较多的韧带附着能够保证膝关节运动的稳定性。

1) 髌韧带:位于膝关节的前方,为股四头肌肌腱的延续部分,自髌骨向下止于胫骨粗隆。髌韧带扁平而强韧,从前方加固和限制膝关节过屈。

2) 副韧带:胫侧副韧带呈宽扁束状,位于膝关节内侧偏后方,从内侧加固和限制膝关节过伸;腓侧副韧带位于膝关节外侧稍后方,起自股骨外侧髁至腓骨头,从外侧加固和限制膝关节过伸。胫侧副韧带防止胫骨在股骨上的外展,腓侧副韧带防止胫骨内收。副韧带在股骨髁附着处偏于屈伸轴的后上方,这种偏移造成在伸膝时韧带紧张而屈膝时变得松弛。

3)交叉韧带:提供了膝关节屈伸运动的稳定性。前交叉韧带(anterior cruciate ligament,ACL)自胫骨髁间前窝向外后上方,呈散开状止于股骨外侧髁内侧面的后部。后交叉韧带(posterior cruciate ligament,PCL)自胫骨髁间后窝斜向内前上方,止于股骨内侧髁的外侧面,两者相互交叉。膝关节屈伸时,交叉韧带并非全部同时紧张,而是始终保持相对恒定的长度,这就使股骨髁与胫骨髁之间产生了滑动。ACL切断,可允许胫骨相对于股骨向前脱位(前屉征)。PCL切断,可允许胫骨相对于股骨向后移位(后屉征)。相反,在闭链运动中,当跑步脚着地时,PCL有助于防止股骨髁在胫骨髁上的向前移位。PCL正常仅允许少量的被动运动。

3. 膝关节的肌　运动膝关节的肌起自股骨或骨盆,肌束跨越膝关节,止于小腿骨。膝关节的大部分肌是双关节肌,同时引起髋关节或者踝关节的运动。主要膝关节肌的起止点、神经支配和功能见表4-11。

表 4-11　主要膝关节肌的起止点、神经支配和功能

肌名称	起点	止点	神经支配	功能
股直肌	髂前下棘	胫骨粗隆	股神经($L_2 \sim L_4$)	屈髋关节、伸膝关节
股中间肌、股内侧肌、股外侧肌	股骨粗线、股骨前面、内侧面和外侧面	胫骨粗隆	股神经($L_2 \sim L_4$)	伸膝关节
半膜肌	坐骨结节	胫骨内侧髁后面	坐骨神经($L_5 \sim S_2$)	伸髋关节、屈膝关节
半腱肌	坐骨结节	胫骨近端前内侧面(鹅足)	坐骨神经($L_5 \sim S_2$)	伸髋关节、屈膝关节
股二头肌	长头:坐骨结节	腓骨小头	长头:坐骨神经($S_1 \sim S_3$)	长头:伸髋关节、屈膝关节
	短头:股骨嵴外侧		短头:腓总神经($L_5 \sim S_2$)	短头:屈膝关节
腘肌	股骨外侧髁	胫骨内侧髁	胫神经($L_4 \sim S_1$)	启动屈膝关节
腓肠肌	股骨内外侧髁	跟腱、跟骨粗隆	胫神经(S_1,S_2)	屈膝关节,踝关节跖屈
跖肌	股骨外上髁	跟腱、跟骨粗隆	胫神经(S_1,S_2)	屈膝关节,踝关节跖屈

（二）膝关节运动学

膝关节的运动特点是由构成关节骨的形状、韧带的制动与导引作用所决定的,主要是屈伸运动和在屈曲位兼有旋转运动,同时有很小范围的内外翻的被动运动。

在运动过程中,膝关节承受着很大的力、很快的速度和不同的载荷频率。当这些因素不同的组合作用于膝关节时,便会产生不同的膝关节损伤类型,如急性损伤导致的骨折、韧带断裂和运动性疲劳骨折等。若要预防伤病的发生及实施合理的康复治疗,必须认真研究这些因素的作用以及组织对它们的适应情况。

1. 运动轴　膝关节有2个自由度(屈伸和轴旋转)。

（1）屈伸:膝关节屈的范围取决于与大腿后面接触的小腿三头肌的大小,通常在0°～135°。正常人可有不超过10°的过伸。因为股骨髁关节面要远大于胫骨平台关节面,所以膝关节屈伸过程中必定伴随着相对的滑动,否则股骨髁将会完全脱位(图4-50)。

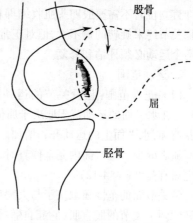

图 4-50　屈膝时的旋转与滑动

股骨内外侧髁并不是完全的球形,其半径并不完全一样,这与膝关节要同时保证稳定性和灵活性的运动要求是一致的。在膝关节完全伸直时,股骨内外侧髁中心点距胫骨平台的距离比膝关节屈时要长,此时各韧带均较紧张,保证了伸直位时膝关节的稳定性。在内侧髌股关节屈0°～15°和外侧髌股关节屈0°～20°范围内,由于半径基本不变,股骨内外侧髁仅有滚动而没有任何滑动。随着关节进一步屈,股骨髁半径变小,膝关节韧带紧张度下降,允许股骨髁相对胫骨平台滑动,膝关节变松,关节灵活性增加。在关节继续屈时,前交叉韧带限制股骨髁向后脱位,表现为股骨髁滚动合并向前滑动,从而避免了股骨髁向后脱位(图4-51)。

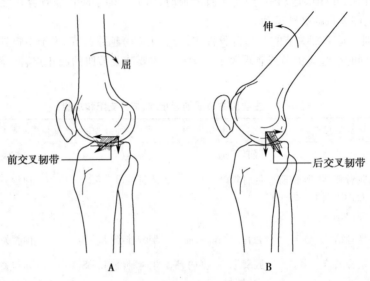

图4-51　屈伸时的相对滑动

(2)旋转:膝关节在伸直位时,内外侧副韧带等结构紧张,完全限制了膝关节的旋转运动,也保证了关节支撑时的稳定性。在屈90°时,韧带放松,此时膝关节可以以小腿为轴在水平面内进行旋转运动。因为外侧副韧带相对更松一些,所以股骨髁和胫骨平台之间的旋转运动外侧大于内侧。而旋转的垂直轴位于胫骨的髁间隆起内侧,所以认为是外侧髁环绕内侧髁旋转。屈曲90°时,膝关节旋转的总量为40°～50°,外旋大约为内旋的2倍,随着膝关节逐渐伸直,关节旋转范围越来越小。轴旋转是膝关节的重要功能,保证了膝关节在开链运动中可以调整小腿及足的方向,以利于选择不同地面,并在闭链运动中适应不同支撑面的情况以及调整下肢力线。

(3)终末旋转:膝关节伸直的过程基本上是屈曲的反向运动。在伸膝开链运动中,从膝关节最后20°屈至完全伸直,胫骨相对于股骨外旋约20°,称膝关节终末旋转。终末旋转是因为内侧股骨髁大于外侧股骨髁所致,是纯粹的机械现象,发生于被动和主动伸膝运动中,不能随意产生或阻止。终末旋转完成了屈膝关节松弛到伸膝完全锁定膝关节的过程,提供了机械的稳定来抵抗发生在矢状面的力,允许直立位时不需要股四头肌收缩即稳定膝关节,以及在伸膝肌力降低情况下抵抗前后向的力。虽然膝关节终末旋转的量不大,但对正常的膝关节功能如同轴旋转一样是必需的。成功的膝关节康复,这两个运动必须评估和修复。

2. 运动范围

(1)正常范围:胫股关节的运动范围在矢状面最大,膝从完全伸直到完全屈曲的范围是0°～135°。在水平面的运动范围取决于屈伸程度。完全伸直时,由于股骨髁与胫骨髁交锁,几无运动。随屈曲增加,水平面上的运动开始增加。屈90°时,膝外旋30°～40°,内旋20°～30°。屈超过90°,内外旋角度随之减少。冠状面内完全伸直时,几乎不可能内收外展。当膝屈90°时,内收外展角度增加,但最大也只有几度(表4-12)。

膝关节屈的范围还取决于与大腿后面接触的小腿三头肌的大小,通常为120°～135°。由于受跨过髋和膝两个关节的股直肌(它起自髂前下棘)的限制,当伸髋时屈膝,运动范围减小。

膝关节主动伸的角度约为0°,但也可以有-15°的过伸。伸或过伸的终末感是坚硬的,原因是韧带和关节囊结构的张力阻止了膝关节的伸或过伸。若屈膝90°,伸膝较为自由,但腘绳肌的长度也能限制膝关节的伸展。女性更容易形成膝关节的过伸(膝反屈)。

表4-12 膝关节的主动运动

关节运动	正常范围	主 动 肌
伸(过伸)	−15°~0°	股四头肌(股直肌、股中间肌、股内侧肌、股外侧肌)
屈	0°~135°	半膜肌、半腱肌、股二头肌、腘肌、腓肠肌、跖肌

(2)日常生活活动运动范围:膝关节运动范围与功能密切相关。最基本的日常生活活动(走路、上下楼梯、坐下等),膝关节至少屈90°。在几乎全部日常生活活动中,膝关节屈曲应达到115°(或117°)且完全伸直。而要进行体育活动,则需全部达到正常范围。有些项目如体操、田径、杂技等则需要超常范围的异常关节活动;由慢走到跑步,站立相膝关节的屈需要逐渐加大;平地走路时,整个周期膝没有完全伸直,运动范围为5°~75°。

3. 髌股关节的运动 在膝关节屈伸过程中,髌骨与股骨的接触面是不停变化的(图4-52)。深屈膝状态,髌骨被髌腱牵拉到股骨滑车最下方,股骨滑车与髌骨股骨面并不接触,仅髌骨两侧上极与股骨髁接触。随着膝关节伸,髌骨逐渐上移,髌骨软骨接触面逐渐下移,而相对应的股骨滑车接触面则逐渐上移。当膝关节完全伸直时,髌骨与股骨脱离。髌股软骨面在膝关节屈的过程中始终相互挤压,且接触面最大时也不超过髌骨内侧关节面的30%,导致关节接触面局部压强较高,这是膝关节退行性变最早发生在髌股关节面的原因。

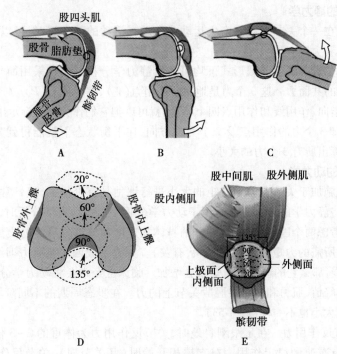

图4-52 髌股关节的运动
A.膝屈135°;B.膝屈90°;C.膝屈20°;D.髌骨在股骨上的滑行轨道;E.髌骨关节面。

4. 半月板运动 在膝关节屈的运动过程中,半月板被股骨髁挤压向后方运动,外侧后移约12mm,而内侧后移约6mm,伸膝时则发生相反的运动。在膝关节旋转过程中,股骨外旋将内侧半月板挤压向前运动,外侧半月板则挤压向后运动,股骨内旋时发生相反的运动。半月板运动的被动因素主要是股骨的运动;主动因素包括肌和韧带的牵拉作用。如屈膝时腘肌牵拉外侧半月板和半膜肌牵拉内侧半月板向后,伸膝时半月板髌韧带牵拉内外侧半月板向前运动。当膝关节快速进行屈伸伴旋转的运动(如摔倒时膝关节屈伴外旋扭伤,以及足球运动员用外弧圈球射门等动作)时,内侧或外侧半月板可能同时受到向前与向后的力,产生半月板的矛盾运动。此时半月板无法和股骨髁同时进行协调运动,半月板可能被股骨髁压碎或撕裂。

5. 附加运动 膝关节的紧锁位是完全伸直,在此位置终末旋转使韧带和关节囊结构紧张,牢固地稳定关节。在此位置,正常情况下不产生任何附加运动。但若膝关节屈25°或更大时,胫骨可从股骨上牵开几个毫米,向前、后、内侧和外侧滑动1~3mm以及内收和外展。过度的滑动可能提示软组织结构如韧带、半月板或关节囊松弛。

6. 功能运动 研究膝关节的功能性运动必须考虑是开链运动还是闭链运动。这两种运动状态下因为要对抗的重量不同,肌收缩形式往往不同,且参与作用的韧带功能也往往不同。

(1)闭链运动:在下肢支撑的闭链运动中,如步行周期中的支撑相,由坐位站起或站立位坐下以及上下楼梯或攀登等动作时,胫骨相对静止,股骨相对于胫骨运动。此时膝关节肌收缩,对抗身体重量,需要的肌收缩力量较强,而膝关节各间室关节面也承受了较大压力。另外,因为是闭链运动,膝关节的活动范围必然受到其他相邻关节的影响。如小腿三头肌痉挛的患者,踝关节跖屈位,步行支撑相时如全脚掌着地则必然胫骨后倾,此时必然带来膝关节过伸,长时间的膝关节过伸支撑步行可能导致膝关节后侧肌腱与韧带的损伤。这种情况下,膝关节过伸是继发于踝关节跖屈,在进行膝关节运动分析时必须注意。

(2)开链运动:在小腿的开链运动中,如步行周期中的摆动相、坐位伸膝动作(穿鞋穿裤等)、足球运动的射门动作等,股骨相对静止,胫骨相对于股骨运动。此时膝关节肌收缩对抗小腿重量,需要的肌收缩力量较小,关节所承受的负荷相对也较小。因为是开链运动,膝关节可进行单关节运动,此时有利于通过膝关节的运动调整足的位置。如在足球运动中,利用膝关节屈曲时不同旋转调整足的位置进行变向过人动作,或者旋转的同时快速伸膝踢球的不同部位,将球踢向各个不同方向。

(三)胫股关节的静力学

当力和力矩作用在一个关节上没有产生运动或在动态活动的某一瞬时,可以用静力学的原理与方法来分析并确定力和力矩。

所有关节在任何位置和任何承载形式下均可进行静力学分析。通常采用简化方法,分析作用在分离体上的3个主要的共面力。这3个力是地面反作用力(W)、髌腱拉力(P)、关节反作用力(J)。若已知这些力的大小、指向、作用线和作用点四个特性,就可以把它们作为矢量标示出来("方向"包括作用线和指向)。若已知3个力的作用点及2个力的方向,在平衡状态下就能得到其余所有的特性,可以画出力三角形,并算出所有3个力的大小。

(四)胫股关节的动力学

尽管对在静态时施加于关节上力和力矩的大小进行评估是有价值的,但日常生活中大多数的活动都是动态的,可以将静力学的分析方法运用于动力学分析中。在动力学分析时,除了静力学分析所考虑的因素外,还要考虑两个因素,即研究部分的身体加速度和该部分身体的质量惯性矩(质量惯性矩用来表示加速物体所需的力矩值,与物体形状有关)。如进行股四头肌肌力训练时,若在踝关节处佩戴一个20kg的沙袋,那么它的惯性质量矩就会增加。临床上经常会将动力学分析用于研究走路时胫股关节反作用力的峰值、肌力和韧带在胫股关节上的力。在步态周期的不同阶段,通过胫骨平台传递的关节反作用力的大小也不一样(图4-53)。

1. 肌收缩与关节反作用力 在足跟刚着地时,关节反作用力为体重的2~3倍,这与腘绳肌收缩有关,而腘绳肌对膝有减速和稳定作用。在支撑相开始时(膝关节屈),关节反作用力约为体重的2倍,这与股四头肌收缩以防膝关节屈有关。在支撑相后期(足趾离地前),关节反作用力为体重的2~4倍,这与腓肠肌收缩有关。在摆动相后期,腘绳肌收缩引起的关节反作用力约等于体重。

2. 胫骨平台与关节反作用力 在步态周期中,关节反作用力会从外侧胫骨平台移向内侧。在支撑相,当力到达峰值时,主要由内侧胫骨平台支撑。在摆动相,当力为最小值时,主要由外侧平台支撑。胫骨内侧平台的接触面约比外侧大50%,内侧平台上的软骨也比外侧平台的厚3倍,所以内侧平台有较大的接触面和厚度,使其更能承受较大的力。

3. 韧带与关节反作用力 在胫股关节中,韧带所受的力低于作用在胫骨平台上的力,而且主要是拉力。走路时,后交叉韧带承受最高的力,约为1/2体重,峰力值刚好发生在足跟着地之后和支撑相后期。

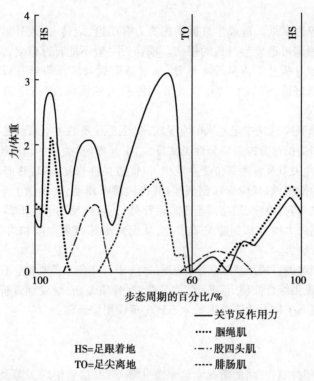

纵轴 力/体重 标注 4、3、2、1、0
顶部标注 HS、TO、HS

横轴 步态周期的百分比/% 标注 100、60、100

—— 关节反作用力
····· 腘绳肌
-·- 股四头肌
···· 腓肠肌

HS=足跟着地
TO=足尖离地

图 4-53　步行时一个步态周期中胫骨平台传递以体重表示的关节反作用力

4. 髌股关节反作用力　在大多数活动时,股四头肌收缩和体重均能使髌股关节受力,而且屈的度数越大,股四头肌力值越大,髌股关节压力值越高。走平路时,关节反作用力值约为体重的一半;上下楼时,约为体重的 3.3 倍。因此,髌骨软骨病患者做较大屈膝关节活动时会疼痛。但在坐位,小腿自由下垂,抗阻力伸膝关节至完全伸直时,髌股关节反作用力值低,而股四头肌肌力继续增加。这样,当髌骨软骨病患者在膝关节屈小于 20°时训练股四头肌的肌力不会引起太大疼痛。

5. 半月板与关节反作用力　正常情况下,膝关节的关节反作用力由半月板和关节软骨共同支撑。研究发现,胫股关节在去除半月板后所受的应力比结构完整时高 3 倍,而且此时的压力不再分布于一个较大的面积,而是集中于胫骨平台中心处的软骨。因此,半月板在负重状态下不仅具有缓冲压力、保护软骨和软骨下骨结构的作用,还具有维持膝关节稳定的作用。

（五）膝关节稳定性的维持

膝关节的骨性特点、关节囊、韧带和关节肌为关节稳定性与灵活性的矛盾与统一提供了可能。

1. 骨性特点　膝关节主要在冠状轴上做屈伸运动。因为组成膝关节的股骨下端、胫骨上端和髌骨特有的骨性结构,加上有半月板的衬垫,增加了该关节的骨性吻合。

2. 关节囊　其复合结构使关节囊强大而紧张,增加了膝关节的稳定性。

3. 关节周围肌和韧带　膝关节周围有多而强大的韧带和肌,限制和引导膝关节的运动,使其稳定性大增。关节内侧的稳定性由内侧副韧带和缝匠肌提供;外侧由外侧副韧带和髂胫束提供;前方由股四头肌和前交叉韧带提供;后方由腘绳肌和后交叉韧带提供。

4. 螺旋扣锁机制　膝关节完全伸直时,关节的所有韧带拉紧,膝关节锁定。胫骨相对于股骨的一切运动都几乎停止,这是膝关节最为稳定的姿势。

（六）膝关节与运动障碍

膝关节的损伤常由力作用于股骨和胫骨的长杠杆臂而产生较大的力矩造成。

1. 膝关节内侧副韧带损伤　这种损伤在体力劳动和体育运动中较为常见。无论膝关节是伸直位还是屈曲位,强迫小腿外展的暴力或使膝关节突然外翻,即可引起膝内侧副韧带损伤。膝关节微屈时,暴力直接作用于膝外侧也可引起膝内侧副韧带损伤。伤后 1~2d 可在黏膏支持带保护下开始股四头肌静力收缩练习（5min）、直腿抬高练习（采用 10 次最大负荷量,抬腿 10 次）、等长伸膝练习

（15次）。

2. 半月板损伤　较为常见。造成半月板损伤的力有压迫、旋转、内收外展、屈伸四种，其中一种或数种作用力复合作用即可造成半月板的损伤。损伤后一般不能自行修复，需要手术切除，但切除后新长出的类半月状软骨板已不再是纤维软骨，而是透明软骨。预防半月板损伤的最好措施就是在进行较剧烈运动前做好准备活动，加强膝关节周围肌力的训练，保持正确的膝关节姿势和用力顺序。

3. 膝关节骨性关节炎　这是中老年人的常见疾病，也是致残的主要原因之一。一般来说，膝关节磨损后的反应是增生和受损部分的非特异性炎症反应，引起疼痛、关节活动障碍。这需要通过减轻骨关节或肌负荷，让病变骨关节及骨骺部位受力减少，以促进炎症修复，减轻疼痛，改善功能。过去常要求患者减少受累肢体的使用，如减少腹部剧烈运动，少做膝下蹲动作，少做上下楼动作等。现代康复治疗除了运用运动疗法、药物治疗、理疗甚至手术治疗外，还可以使用膝矫形器来纠正膝关节的对线，使已经偏向膝关节内侧的力线外移到膝关节中心，从而减小膝内翻角度和内收力矩，增强关节稳定性，缓解疼痛，增强步行能力。

膝关节疾病康复训练的目的是解除病痛，恢复站立、步行和负重等功能。伤后康复训练如不能及时介入，会出现一系列废用综合征（如肌萎缩、关节挛缩、骨质疏松、继发性骨折等），最终导致下肢功能障碍。康复训练应遵循生物力学原理进行才不致出现误用综合征。

三、踝和足

在日常走路或跑步时面对的路面情况永远是变化多端的，这使得踝关节及足部需要有充足的柔软性以吸收应力，并且适应足与地面之间的空间结构。此外，在步行或跑步过程中，足部还需要有相对的坚硬强度以抵抗前进时的推进力量。踝-足复合体的结构类似一个立体拼图，当需要时可以适时提供活动度与稳定度，踝-足具备了似乎相互矛盾的需求——柔软有弹性、抗震，以及各关节、韧带和骨骼肌的功能与结构之间复杂的相互作用。

（一）踝关节的功能解剖

1. 踝关节的构成　踝关节又称为距小腿关节，是由胫、腓骨的远端与距骨滑车构成。在胫骨远端外侧有一个三角形凹，称为腓切迹，与腓骨形成坚固的远端胫腓关节，使胫骨与腓骨间只有很微小的滑动。这个关节提供了一个稳固的方形凹槽来容纳距骨，形成踝关节，就如木匠使用的榫接结构（图4-54）。腓骨上踝骨位置较胫骨上踝骨延伸较远，且在后方。关节面占距骨体外侧2/3，内侧有1/3。在踝关节周围的肌腱、韧带均从其前后通过，有利于踝关节前后运动。

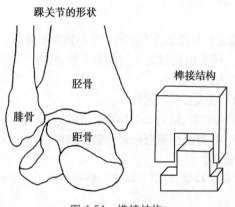

踝关节的形状

榫接结构

胫骨

腓骨

距骨

图4-54　榫接结构

2. 踝关节的辅助结构

（1）关节囊：踝关节关节囊前侧由胫骨下端前缘至距骨颈，后侧由胫骨下端后缘至距骨后结节。囊韧带最薄弱，仅有少量纤维连接于胫骨后面、下胫腓后韧带及距骨后面，所以踝关节囊前后侧松弛软弱。关节囊左右两侧坚实紧张，附于关节软骨的周围，内侧与三角韧带纤维相连接并得到加强，外侧为距腓前韧带、距腓后韧带加强。跟腓韧带在关节囊之外，就如膝关节的侧副韧带一样，使踝关节囊更加坚强。

（2）韧带：踝关节的内侧有5条强而有力的韧带，其中4条连接内踝与后面跗骨、距骨、舟骨和跟

骨，分别为前距骨胫骨韧带、后距骨胫骨韧带、胫骨舟骨韧带及跟骨胫骨韧带。它们合称为三角韧带（图4-55）。第5条韧带提供舟骨与跟骨内侧的距支柱突之间横向的连接，也称弹簧韧带。外侧由跟骨腓骨韧带、前侧与后侧距骨腓骨韧带组成的外侧韧带强化。此韧带将外踝及跟骨外上方以及距骨的前后部分连接（图4-56）。内侧韧带较外侧韧带有力，所以踝关节外侧的保护比内侧差，易导致外踝扭伤。

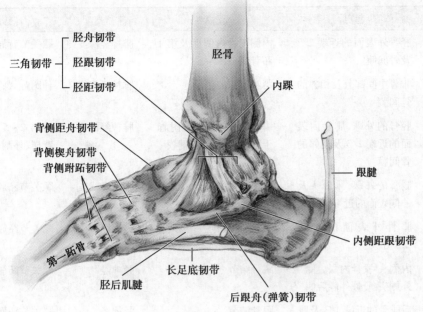

图 4-55 踝关节内侧韧带

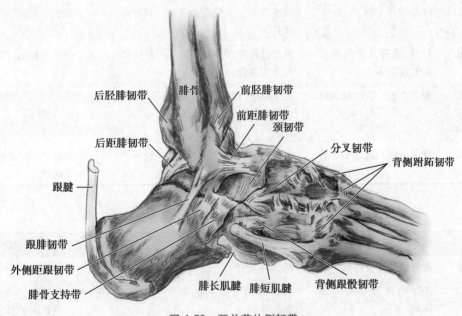

图 4-56 踝关节外侧韧带

（3）踝关节与足部肌群：踝关节及足部的动作是由内在及外在肌群所控制。外在肌群的近端附着处在小腿及远端股骨上，远端附着处在足部上（表4-13），主要负责足部的屈伸以及内外翻；内在肌群的远端及近端附着处都在足部内（表4-14）。足部的内部肌群在行走或是跑步的离地时刻能产生最大收缩。在跖肌收缩时，这些肌群会一起收缩，来协助抬升足部的内纵弓，从而稳定足部。这两类肌群控制踝-足静态和动态动作以及吸震。

（二）踝关节的运动学

踝关节（距胫关节）只有一个自由度，在矢状面上做背屈和跖屈动作。由于外踝的位置相对于内踝较后方，因此形成的动作轴稍微倾斜，导致了足部完全背屈时会有外旋的倾向，完全跖屈时会产生向内旋的倾向。在矢状面上的背屈和跖屈动作有利于行走时让身体前进、下蹲等动作。当第5跖骨与腓骨成90°时，认为踝关节的处于0°，正常背屈的角度范围是0°～20°，跖屈的角度范围是0°～50°。

表4-13 踝-足外在肌群的附着点、神经支配及功能

名称	起点	止点	神经支配	功能
胫骨前肌	胫骨外表面的近端2/3及骨间膜	内侧楔骨内侧面及第1跖骨底	腓神经深支	踝关节背屈、内翻
踇长伸肌	腓骨中间部分及相邻的骨间膜	踇趾远节的趾骨底	腓神经深支	伸踇趾,踝关节背屈
趾长伸肌	胫骨的外踝,腓骨内表面的近端2/3及相邻的骨间膜	由4条分开的肌腱附着于第2~5趾趾背腱膜	腓神经深支	伸第2~5趾,踝关节背屈、外翻
腓骨长肌	胫骨的外踝,腓骨头及外侧表面的近端2/3处	内侧楔骨的外侧表面及第1跖骨底	腓神经浅支	踝关节跖屈、外翻
腓骨短肌	腓骨外表面的远端2/3处	第5跖骨粗隆	腓神经浅支	踝关节跖屈、外翻
腓肠肌	内侧头-股骨内髁后侧 外侧头-股骨外髁后侧	跟骨结节	胫神经	踝关节跖屈,膝关节屈
比目鱼肌	后腓骨的近端1/3及腓骨头与胫骨的后侧	跟骨结节	胫神经	踝关节跖屈
跖肌	股骨的外上髁	跟腱内侧嵌入到跟骨粗隆处	胫神经	踝关节跖屈,膝关节屈
胫骨后肌	胫骨、腓骨及骨间膜的后侧近端2/3	足舟骨粗隆,内侧、中间和外侧楔骨	胫神经	踝关节跖屈、内翻
趾长屈肌	胫骨中央1/3的后表面	由4条分开的肌腱附着于第2~5趾的远节趾骨底	胫神经	第2~5趾内翻、屈,踝关节跖屈
踇长屈肌	腓骨后侧的远端2/3处	踇趾远节	胫神经	踇趾内翻、屈曲,踝关节跖屈

表4-14 踝-足内部肌群附着点、神经支配及功能

名称	起点	止点	神经支配	功能
趾短伸肌	跟骨的背侧及外侧	第2~4趾骨	腓神经深支	伸第2~4跖趾关节
趾短屈肌	跟骨粗隆及足底筋膜跖侧	第2~5趾骨中间趾节基底部	内侧跖神经	屈第2~5跖趾关节及趾间关节屈
踇展肌	跟骨内侧突起	踇趾近端趾节基部内侧	内侧跖神经	外展踇趾
小趾展肌	跟骨粗隆的内侧及外侧突起	第5趾骨近端趾节外侧	外侧跖神经	外展第5趾骨
跖方肌	跟骨的跖面	趾长屈肌肌腱外侧	外侧跖神经	协助稳定趾长屈肌,防止往内位移
蚓状肌	趾长屈肌肌腱	第2~5趾骨的背侧趾头	内外侧跖神经	屈2~5跖趾关节,伸趾间关节
踇短屈肌	骰骨及外侧楔型骨的跖面及胫后肌肌腱的部分	踇趾近端趾节基部的内侧及外侧	内侧跖神经	屈踇趾跖趾关节

　　行走时,在站立期的最后时刻,即脚跟要离地之前,踝关节会产生最大的背屈。此时的踝关节是最稳定的,大部分的侧韧带及跖屈肌处于牵拉状态。当较宽的距骨滑车前部卡进榫眼时,会使已背屈

的踝关节更加的稳定。因此,踝关节完全背屈时就是它的闭锁状态。在站立的末期需要这样的稳定度,因为在快走或跳跃的离地期跖屈肌会强力收缩。

相对于完全背屈时的闭锁状态,完全跖屈时的距胫关节最不稳定。在完全跖屈时,大部分的韧带及跖屈肌都处于松弛状态,同时两踝间距骨顶变窄,距骨离开榫眼,使得距胫关节不稳定。在这种情况下负重时,距胫关节会变得相对不稳定。这是穿高跟鞋或跳跃着地时容易脚踝扭伤及外侧韧带受伤的机制。

（三）踝关节的静力学

当人处于静止站立时,每侧距上关节承担了 1/2 体重。参与平衡的肌群在距上关节上的反作用力就会增加,其增加量与平衡肌群的肌力大小成正比。

过去认为腓骨是不参与负重的,但现在研究证明,站立时小腿承担的负荷有 1/6 是腓骨承担,并经腓骨远端关节面传导至距骨,行走时可增至 1/4。

（四）踝关节的动力学

踝关节的动力学特性与性别及年龄相关。研究表明,女性的踝关节动力学特性在绝对值上弱于男性,考虑力学特性的相对值时差异较小甚至没有显著性差异。国内研究人员通过测试健康青年踝关节背屈、跖屈肌群的力量,探讨了健康青年踝关节跖屈、背屈肌群工作的生物力学规律,男子表现出比女子更大的绝对力矩、总功及平均功率,但是当排除受试者的体质因素时,差距有所减小。在踝关节处于不同角速度时,踝关节的动力学特性也不相同。踝关节的动力学特性还与运动、训练方式、足及其周边结构、肌疲劳等有关系。

根据踝关节的动力学,可以推算出作用于踝关节假体上的载荷大小,了解正常和病变踝关节在活动时的载荷大小。研究平地行走时踝关节的受力情况,在步态周期的 13.5%~50.1%,相当于从左足趾离地、右下肢单独负重起到左足跟刚触地的过程,分析踝关节力和胫前肌、小腿三头肌力的变化与在不同行走速度下踝关节力和胫前肌、小腿三头肌力的变化与踝关节力(F)的反作用存在着一定差异,但力的峰值均为体重的 3~5 倍,分别在支撑相早期和后期出现;当行走速度放慢时,在支撑相的后期只有一个峰值(约为体重的 5 倍)。正常人在行走中,踝关节力的峰值是通过腓肠肌和比目鱼肌收缩产生的。踝关节的力峰值出现在行走支撑相中期,相当于单腿负重晚期。

（五）踝关节的稳定性

踝关节只具有一个自由度,绕一个空间轴运动。踝关节的稳定性相对较差。它的横向稳定性依赖于关节面之间的紧密内锁牢牢榫接在胫腓骨之间。踝关节关节囊前后较薄弱,而内、外侧则由内、外侧副韧带明显加强。内侧副韧带包括胫距前韧带、胫距后韧带、胫跟韧带和胫舟韧带,限制了跟骨和足舟骨相对于距骨的移动,有利于维持内侧纵弓,加强了踝关节内侧稳定性。外侧副韧带主要由距腓前韧带、距腓后韧带与跟腓韧带组成,此 3 条韧带相对薄弱,因而易发生踝关节内翻损伤。

踝关节的韧带、关节囊等组织富有丰富的本体感受器,对踝关节稳定性起到了重要作用。当足落在倾斜或者不稳平面上时,轻微的足位置改变即可迅速诱发肌收缩,此稳定性反射保证足在离开平衡位置很小时马上被纠正,此时所需的肌收缩力量也较小。

（六）足部功能解剖

足部由 26 块骨组成,包括 7 块跗骨、5 块跖骨、14 块趾骨。足的后部由跟骨和距骨组成,足的中部由足舟骨、骰骨和楔骨组成,足的前部由跖骨和趾骨组成。整个足部可被形容为有弹性的弓状构造(图 4-57)。

足部有纵弓和横弓两个足弓。纵弓由足跟延伸到跖骨头,又可分为内侧纵弓及外侧纵弓。组成外侧纵弓的骨有跟骨、骰骨和第 4、5 跖骨。内侧纵弓由跟骨、距骨、舟骨、3 块楔骨及 3 块内侧跖骨组成。外侧纵弓较扁平且缺乏弹性,具有支撑性功能。内侧纵弓的弹性较大且弯曲较大,在移行活动中起缓冲吸震的作用。纵弓主要由强韧的足底筋膜支撑维持。足底筋膜附着于跟骨、跖骨头、骰骨、舟骨,以及第 1 与第 5 跖骨基部。它可将小腿三头肌跟腱所承受的力量传达到前足底,负重可达体重的 92%。足部的横弓是横跨足底两侧的凹窝,由前侧跗骨及跖骨组成。

足部有以下关节:

（1）距下关节:由距骨下方、跟骨的上方和前方组成关节。周围由 4 小条跟骨腓骨韧带加强。连

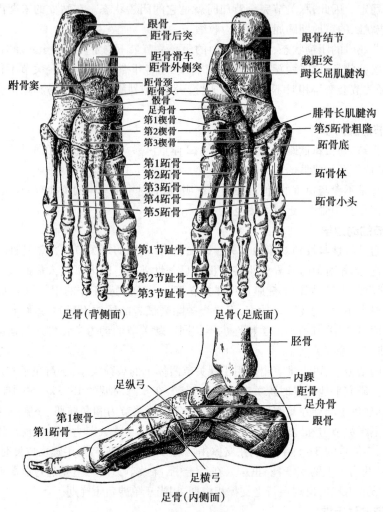

图 4-57　足部结构

接跟骨的距支柱突起到舟骨下方跖面的跟舟骨韧带是比较重要的一条韧带,此韧带宽而厚,含有纤维软骨小面,表面为滑液膜,实际上是距下关节的一部分。由于含有黄色弹性纤维,具有一定弹性,所以通常称为弹簧韧带。

（2）跗横关节:包括2个关节,在外侧的是跟骰关节,在内侧的为距骨舟骨关节。俯视关节的连线,如同一条浅浅的字母S。跟骰关节不含运动轴,只能执行细微的滑动。距骨舟骨关节可做3个运动轴上小幅度的活动。这些关节由许多韧带加强稳固,其中最重要的2条是宽而厚且强有力的长、短跖韧带。

（3）跗跖关节:由跖骨基部与3块楔骨及骰骨组成,这些关节担任足部关节列的基部关节。第1跗跖关节在步态支撑期会有细微塌下。第2跗跖关节是所有跗跖关节中最稳定的,主要因为其基部紧卡在内侧及外侧楔骨间。

（4）跖趾关节:是由凸面的跖骨头与凹面的近端趾节形成的关节。此关节与手部的掌指骨关节功能类似,可伸直(背屈)、屈曲(跖屈)及外展与内收。在行走的离地期必须要有 60°～65°的过度伸直。

（5）趾间关节:除踇趾外的其他脚趾都有一个近端的趾间关节及一个远端的趾间关节,踇趾只有一个趾间关节。这些关节主要做屈活动。

（七）足部的运动学

1. 跗骨关节运动　距骨下、中跗骨及跗骨关节的运动都是一同发生,且通常与踝关节产生的运动相关。除了属于杵臼关节的距骨舟骨关节外,这些关节都没有运动轴,只能产生细微的滑动。

（1）背屈:跗骨区域背侧面凸出稍微减少,跖面的凹陷稍微增加。

（2）跖屈:跗骨区域被侧面凸出增加,跖面的凹陷也增加。

（3）内翻及内收:足弓内侧缘提起伴随前足向内弯曲的动作,内翻幅度大约为22.6°。

（4）外翻及外展:足部外侧缘轻微提起伴随前足微向外弯曲的动作,外翻幅度大约12.5°。

在支撑期,小腿及距骨在固定的跟骨上移动。虽然距下关节的动作很小,却很重要。当支撑期下肢接触到地面时,会在水平面及冠状面上自然地产生相对微小的转动,距下关节可以抵消这个转动。如果距下关节被固定,小腿、距骨及跟骨会被迫跟着转动的下肢一起移动。当足部的内侧踩在凸起地面时,跟骨转动进而造成距下关节的内翻,从而维持小腿在垂直状态。如果缺少距下关节提供相应动作,走在不平坦的表面可能会相当困难,且可能会失去平衡,并造成踝关节与足部的伤害。

2. 跗跖关节与跖骨间关节运动　由于第1跖骨基底部与第2跖骨的基底部没有韧带连接,第1、第2跗跖关节可以产生微小活动。特别是第1跖骨的运动较其他关节的运动更大。

3. 跖趾关节运动　跖趾关节可做屈曲、伸直以及有限的外展与内收。

4. 趾间关节运动　趾间关节可做屈伸,还有过伸,特别是趾。脚趾的主要功能是推进,在结束步伐的瞬间脚趾与地面相作用,使地面产生对脚趾的推力,其大小与行走或跑步的力量和速度成正比。

（八）足部静力学

在解剖特点上,距下关节后关节面的接触面积明显大于前、中关节面。人体负荷主要通过距下关节后关节面的前外侧传递。研究表明,距下关节后关节面传递负荷占了总传递负荷的69%。因此,距下关节后关节面在承重方面起着极为重要的作用,当中立位负重600N时,前关节面传递负荷约为119N,占总负重的19.8%,后关约为270N,占总负重的45%。临床发现此处发生骨折或创伤性关节炎的概率很大。

跟骨是足部最大的跗骨,为人体行走提供坚强有力的弹性支撑,同时为腓肠肌收缩提供强有力的杠杆。跟骨不规则,有6个面,4个关节面。跟骨与距骨接触面积达1.18cm²,占距下关节总面积12.6%,传递力可达到约390N。足弓与跟骨共同在足底构成了凸穹窿状结构,构成了3个着力点,分别是跟骨的内侧突和外侧突,以及第1跖骨头和第5跖骨头之间的部分。重力作用到距骨滑车上后,沿着上述3个着力点传递,最后作用于地面。跟骨后关节面是跟骨高应力发生区,接近解剖位置上的跗骨窦部位,也就是Gissane三角(跟骨交叉角)处,跟骨骨折大多源于此。

（九）足部动力学

快速运动状态时[冲击速度为2.5m/s,冲击距离为32cm,冲击力为392N(40kgf,kgf为千克力)],可使距骨发生骨折。若冲击时间为13.75ms,距骨的极限冲击载荷达到19 980N,作用时间脉宽为11.7ms,此时加速度为500m/s²,在此状态下,距骨动态变形为3.64mm。这表明距骨的动力学强度比静力学强度高得多。距骨的平均最高极限载荷达14kN,极限强度可以达到250MPa。据测试,它的弹性系数为28.86GPa(1GPa=1 000MPa)。距骨在足后关节中承载能力最强,不容易骨折。

跟骨的动态力学性质平均极限载荷为11 983N,载荷平均作用时间为13.75ms,平均加速度为297.3m/s²,动态应变移位为5.18mm。根据跟骨冲击动力学特性中机械能守恒定律,得到动应力与静应力之比,即跟骨动荷系数,其值为1.78。

（十）足部稳定性

在放松站立位,楔形的骨性结构、足底韧带和跖筋膜的拉力共同协作,维持足弓的稳定性。当增加负荷时,足底肌收缩成为第二位的足稳定因素。如当足的骨、韧带和跖腱膜结构破坏时,则胫前肌、胫后肌与腓骨肌等均有异常增加的肌电活动。在步行时,足弓在开链状态的弹性结构和闭链状态的刚性结构之间相互转换,既保证了对不同地面的适应,也保证了支撑时的稳定性。此结构的转换与骨、韧带结构的适应性改变,以及足踝的外在肌群和足底固有肌群作用密切相关。

足底筋膜对足关节的稳定起着至关重要的作用。它起于跟骨,向前跨过所有跗骨跖趾关节,附着在近节趾骨的跖面,构成一种网架样的结构。它跨越在足跟和足趾之间,起着缆索作用,维护着足的稳定,当载荷增加时会被拉长,发挥吸震功能。所有跗骨关节通过跖筋膜的作用锁合在一起,使得足在站立、行走、跑步、下蹲等动作中跖筋膜的被动作用补充了肌的主动作用,从而加强了足的稳定性。

（十一）踝-足与运动障碍

在下肢所有容易发生的伤害中,以踝关节发生受伤概率最高。其主要原因是与肌的排列方式密切相关。因为跨过踝关节的肌腱都是长条状,缺乏肌腹。常见的损伤有拉伤、扭伤、脱臼及骨折。

1. 外侧副韧带损伤　临床上最常见的踝关节内翻扭伤常常导致外侧副韧带损伤,损伤韧带和关节囊中的本体感受器,导致踝关节稳定性下降,而稳定性下降,使韧带更容易拉伤,进一步损伤了感受器,造成踝关节扭伤后的习惯性扭伤。临床康复训练方法主要是踝关节本体感觉和肌反应速度训练。

2. 足底筋膜炎　主要表现为足底疼痛,通常过度动作或者下肢肌缺乏弹性易造成足底筋膜炎。其常见病因是足底筋膜发炎、筋膜微小撕裂伤或是完全断裂。通过牵伸运动有助于预防及治疗足底筋膜炎。

3. 胫骨骨膜炎　是在肌收缩或受到牵张时,沿着胫骨内侧缘触压肌的起点处时常常会产生疼痛。原因与足过度旋前相关。因过度的旋前需要胫骨后肌去支持足弓,因此附着点受到不断的损害。

4. 足的畸形

(1) 仰趾足:用足跟走路,足的前部不与地面接触。

(2) 马蹄足:用距骨头走路,足跟不着地。

(3) 弓形足:过高的足弓或中空足。

(4) 外翻:趾在跖趾关节处向外偏。

另外还有仰趾外翻足、马蹄内翻足、马蹄弓形足等。

(许　萍)

第三节　脊柱运动

脊柱位于背部正中,是躯干的中轴,也是人体运动的主轴。脊柱由椎骨通过椎间盘、关节及韧带连结而成,具有传递载荷、保护脊髓、提供三维生理活动等功能。脊柱通常由 33 块椎骨组成,分别为 7 块颈椎、12 块胸椎、5 块腰椎、5 块骶椎和 4 块尾椎。成人骶椎和尾椎常融合在一起形成独立的骶骨和尾骨。在脊柱胸段,胸椎与肋骨相关节,脊柱下部的骶骨与组成骨盆的髋骨相关节。

一、脊柱生物力学

脊柱生物力学研究主要包括脊柱运动学、运动力学和脊柱稳定性。其中,脊柱运动学研究脊柱运动的规律及范围,其特征取决于其关节表面的几何形状和关节间软组织的力学性能。脊柱运动力学包括静力学和动力学两部分,前者分析平衡状态下作用于脊柱的载荷,后者分析运动过程中作用于脊柱的载荷,目前进行的研究主要限于静力学。脊柱稳定性是指脊柱在载荷作用下维持自身结构正常形变的能力。它在一定程度上决定治疗方法的选择和患者的术后康复。脊柱不稳定是指在生理载荷下失去保持椎骨之间相互关系的能力。对脊柱的生物力学分析必须考虑其组成结构,包括椎体、椎间盘、韧带和肌组织。它们的功能在体内均有复杂的作用方式,并与血供和神经支配密切相关。

脊柱通常被认为由一系列运动节段组成,每个运动节段构成一个结构单位,包括 2 节椎体和椎间的软组织。运动节段也叫脊柱功能单位,是脊柱的基本力学单位。脊柱运动一般是几个运动节段的联合动作,称为偶联运动。影响运动的骨性结构有胸廓和骨盆,胸廓限制胸椎运动,骨盆倾斜可以增加躯干的运动。

脊柱活动有 6 个自由度(3 个横向和 3 个旋转),即沿 x 轴的前后平移、沿 y 轴的左右平移、沿 z 轴的上下平移、绕 x 轴的旋转(侧屈)、绕 y 轴的旋转(屈曲和伸展)和绕 z 轴的旋转(图 4-58)。两椎骨间发生相对运动的方式取决于所施加的外力,而旋转轴是不固定的,仅有瞬间的轴向旋转可以被确定。

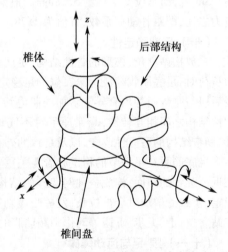

图 4-58　脊柱运动节段及 6 个自由度

脊柱运动的主要特点是具有共轭现象。共轭现象是指同时发生在同一轴上的平移和旋转活动,或者是在一个轴上的旋转或平移活动必然伴有另一轴上的旋转或平移活动的现象。如脊柱的侧屈必然伴有脊柱的旋转。正常时,脊柱在各方向上的运动均有其固定的共轭运动。病理情况下,共轭运动的方式和运动幅度均可能发生改变。

（一）脊柱各组成部分的力学特性

1. 椎体　主要由多孔的松质骨构成,周围的密质骨较薄,呈短圆柱状,中部略细,两端膨大,上、下面粗糙,可分为 2 个区域。中心部凹陷多孔由软骨板(终板)填充至边缘的高度;边缘部突起且为密质骨,与椎间盘牢固附着。边缘部位突起是由纤维环和前、后纵韧带牵拉而成。松质骨的骨小梁是按纵横主应力迹线方向分布。椎体是椎骨受力的主体,所以椎体背侧呈凹型。在压缩载荷作用下,椎体内同时产生压应力及张应力,同此种力学环境相适应,椎体内有分别承受压应力和张应力的两种骨小梁,成 90° 交叉,压应力最大部位的骨小梁垂直方向排列。承受张应力的水平柱很薄,呈极度各向异性。松质骨周围的皮质骨呈薄壳样结构,具有承重以及分散应力的作用,并且通过形成封闭腔室加强多孔材料(松质骨)的硬化效应,可承受椎体应力的 45% ~ 75%。椎间盘切除后椎体应力分布紊乱,应力集中发生在椎体的后侧,而中央部分的应力集中部位虽与正常时相同,但应力水平都明显下降。腰椎后部结构切除后,椎体及后部结构的残留部分应力水平呈增高趋势。

椎体的强度随年龄的增长而降低,特别是在 40 岁以后发生明显的降低。研究发现,椎体强度与骨矿物质含量即骨密度密切相关,骨密度下降,椎体强度亦随之下降。这可能是老年人骨质疏松、椎体容易发生压缩性骨折的主要原因。

2. 椎间盘　是连结相邻两个椎体的纤维软骨盘。由于椎间盘的存在,相邻两椎体间产生潜在的间隙,使椎体可以下降和弯曲。椎间盘要承受来自相邻椎体的挤压与剪切、弯曲载荷的作用。因此,一定的硬度同时具有较好的韧性是椎间盘所必需的特性。这一特殊的力学性能有赖于椎间盘独特的结构和组成。

（1）纤维环:椎间盘由纤维环、髓核和软骨终板三个部分构成。纤维环的结构中约 70% 为水,还有大量的胶原和蛋白多糖。纤维环约由 20 层纤维层逐层积累而成,纤维层间的连接复杂,在重叠排列中存在细微的中断,这种中断在椎间盘的后外侧发生频率最高,可能是此部位存在较高的应力和应变。

（2）髓核:椎间盘中央是髓核。髓核是柔软而富有弹性的胶胨样物质,包含了 90% 的水、大量的蛋白多糖、胶原和其他的基质蛋白。当受到压缩时,髓核就会向周围膨出。一方面,这种放射状膨出被周围纤维环所约束;另一方面,这种膨出也从内侧支撑了纤维环,使其防止向内侧弯曲而降低刚度。纤维环与髓核的协作性结合维持了椎间盘的刚度以抵抗压力负荷,也使椎体间存在一定的活动度。

（3）软骨终板:是存在于椎间盘的上下面的软骨层,将椎间盘固定于各自的椎体上,完成上下位椎体间的软骨结合。软骨终板的成分和关节软骨相似,含水 70% ~ 80%,组织干重的 7% 是蛋白多糖。髓核的营养主要通过软骨终板的弥散作用,从椎体血供中获得。

（4）力学特性:椎间盘在相邻椎体间起缓冲作用,在不同的载荷下椎间盘发生不同的形变来吸收能量并保持脊柱稳定。椎间盘在受压时,主要表现为纤维环向四周膨出,即使在很高的载荷下椎间盘发生变形,减除压力后一般也不会见到纤维环的破裂。对脊柱的运动节段进行受压试验,发现首先发生破坏的是椎体而非椎间盘,这说明临床上的椎间盘突出不只是由于受压,更主要的原因是椎间盘内的压力分布不均匀。日常生活中,椎间盘的承载方式很复杂,是一种或几种不同力的组合,如压缩、弯曲和扭转,这些载荷的联合作用对椎间盘造成很大的危害。椎间盘的总体结构虽有利于对抗压缩,但对其他负荷的耐受不如压缩力,特别是扭力。理论计算表明,腰椎前屈增加的主要是剪切力,所以在腰椎前屈时容易损伤。

随着年龄增长及外伤损害,椎间盘表现出老化与退变的特征,即表现出椎间盘成分、结构和功能特异性的改变,导致椎间盘的承载能力及其传递能力下降,继而产生脊柱的功能性退化与可能性的损伤。

3. 椎弓根和关节突

（1）椎弓根:力学实验表明,椎弓的破坏多发生于椎弓根和椎弓峡部。采用三维有限元方法分析亦证实,这两个部位均为应力集中区域。临床上椎弓根部损伤非常少见,多数椎弓峡部裂患者亦无明显外伤,故目前多认为腰椎椎弓峡部裂是由于局部应力异常增高导致的疲劳骨折。

（2）关节突：脊柱节段的活动类型取决于椎间关节关节面的方向,而关节面方向在整个脊柱上有一定的变化。下颈椎的关节面与冠状面平行,与水平面成45°,允许颈椎发生前屈、后伸、侧弯、旋转和一定程度的屈伸。腰椎关节面与水平面垂直,与冠状面成45°,允许前屈、后伸和侧弯,但限制旋转运动。除引导节段运动外,关节突还承受不同类型的负荷,如压缩、拉伸、剪切、扭转等,其承受负荷的多少因脊柱运动而不同。后伸时关节突的负荷最大,占总负荷的30%（另外70%由椎间盘负荷）。关节突关节承受拉伸负荷主要发生在腰椎前屈时,当腰椎前屈至最大限度时,所产生的拉伸负荷有39%由关节突关节来承受。此时上、下关节突可相对滑动5~7mm,关节囊所受拉力为600N左右,而正常青年人关节囊的极限拉伸负荷一般在1 000N以上,大约相当于人体重量的2倍。当腰椎承受剪切负荷时,关节突关节大约承受了总负荷的1/3,其余2/3则由椎间盘承受。但由于椎间盘的弹性受负荷后发生蠕变和松弛,这样几乎所有的剪切负荷均由关节突关节承受,而附着于椎弓后方的肌收缩使上、下关节突相互靠拢,又在关节面上产生了较大的作用力,但在承受向前的剪切负荷时不起主要作用。腰椎关节突关节的轴向旋转范围很小,约1°。当轴向旋转范围超过3°时即可造成关节突关节的破坏。因此,限制腰椎的轴向旋转活动是腰椎关节突关节的主要功能。

4. 脊柱韧带　脊柱由重要的韧带支持,限制脊柱运动及保持脊柱生理弯曲,并通过稳定脊柱保护脆弱的脊髓和脊神经根。

（1）黄韧带：起自椎板前表面,插入下方椎板的后表面。由一系列成对韧带构成,延伸过整个脊柱,紧邻脊髓的后侧。黄韧带和邻近的椎板形成椎管的后壁。黄韧带由80%弹性蛋白和20%胶原蛋白构成,在脊柱屈曲时提供阻力。中老年人的黄韧带容易发生肥厚改变,是造成椎管狭窄的重要原因之一,韧带损伤及其炎性物质释放是腰痛的常见原因。

（2）前纵韧带：是一条长而有力的吊带状结构,附着在枕骨底部和所有椎骨体前表面全长。前纵韧带在脊柱伸展时拉紧,屈曲时松弛。前纵韧带的张力协助颈椎、腰椎的自然前凸程度。

（3）后纵韧带：附着在枢椎至骶骨之间脊柱全长的椎体后表面,是结缔组织的延续束带。后侧纵韧带位于椎管内,紧邻脊髓前侧,在脊柱屈曲时逐渐绷紧。

（4）棘间韧带：填充了相邻棘突之间大部分区域,深处富含弹性蛋白的纤维融入黄韧带,浅层纤维含有更多的胶原蛋白,融入棘上韧带。棘间韧带的纤维方向和结构在不同区域之间具有很大变化。棘上韧带附着在棘突顶端之间,与棘间韧带一起限制邻近棘突的分离,从而限制屈曲。在颈部,棘上韧带向头部伸展形成项韧带。

（5）关节突关节的关节囊韧带：大部分由胶原纤维构成,附着在关节表面的边缘。它们对椎间特定方向运动的导向作用很重要。关节囊韧带在中立位时相对松弛,但在其他体位时张力都会增加。

（6）力学特性：脊柱的韧带承担脊柱的大部分牵拉载荷。它们的作用如橡皮筋,当载荷方向与纤维方向一致时,韧带承载能力最强。当脊柱运动节段承受不同的力和力矩时,相应的韧带被拉伸,并对运动节段起稳定作用。脊柱韧带有多种功能:首先,韧带允许两椎体间有充分的生理活动又保持一定姿势,并使维持姿势的能量消耗至最低程度;其次,通过将脊柱运动限制在恰当的生理范围内并吸收能量,对脊柱提供保护;最后,在高载荷、高速度加载外力下,通过限制位移、吸收能量来保护脊髓免受损伤。脊柱韧带中,前纵韧带和小关节囊最强,棘间韧带和后纵韧带最弱。

5. 肌组织　椎旁肌在维持脊柱稳定性方面有重要作用。肌力为保持姿势的必需条件,神经和肌的协同作用产生脊柱的运动。主动肌引发运动,而拮抗肌控制和调节活动。

脊柱周围肌可分为前、后两组,位于腰椎后方的肌又可以分为深层、中间层和浅层。深层肌包括起止于相邻棘突的棘间肌、起止于相邻横突的横突间肌以及起止于横突和棘突的回旋肌等;中间层肌主要为起于横突、止于上一椎体棘突的多裂肌;浅层肌即竖脊肌,为髂肋肌、最长肌和棘肌。前方的肌包括腹外斜肌、腹内斜肌、腹横肌和腹直肌等。

（二）脊柱生理弯曲及功能

1. 生理弯曲　从正面看,脊柱是直的、对称的。从侧方看,脊柱有4个生理曲度,呈S形,形成了站立时的"理想"脊柱姿态。这些弯曲是在人体生长发育及直立行走过程中逐渐形成的。在胚胎晚期和新生儿,整个脊柱只有1个向后的曲度,头与膝接近,当婴儿开始坐位时,头逐渐抬起,颈段脊柱就形成一个向前凸出的曲度,至9~10个月,婴儿逐渐开始站立行走,髋关节开始伸直,由于髂腰肌将腰段脊柱向前牵拉,就形成了腰段脊柱的向前凸出的曲度。身体为保持平衡,在这两个曲度之间不得不维持两个相反的曲度,即胸段脊柱和骶尾段脊柱后曲,或者说维持原有的曲度。

2. 功能 脊柱生理曲度的存在增加了脊柱缓冲震荡的能力,从而减轻走路、跳跃时从地面传来的震动,缓和脑和脊髓受到的冲击。生理曲度还扩大了躯干重心基底的面积,加强直立姿势的稳定性,腰椎的前凸对负重和维持腰部稳定很重要。脊柱胸段和骶尾段屈曲增加了胸、盆腔的容积,其内部脏器可有活动余地。脊柱的生理曲度不是固定的,而是动态的,在运动时会改变形状和调整姿势。脊柱的过度伸展会增加颈部和腰部的前凸,减少胸部的后凸。相反,脊柱的屈曲会减少颈部和腰部的前凸,或者使颈部和腰部的前凸变平,增加胸部的后凸。骶尾部弯曲是固定的,呈前凹后凸状。

脊柱的生理弯曲还构成了人体曲线美。一旦生理弯曲发生改变,即便是其中的一小段,也必然使这种完美的人体形态遭到破坏,并且影响人体的生理功能,包括步态及姿势等。老年人因椎间盘水分减少及退行性改变,使其脊柱的颈椎前凸及腰椎前凸逐渐消失,而胸椎后凸逐渐加重,形成老年性驼背。

二、颈椎

(一)颈椎的功能解剖

颈椎共有7块椎体相对较小、活动非常灵活的椎骨。颈椎最特别的解剖特点为其横突中有横突孔的存在。重要的椎动脉往上通过这个孔,朝枕骨大孔方向运输血液至大脑和脊髓。第3至第6颈椎形态相似,称为典型颈椎,第1、2颈椎及第7颈椎形态较特殊。

典型颈椎由椎体、椎弓及突起组成。椎体的横径较矢径大,上、下面呈马鞍状。颈椎椎体由上向下逐渐增大,呈扁椭圆性。典型颈椎的棘突较短,末端分叉,横突孔内有椎动静脉通过。棘突位于椎弓的正中,呈矢状位,颈3、颈4、颈5的棘突分叉突向侧下方、后方,从而增加了与项韧带和肌的附着面积。

椎体的上面两侧向上突起,称为钩突,与上位颈椎下面侧方的斜坡相应钝面构成钩椎关节。钩椎关节属滑膜关节,其表层有软骨覆盖,周围有关节囊包绕,随着年龄的增长,钩椎关节出现退行性变。该关节的作用是参与颈椎的活动,并主要限制椎体向侧方移动,增加椎体的稳定性。当钩椎关节边缘形成骨赘时,常可减少邻近椎间孔的大小,甚至侵犯并刺激所发出的神经根,从而引起神经根症状。钩椎关节内侧致密的椎间盘纤维环降低了髓核突出的概率。

1. 寰椎 即第1颈椎,呈环状,无椎体、棘突和关节突,由一对侧块、一对横突和前后两弓组成。其正中后面有一齿突凹,与枢椎的齿突相关节,称为寰齿关节。寰椎上与枕骨相连,下与枢椎构成关节。寰椎的两个侧块相当于一般颈椎的椎弓根与上下关节突。寰椎的两个侧块较为粗大坚硬,在其上面有两个凹陷的关节面呈肾形,这是寰椎的上关节凹,与枕骨髁构成寰枕关节。在侧块的下面有一对圆形的关节面微微凹陷,与枢椎的上关节面一起构成寰枢外侧关节。在侧块的内侧面为一粗糙的结节,是寰椎横韧带附着处,头前直肌附着于侧块的前方。

在寰椎侧块的两端有一对方向向外侧的突起,即是寰椎的横突,上有肌与韧带附着,对头部的旋转起平衡作用。在横突孔中除有椎动脉通过以外,还有椎静脉丛穿行其中。

寰椎的前后弓各有不同的形态。前弓较为短平,后弓较长,曲度更大。前纵韧带附着于前弓的上下两缘。项韧带和头后小直肌附着于后弓的后结节,限制头部过屈。椎动脉和枕下神经走行于寰椎后弓上面的斜形沟中,而在穿过寰椎后弓上缘的寰枕后膜后椎动脉才进入颅腔。在前后弓与侧块的连接处是寰椎的薄弱点,暴力损伤引起的骨折多发生于此。

2. 枢椎 即第2颈椎,其上部的齿突与寰椎齿突凹相关节。因为齿突在其椎体上方突起有枢纽的作用,故名枢椎。除齿突以外,枢椎的外形与普通椎体相似。齿突呈指状,长约1.5cm,顶部稍粗而根部较细。齿突的顶端上有齿突韧带附着,两侧有翼状韧带附着。齿突根部较细,是枢椎解剖结构上的薄弱点,该处易因暴力而造成骨折,导致高位截瘫。

3. 隆椎 即第7颈椎,棘突非常长,末端肥厚且不分叉,当头前屈时,该椎体棘突高高隆起,易于触及,隆椎因此得名,常作为计数椎骨序数的标志。通常椎动脉不穿过第7颈椎的横突孔,仅有椎静脉通过。

（二）颈椎运动学

颈椎关节运动包括前屈、后伸、侧屈与旋转等，其主动肌、运动正常范围及神经支配（表4-15）。

表4-15 颈椎关节运动

关节运动	正常范围	主动肌	神经支配
前屈	0°~80°	胸锁乳突肌、斜角肌	副神经、C_2~C_3 神经前支
后伸	0°~70°	斜方肌、颈夹肌、肩胛提肌	副神经、C_6~C_8、肩胛背神经
侧屈	0°~45°	斜方肌、斜角肌、胸锁乳突肌、肩胛提肌	副神经，C_2~C_3、C_5~C_6 神经前支，肩胛背神经
旋转	0°~70°	胸锁乳突肌、颈夹肌、肩胛提肌	副神经、C_6~C_8、肩胛背神经

由于颈椎关节运动的复杂性和特殊性，临床常从运动学角度将其分为上颈椎和下颈椎。上颈椎包括从枕部到寰椎、枢椎，统称枕寰枢复合关节，主要功能是旋转颈椎和头枕部。下颈椎从第3颈椎到第7颈椎，主要完成颈椎的屈伸运动和侧屈运动。

1. 上颈椎关节运动学

（1）屈伸运动：可分为寰枕关节的屈伸运动和寰枢关节的屈伸运动。

1）寰枕关节：当头颈开始前屈时（即点头运动），枕骨髁逐渐在寰椎侧块上向后上方进行旋转，同时枕骨后下缘与寰椎后弓的距离越来越远；随着寰枕后膜越来越高的牵拉张力，带动寰枢（椎）后弓向上移动，使寰枢关节也逐渐前屈。寰枕关节的后伸运动则正好相反，枕骨髁逐渐在寰椎侧块上向前上方进行旋转，同时枕骨前下缘与寰枢前弓的距离越来越远；并随着寰枕前膜和前纵韧带越来越高的牵拉张力，带动寰枢（椎）后弓向上移动，使寰枢关节也逐渐后伸。颈椎的后伸引起寰枕后间隙的减小。由于寰枕后膜在结构上的特殊性，寰枕关节后伸可造成寰枕后膜对椎动脉产生切割挤压，引起椎动脉枕段压迫。若患者寰椎后弓上面存在椎动脉沟环畸形时，这一椎动脉机械性压迫更为严重，是颈椎后伸时姿势性眩晕发作的重要机制之一。

2）寰枢关节：屈伸运动时，受到寰椎横韧带对齿突的约束作用影响。当寰枢关节屈时，寰椎前弓沿着齿突前弧向下滑动，同时寰椎横韧带则沿着齿突的后弧向上滑动，后伸时则反向移动。作为寰枢关节这一运动方式，寰椎侧块下关节面在枢椎上关节突关节面上的运动类似于股骨髁在胫骨平台上的运动形式（图4-59）。

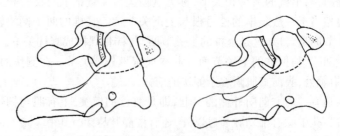

图4-59 寰枢关节的屈伸运动

（2）侧屈运动：只发生于寰枕关节。由于寰枢后关节特定的外八字形骨性解剖结构，当头颈进行侧屈运动时，寰枢关节并不出现明显的侧屈移动。寰枕关节的侧屈运动幅度仅为3°。运动幅度限制因素是对侧的寰枕关节侧副韧带及齿突顶韧带和翼状韧带。这些韧带迅速增高的张力使枕骨髁在远离齿突时即停止了向内滑动，以免造成对高位脊髓的挤压。随后同侧寰枕侧副韧带和对侧齿突翼状韧带的紧张，会牵拉同侧枕骨髁向前滑动2~3mm，出现向对侧旋转的共轭运动。枕寰枢复合关节侧屈运动可引起寰椎侧向错位，出现以头痛、眩晕等为主的慢性症状。

（3）旋转运动：可分为寰枢关节的旋转运动和寰枕关节的旋转运动。

1）寰枢关节：旋转运动主要发生在寰枢关节，单一寰枢关节可产生47°旋转幅度，几乎占整个颈椎旋转幅度的一半。当头颈开始向左侧旋转时,齿突作为轴心保持不动,而由寰椎前弓和横韧带组成的骨纤维性外环则环绕齿突做逆时针方向转动。同时,寰椎左侧侧块后移而右侧侧块前移,使左侧关节囊松弛而右侧关节囊紧张。由于枢椎上关节突的关节面在前后向上隆凸,因而寰枢后关节的旋转移动并不是在平面上进行的,而是在一个前后低而中心高的曲面上进行的。当寰椎从其中立位旋转到极限位时,寰椎侧块下关节面将向后下降2~3mm。从这一过程分析可以看出,寰枢椎之间的旋转运动轨迹呈螺旋形。寰枢关节旋转时,影响最大的是椎动脉。旋转侧的寰椎侧块相对枢椎横突向后运动,对侧的寰椎侧块相对枢椎横突向前运动,造成对侧椎动脉上段的机械压迫。因椎动脉从枢椎横突孔到进入枕骨大孔的狭小区间内存在连续的多个弯曲,椎动脉上段受牵拉后必然造成管腔的塌陷。故颈椎旋转一旦超过45°后,其对侧椎动脉血流逐渐减少,直至完全阻断(图4-60)。

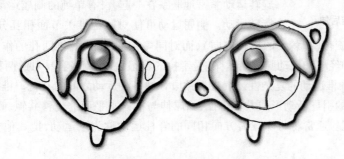

图4-60 寰枢关节的旋转运动

2)寰枕关节:其旋转运动可看作是寰枢节段旋转运动的延续。当寰椎向左转动到极限位后,若旋转动力较大,头颈运动的惯性必然驱使枕骨髁在寰椎上关节面上继续向左旋转运动。然而由于寰枕侧副韧带的存在,发生在寰枕节段的旋转运动就不像寰枢关节那样单纯了。仍以头颈向左旋转为例,左侧枕骨髁在寰椎侧块上向后滑动,而右侧枕骨髁则向前滑动,由此引起右侧寰枕侧副韧带和齿突翼状韧带的紧张,牵拉右侧枕骨髁向内侧滑动2~3mm,出现向右侧侧屈的共轭运动。

2. 下颈椎关节运动学

(1)前屈运动:颈椎椎体的上下面均呈弧形,其后关节面又自前上方向后下方倾斜,故颈椎活动节段进行屈伸运动时,其上椎骨在下椎骨上面前后滑移。颈椎前屈运动的限制因素是后纵韧带、后关节囊、棘间韧带、黄韧带及项韧带因拉伸而出现的张力增高。颈椎前屈时,活动节段上一椎骨的下关节突在下一椎骨上关节突上向前上方滑移,后关节间隙有增大的趋势,有利于减少关节面活动的摩擦阻力。

前屈对神经根的影响要从两方面来看:其一,前屈时椎间孔上下径扩大,有利于神经根减压;其二,前屈时脊髓及神经根向头端移动,过度前屈又能使已受压迫的神经根张力增高。前屈运动使髓核在椎间盘内向后滚动,盘内压增高,前屈过度,易诱发颈椎间盘突出;前屈也可使黄韧带拉长变薄,有利于膜性椎管管径的增加(图4-61)。

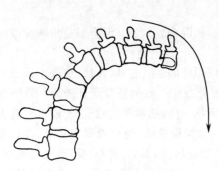

图4-61 颈椎过度前屈

(2)后伸运动:颈椎活动节段后伸的限制因素是前纵韧带迅速提高的张力和下一椎骨上关节突与上一椎骨横突的骨质碰撞。颈椎的后伸运动使活动节段上椎骨的下关节突向后下方滑移,后关节间隙更加狭窄,增加了关节面相互运动的摩擦阻力(图4-62)。后伸运动使椎间孔的上下径减小,同时因后关节囊及黄韧带皱缩的关系,椎间孔前后径也相应减小。后伸运动对髓核的影响与前屈运动相反,但椎间盘压力也呈增高的趋势。

颈椎后伸时,由于后纵韧带及黄韧带的皱缩,膜性椎管的前后径则趋向减小,其生理前凸加大,穿行于横突孔中的椎动脉行程也相应延伸,可能对椎动脉产生强烈的牵拉而致塌陷;或者虽不致直接造成椎动脉的机械压迫,但对椎动脉外周交感神经丛的强烈刺激可导致椎动脉分支的平滑肌痉挛而同样引起椎基底动

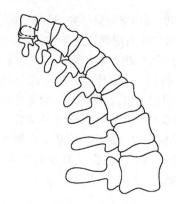

图 4-62 颈椎后伸

脉供血不足。

（3）旋转运动：颈椎旋转运动主要发生在寰枢关节，越往低位，活动节段的旋转幅度越小。旋转运动的主要限制因素是诸韧带及关节囊的弹性张力，骨性障碍在旋转运动限制中的作用不明显。活动节段的旋转可使棘突凸向对侧，并使旋转侧的横突向后凸起，而对侧的横突向颈前方凸起。旋转运动时，活动节段上椎骨的下关节突向后向内移动，因而旋转侧椎间孔孔径扩大；但由于对侧下关节突向前向外移动，故对侧的椎间孔孔径相应减小。

（4）侧屈运动：除寰枢关节外，颈椎其他活动节段的侧屈运动与旋转运动紧密地联系在一起，没有单纯的侧屈运动，也不存在单纯的旋转运动。侧屈运动可使对侧钩椎关节面相互分离，扩大对侧椎间孔，并使椎骨向对侧旋转（指棘突的旋转方向），而对同侧钩椎关节面、椎间孔的作用正好相反。侧屈运动同时使对侧颈神经根和椎动脉处于紧张、受牵拉的状态，过度侧屈容易对此两种组织产生伤害。

3. 共轭特征　颈椎运动的复杂性还表现在颈段脊柱各种运动之间的共轭。椎体在运动节段的活动是相连的，关节突的引导活动形成共轭特征，如屈伸与横向水平面的位移共轭、侧屈与旋转共轭、旋转与垂直轴位移共轭。通常将与外载荷方向相同的脊柱运动称为主运动，把其他方向的运动称为偶联运动。

寰枢椎关节有显著的共轭现象，多数学者观察到寰椎在垂直轴上的轴性旋转总伴有垂直轴方向上的平移，认为这与该关节的双凸形状和齿突的方向有关。不同颈椎节段侧屈时伴随的轴性旋转也不同。一般认为，第2颈椎每侧屈3°，伴有2°旋转；第7颈椎每侧屈7.5°，伴有1°旋转。从第2颈椎至第7颈椎伴随侧屈的轴性旋转角度依次减少，这可能与小关节面的倾斜度自上而下逐渐增加有关。当外力作用使颈椎超越生理性侧屈与轴性旋转的共轭活动幅度时，将使一侧小关节突过分移向尾侧，另一侧过分移向头侧，而导致单侧小关节脱位。

（三）颈椎的运动力学

脊柱载荷主要来自4部分，分别为体重、肌的活动、韧带提供的内在张力与外部载荷。研究测得颈椎在完全前屈、轻度前屈、中立、轻度后伸与极度后伸位下颈椎各节段的载荷情况，得出寰枕关节、第7颈椎至第1胸椎运动节段在极度前屈位时载荷最大，中立位和后伸位较低。从前屈到后伸，小关节总负荷将增加33%。

牵引是治疗颈椎病的常用方法，方法因治疗目的而异。当牵引目的是为了扩大椎间孔、缓解神经压迫症状时，牵引应维持于颈椎前屈位。牵引所产生的前屈力矩大小取决于施力的大小以及该力与寰枕关节和颈椎运动节段旋转中心之间的力臂长短。

（四）颈椎与运动障碍

颈椎病是指由于颈椎间盘蜕变、突出，颈椎骨质增生，韧带增厚、钙化等退行性变刺激或压迫其周围的肌肉、血管神经、脊髓，引起的一系列症状，是中老年人的常见病和多发病。随着计算机的普及和办公自动化，患病的年龄有年轻化趋势。

颈椎病通常分为颈型、神经根型、脊髓型、椎动脉型、交感型和混合型六型。混合型是指两种或两种以上类型同时存在。

不同类型颈椎病其临床表现也各不相同。颈型颈椎病常以颈部酸、痛、胀，以及枕、肩部不适感为主。神经根型颈椎病以根性疼痛最为常见，出现与相应神经根分布相一致的感觉运动障碍。脊髓型颈椎病常为单侧或双侧下肢乏力、麻木、颤抖，步态不稳，行走困难，有脚踩棉花的感觉，晚期重者可出现二便失禁、瘫痪。椎动脉型颈椎病以头晕、头痛、恶心、呕吐、位置性眩晕、视觉障碍较常见，症状出现与颈椎活动有密切关系。交感型颈椎病有交感神经兴奋、抑制症状，如头痛、恶心、呕吐、视物模糊、视力下降、心悸、心律不齐、血压升高、肢体发凉怕冷、局部多汗、耳鸣等，以及头晕眼花、心动过缓、血压偏低等。

治疗上应根据颈椎病不同类型选择相应的治疗方案，主要有卧床休息、选择合适的枕头、药物治疗（消炎止痛、营养神经等）、牵引治疗、物理治疗（消炎、活血等）、手法治疗（推拿、关节松动术等）、运动疗法、手术治疗等。

运动疗法即通过加强颈背部的肌力训练,以保持颈椎的稳定性;通过颈部功能联系,恢复及增进颈椎的活动范围;还可改善颈部血液循环,促进炎症消退,解除肌痉挛。

颈椎长时间保持一个前屈的紧张姿势,是导致颈椎病发生低龄化趋势的重要原因。因此,长期伏案工作的青少年应选择高度适中的靠背椅,臀部尽量贴近椅背,拔颈收颔,挺胸收腹,保持腰背部挺直(图 4-63)。

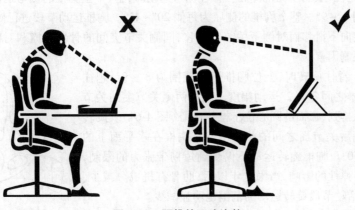

图 4-63　颈椎的正确姿势

 知识链接

颈椎的保护

颈椎病高危人群从事案头工作时需坐近桌子,以便能保持躯干正确姿势。将桌和椅的高度做适当调整,前臂应与桌面平行,避免工作时耸肩;最好选用可转动的坐椅,以免经常扭动颈部;如需要长时间接听电话,可以左右耳两边交替,不要耸肩侧颈支撑接电话。伏案工作 1h 左右应有目的地将头前后、左右转动数次,或十指交叉贴于后颈部,左右来回摩擦 100 次,也可站起来活动颈椎及肩部。

三、胸椎

(一)胸椎的功能解剖

胸椎共有 12 块,参与构成胸廓。一个椎骨可以被分为三个部分,前面椎体是椎骨的主要承重结构,后面是横突、棘突、椎板和关节突,中间由椎弓根连接。胸椎的体积介于颈椎和腰椎之间,其特点是每节各有一对肋骨与之相连,肋骨的后末端通常有肋头、肋颈以及肋结节。肋骨后端与胸椎之间形成肋椎关节,包括两处关节。一个叫肋头关节,由肋头与椎体肋凹组成,多数肋头关节内有韧带将关节分成上下两部分。第1、11 和 12 肋头关节则无这种分隔。另一个是肋横突关节,由肋骨结节关节面与横突肋凹组成。肋头关节与肋横突关节都是平面关节,两关节同时运动(联合关节),运动轴是通过肋颈的斜轴,运动时肋颈沿此运动轴旋转,肋骨前部则上提下降,两侧缘做内、外翻活动,从而使胸廓矢状径和横径发生变化。

一方面胸椎关节突的关节面角度大于颈椎,另一方面又与胸廓相连,因此结构上更加稳定,运动中也不易脱位。胸椎棘突较长,向后下方延伸。胸椎椎孔呈圆形,其椎管矢状径较颈椎小,外伤时易引起脊髓损伤。胸椎双侧的上关节突关节面构成圆弧的中心位于椎体的前缘,节段以此为中心作轴向旋转运动。胸椎上有与肋骨相关的肋凹,关节面与肋骨形成关节,属于微动关节。

(二)胸椎运动学

正常成年人站立时,胸椎呈现 40°~45°自然后凸。胸椎在三个平面都存在运动,虽然相邻两胸椎的活动范围较小,但整个胸椎的活动范围却并不小。

1. 屈伸运动　在脊柱屈伸运动时,上位胸椎(第1~5胸椎)的平均屈伸运动范围为 4°;中位胸椎

（第6~10胸椎）大约有6°；下位胸椎（第11、12胸椎，第12胸椎、第1腰椎）约为12°。末胸段的屈曲和伸展幅度较大，很大程度上是因为第11、12肋骨不连接胸骨，且关节突关节的方向更趋向于矢状面。整个胸椎的前屈为20°~45°，后伸为20°~45°。当胸椎活动节段前屈时，上位胸椎的下关节突在下位椎骨上关节突关节面上向上滑移，前屈的限制因素是棘间韧带、后纵韧带及后关节囊的弹性张力；胸椎运动节段后伸时，上位胸椎的下关节突向下滑移，其限制因素是棘突的骨性碰撞和前纵韧带的弹性张力。

2. 侧屈运动　胸椎关节突关节面主要位于冠状面，这使其具有较大的侧屈空间，但由于胸椎与肋骨相连，增加了稳定性，限制了胸椎侧屈。脊柱侧弯运动时，上、中位胸椎的侧弯运动范围相似，为6°，下位胸椎则提高到8°~9°。整个胸椎的侧屈为每侧20°~45°。胸椎运动节段进行侧屈运动时，上位胸椎的同侧下关节突向下滑移而对侧下关节突上移，同侧关节突间的骨性碰撞和对侧横突间韧带的张力是侧屈运动的限制因素。

3. 旋转运动　脊柱旋转时，上位胸椎运动范围为8°~9°，越往下越小，在下部胸椎之间各有2°运动幅度。胸椎两侧关节突的关节面呈向心性同心弧排列，弧面的圆心位于椎体中心（图4-64）。旋转运动即是胸椎两侧后关节面之间的相对滑移。胸椎在水平面上的旋转每侧为35°~50°。胸椎旋转运动不仅受到短韧带张力的限制，还受到相应肋骨环弹性的影响，当中老年以后，肋骨有机成分减少、弹性降低，则胸椎活动节段旋转运动的范围也明显减少。

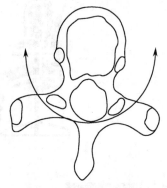

图 4-64　胸椎的关节突位于圆周上

（三）胸椎与运动障碍

肌筋膜炎又称肌纤维组织炎，是指因寒冷、潮湿、慢性劳损而使肌筋膜及肌组织发生水肿、渗出及纤维性变而出现的一系列临床症状。胸背部、腰部是肌筋膜炎是常发的部位，多见于体力劳动者和长时间坐位工作者，表现为胸背部、腰部弥漫性酸痛、钝痛，局部肌痉挛和运动受限。其特点为晨起时疼痛较明显，活动后减轻，长时间工作或劳累后又加重。查体时患部有局限性压痛点，位置常固定在肌的起止点附近或两组不同方向的肌交接处，有时可摸到痛性硬结或痛性条索。治疗上，通常采取休息、按摩、理疗、封闭、贴敷各种止痛膏等治疗措施。

四、腰椎

（一）腰椎的功能解剖

腰椎共有5块，由于要承受身体体重，故椎体肥厚，为诸椎骨中体积最大，尤以第4及第3腰椎最大。腰椎椎体呈肾形，其宽度大于前后径，椎体前缘高度由上而下递增，其后缘则由上而下递减，形成了腰椎的生理前凸。由5个腰椎体和它们之间的椎间盘共同组成了腰椎柱，腰椎柱是腰部脊柱的重要结构。腰椎的椎板明显较胸椎的椎板厚，一般为6~7mm，但是过度肥厚则是造成椎管狭窄的原因之一。椎孔较小，在上段呈三角形或卵圆形，下方则呈不规则形状，此处易出现神经根受压症状。腰椎的椎间孔越向下越小，而脊神经根却越向下越粗大，所以在这种解剖结构下腰椎运动受伤时也会发生神经根受累症状。腰椎的横突厚薄不一，以第3腰椎横突最粗大。腰椎横突的根部有上下关节突的峡部，此处易因应力作用而引起断裂。腰椎各棘突间的间隙较宽，临床上可于此作腰椎穿刺术。

（二）腰椎关节运动学

腰椎关节运动包括前屈、后伸、侧屈、旋转等，其主动肌、运动正常范围及神经支配见表4-16。

表 4-16　腰椎关节运动

关节运动	正常范围	主动肌	神经支配
前屈	0°~60°	腹直肌、腰大肌	T_6~T_{12}、L_1~L_3
后伸	0°~35°	竖脊肌、背阔肌	L_1~L_3、C_6~C_8
侧屈	0°~20°	竖脊肌、背阔肌、腹外斜肌、腰方肌	L_1~L_3、C_6~C_8、L_1~L_4、T_7~T_{12}
旋转	0°~18°	腹内斜肌、横突棘肌、多裂肌	T_7~T_{12}、L_1~L_5

腰椎和骨盆的运动构成了躯干的活动。腰椎的屈伸运动范围较大,这是因为腰椎的椎间盘较大,椎间关节对运动没有约束限制作用。同时,腰椎椎间关节的方向为矢状位,向下逐渐为斜位,有利于腰椎的屈伸运动,侧屈次之,但却使其他方向的运动较为受限。腰椎在矢状面上的平移运动常被用来评定腰椎的稳定性。正常的腰椎在矢状面的向前平移量可以达到 2~3mm,甚至更大。

1. 屈曲运动 腰椎屈伸运动范围从上至下是逐渐增加的,其中第 5 腰椎、第 1 骶椎节段屈伸运动最大,随着节段上升,其屈伸幅度依次降低。腰椎前屈时,腹壁肌群首先收缩;随后由于人体重力的作用,脊柱进一步向前弯曲,同时脊柱伸肌群也发生收缩,以控制、对抗前屈运动;当脊柱完全屈曲时,骶棘肌松弛,由韧带的被动张力使躯干重力矩得以平衡。

(1) 限制因素:有黄韧带、棘间韧带、棘上韧带、后纵韧带和髂腰韧带的弹性张力。当腰椎前屈时,椎间盘的一部分受到牵拉,而另一部分受到挤压,关节突关节产生相对滑动,关节囊被拉紧,关节突承受牵拉载荷。骨盆前倾可进一步增加脊柱前屈幅度,腘绳肌的紧张可限制骨盆的前倾,故也可影响脊柱的前屈运动。

(2) 对关节突的作用:是以向前移动为主,与中立位相比,屈曲时椎间孔直径将增大。当椎间孔狭窄而导致的神经根卡压时,腰椎屈曲可以作为一种临时的治疗手段。但过度屈曲将导致两关节突的抵触,不利于扩大神经根管和改善关节突之间的关系。腰椎前屈还可使纤维环后部及后纵韧带紧张。黄韧带因处于屈伸运动轴的后方,前屈时被拉伸而变薄。

(3) 对椎间盘的影响:椎间盘的前缘变窄而膨出,椎间盘后缘则增宽而向内凹陷,纤维环后部的张力和压力均显著增加。由于人体腰部前屈运动的频度远远超过后伸运动的频度,纤维环后部纤维在这种生理应力的反复作用下容易出现断裂,此时髓核将向后方移动,可能会挤压到脊神经根而导致根性疼痛,称为髓核突出,是腰椎间盘突出症发生的病理基础(图 4-65A)。严重的髓核突出将压迫脊髓。

2. 后伸运动 腰椎的后伸本质上是其前屈的反向运动,后伸运动可增加腰椎前凸。当脊柱由前屈位后伸时,首先是腘绳肌的收缩,使骨盆产生后倾,为脊柱后伸肌群提供所需的杠杆力臂;随后竖脊肌收缩,腰脊柱逐渐后伸;当脊柱超过垂直位后,腹壁肌群开始收缩,以控制、对抗后伸运动。同时,腰椎后伸时,脊髓在椎管内下降,硬脊膜、齿状韧带、神经根等附属结构均处于松弛的状态。

(1) 限制因素:是前纵韧带的张力和关节突之间、棘突之间的骨性碰撞。髂腰肌紧张能限制骨盆后倾,从而影响腰椎的后伸运动。

(2) 对椎间盘的影响:后伸引起椎间盘的前缘增宽而向内凹陷,其后缘则变窄而向外膨出,髓核被迫向前方滚动,纤维环前部的压力和张力增高,而纤维环后部的压力及张力均呈降低的趋势,限制了髓核向后突出。后伸还会显著影响椎间孔的直径,并且造成髓核的形态改变。与中立位相比,腰椎完全后伸会使椎间孔直径减少达 11%。因此,对于已经因椎间孔狭窄而导致神经根被卡压的患者,应避免腰椎过度后伸的动作,特别是已经产生了临床症状者。然而腰椎后伸将使髓核向前移动,腰椎完全后伸可降低突出髓核对神经组织的压力。新西兰理疗师麦肯基(Robin Mckenzie)强调推广腰椎后伸运动锻炼,可减少因髓核向后突出引起的放射痛,这种运动被称为麦肯基疗法。

(3) 对韧带的影响:腰椎后伸可引起后部韧带如后纵韧带、黄韧带的松弛(图 4-65B)。然而腰椎

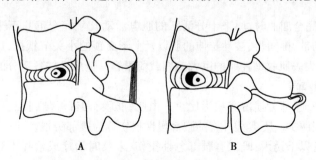

图 4-65 腰椎前屈后伸时髓核的变化
A.前屈时椎间盘前方变窄,后方韧带紧张;B.后伸时椎间盘后方变窄,前方韧带紧张。

过度后伸可能压迫棘间韧带,造成腰背下部疼痛。

(4)脊柱滑脱:上位椎体对下位椎体可产生向前方滑脱和向后方滑脱,这对正常腰椎来说是看不到的现象,但因椎间盘的变化等原因,在运动节段的支持力度减弱时便可以产生前屈时向前滑脱、后伸时向后滑脱。在测定滑脱的程度时使用圆规法,达到4mm以上或超过椎体的10%以上方可认为有脊柱滑脱。

3. 侧屈运动 腰椎侧屈运动幅度最大的节段是腰3、腰4间隙,腰5、骶1关节几乎不能发生侧弯。同侧的腰方肌、腰大肌和骶棘肌参与侧屈运动,其限制因素是对侧横突间韧带和关节突关节囊的张力,对侧腰方肌和腰大肌则控制和对抗侧屈运动。侧屈运动可引起同侧神经根松弛而对侧神经根紧张(图4-66)。

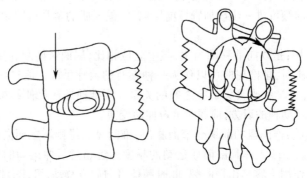

图4-66 腰椎侧屈

4. 旋转运动 腰椎旋转幅度最大的节段是腰5、骶1,同侧的横突棘肌、腹内斜肌和对侧的腹外斜肌、腰大肌都参与腰椎的旋转运动。其中,腹内斜肌由于附着于胸廓的下缘和髂嵴,扭矩较大,是主要的旋转肌。旋转运动的限制因素是纤维环与旋转运动同向胶原纤维的张力及关节突骨质间的碰撞。临床上让患者取坐位,固定两侧肩胛带,让躯干旋转,可有15°～20°的活动范围。但是这个活动度不只是腰椎自身的旋转,而是由胸腰段共同参与进行的。

腰椎也有多种共轭运动形式,其中较明显的一种是侧屈和屈伸活动之间的共轭。轴性旋转与脊柱的侧屈之间的共轭关系与颈椎和上胸椎相反,棘突转向凹侧。

(三)腰椎的运动力学

腰椎是脊柱的主要承载部位,几乎所有身体的活动都会增加腰椎的载荷,从慢步行走时的轻度增加,到强体力活动时的大量增加。这些载荷由两部分予以分担:一是韧带、椎间盘和椎骨,是被动承载装置,将所受载荷向邻近组织传导,并通过变形来储存能量;二是肌,具有平衡载荷的作用,通过肌群的收缩,在保持身体平衡的同时,也给脊柱施加一定程度的载荷。不同姿势时,腰椎平面以上的体重并无变化,如其力线与腰椎间的垂直距离因姿势改变而加长,则施加在腰椎的力矩加大,腰椎载荷随之增加,反之减小。70%的人在站立位时身体上部的重心在脊柱前方,其力线通常在第4腰椎体的腹侧,重心线在脊柱所有节段屈伸活动轴的腹侧,使运动节段承受向前的力矩,后者需要韧带和肌群力量加以平衡。

研究显示,当脊柱完全屈曲时,原来十分活跃的肌电活动几乎完全静止下来,提示此时机体对前屈力矩的抵抗主要由韧带、椎间盘、被动拉伸的肌以及上下交锁的小关节抵抗,这一现象称为"前屈放松现象"。其意义在于失去肌收缩控制的巨大前屈载荷很容易造成脊柱各部分的损伤。

(四)腰椎与运动障碍

在慢性腰痛患者中,腰部劳损占有相当比重。由肌、筋膜、韧带等软组织引起的腰痛可分为急性腰扭伤和慢性腰肌劳损两类。无典型外伤的腰部慢性损伤称为腰部劳损。

腰部劳损患者常有以下诱因:既往有腰部急性扭伤,未及时治疗或治疗不当;长期从事搬运等弯腰工作;腰椎先天畸形的解剖缺陷;外感风寒,身居潮湿之地,导致气血失调、经络痹阻而发生腰部疼痛。

治疗上早期注意休息、药物止痛治疗、理疗等。对于不能避免的弯腰搬运重物时,要改变姿势,先

笔记

屈髋、膝关节做下蹲姿势,腰部挺直再伸直髋膝。相比弯腰提物,下蹲提物更有利于保护脊柱。

五、不同姿势与脊柱负荷

人体不同的运动姿势对脊柱及其各部的受力情况有着不同的影响,在这里分析身体不同姿势时脊柱的形态特性和受力情况。

(一)站立位

正常人站立时躯干的重力线通过第4腰椎中心的腹侧,即脊柱各节段承受着恒定的前屈力矩。因此,使脊柱所受到的压力并不只是人体本身的重量,还包括了平衡重力的背部肌群的收缩力。人体垂直站立时,由椎体和椎间盘承受了几乎全部的压力,脊柱各段所受的压力从上至下逐渐增加,但在脊柱稍向后伸展时,一部分压力则由关节突关节承受。

(二)坐位

坐位时,脊柱受到垂直方向的重力作用和它的偏心力矩,还要受到由下肢传来的与偏心力矩方向相反的集中力矩。此外,由于坐位时骨盆向后的倾斜度增加,于是脊柱腰曲减少或消失,使重力线向腹侧移动,力矩增大,此时椎间盘的负荷要比直立位时大。在坐位时,如果躯干向前弯曲,则力矩会进一步增大。如果在坐位时向后斜靠,则躯干重力可分为两部分:一部分是沿着躯干轴的作用分量,该力使脊柱受到压缩变形;另一部分是与躯干轴垂直的作用分量,该力可由靠背(如椅背)上的反作用力平衡。由于各部分的重力方向与脊柱不共线,所以还有一部分偏心力矩作用在脊柱上,此外也有从下肢传来的集中力矩。如果靠背的倾斜角比较大,则重力在脊柱轴向的分量以及它所产生的力矩均减小,但下肢传来的力矩方向却与重力的偏心力矩相一致,致使脊柱的压力增大。

(三)卧位

卧位时,脊柱承载约相当于体重25%的压力,相对来说,此时脊柱负荷最轻。但如果歪扭身体、趴着睡觉,则不利于脊柱健康,应仰卧或侧卧。仰卧时,腿伸直,在腿弯处垫个枕头,保持一定的曲度;侧卧时,最好使腿部略微弯曲,并在两腿间夹个小枕头,以保证脊柱和头保持在一条直线上。

(四)姿势与椎间盘压力

身体姿势变化对腰椎的负荷影响很大,这与身体重心线与腰椎间的距离(力臂)远近有关,通过体内髓核压力的测试得出,椎间盘压力在脊柱前部负重时增加,尤其在向前弯腰时;膝关节屈曲时提起重物,腰部椎间盘内的压力比膝关节伸直时小;前倾坐位比直立坐位时椎间盘内产生的压力更大(图4-67)。Jayson(1987)测量了不同体位和动作时 $L_3 \sim L_4$ 椎间盘所承受的压力(表4-17)。康复治疗师应掌握这些基础理论并贯彻于腰椎退行性变或腰椎间盘突出症患者的康复教育中。

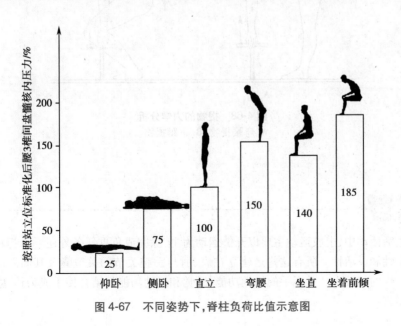

图4-67 不同姿势下,脊柱负荷比值示意图

表 4-17 不同体位和动作时 $L_3 \sim L_4$ 椎间盘的内压（体重按 70kg 计算）

姿势	负荷/kg	姿势	负荷/kg
仰卧	30	跳跃	110
仰卧位牵引 30kg	10	大笑	120
站立	70	前屈	120
端坐	100	仰卧双侧直腿抬高	120
行走	85	屈膝由卧坐起	180
扭转	90	伸膝由卧坐起	175
侧弯	95	屈膝直腰负重 20kg	210
腰侧屈每手提 20kg 重物	185	伸膝腰前屈负重 20kg	340
咳嗽	110	俯卧背伸运动	150

（五）提物的力学分析

常见提物方式有弯腰提物和下蹲提物。对于弯腰提物，身体的重力以及所提重物的力量作为阻力矩，而下腰椎伸肌则作为动力矩的存在。解剖可知，腰背部的肌主要处于脊柱的后侧并紧贴着脊柱，肌群力臂较短，需要用远大于物体重量的力来完成重物上提的动作，当肌张力越高时，对椎间盘的负荷也就越大。此时腰椎生理曲线由前凸向后凸发生改变。

腰椎前屈，两腰椎间后侧的空隙变大，而前侧的空隙则减小，于是在重力作用下，腰椎间盘的中心向后移动，后部的纤维板出现向后的力，韧带组织或纤维板就容易受到破坏。

如果下蹲提物，阻力臂明显缩短，所以在同一个人提起相同的重物的情况下，所计算得出的阻力矩就相对比较小，需要的肌力或肌张力都会减小。相对于弯腰而言，腰椎则不会出现后凸的现象，腰椎间盘均匀受力，韧带受到的力相对也小了，所以下蹲提重物的方式更加有利于腰椎的保护（图 4-68）。

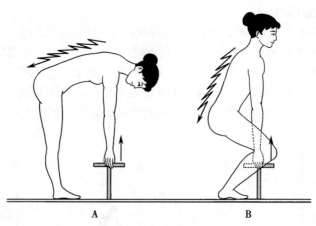

图 4-68 提物的力学分析
A. 弯腰提物；B. 下蹲提物。

（张家梁）

本章小结

在日常生活活动中，上肢运动主要以开链运动为主，除完成负重任务外还要承担精细的活动，需要具备力量性和灵活性。所有这些是建立在肩、肘与手腕关节的关节囊及其周围的肌群、韧带组织提供稳定性的基础上。重视手的知觉功能，感觉和运动功能的结合使手成为传达信息和完成任务的重要器官。

下肢具有支撑体重完成以闭链运动为主的粗大运动。骨盆运动与髋、膝和踝-足关节联系紧密,而控制关节运动的双关节肌群发挥了重要作用。

脊柱是躯干的中轴,具有传递载荷、保护脊髓功能,其运动形式是几个节段的偶联运动,且具有共轭现象。脊柱周围肌在维持脊柱稳定性方面有重要作用。

正常关节运动除与骨、关节和肌的力学特性以及形态结构完整性有关外,还必须依靠中枢神经系统支配与调节,如果因其中相关因素发生变化或结构损伤,就会导致关节运动障碍。

在康复治疗中,应从关节运动的运动学、静力学和动力学方面分析,找出影响关节运动的主要原因,运用各种治疗手段,包括纠正姿势、代偿、使用辅助用具和矫形器等,尽一切可能提高和改善其运动功能,使患者达到功能的独立。

扫一扫,测一测

思考题

1. 日常生活中梳头、洗脸的动作中包含肩关节的哪些动作?
2. 试述膝关节半月板的损伤机制。
3. 试述足弓的组成、结构特点及作用。
4. 为什么肥胖者容易出现腰椎间盘的损伤和腰椎滑脱的发生?

思路解析

第五章　运动控制

05章 PPT

学习目标

1. 掌握：神经系统低位中枢、高级中枢及脑干对姿势与运动的控制，损伤后的运动控制障碍特征；正常姿势控制；正常上肢运动控制特点；正常步态控制特点；膀胱控制障碍。

2. 熟悉：各级中枢参与的反射；去大脑强直与去皮层强直；异常姿势、步态及上肢运动；运动控制参与系统；直肠控制障碍。

3. 了解：脊髓休克、脊髓神经元的活动；脊髓与脑干损伤后的综合征；自主神经系统；各级运动控制缺失后的康复治疗。

4. 能具有判断正常及异常姿势与运动控制的基本能力；能就患者运动功能受损情况与家属、康复治疗组成员进行沟通；能分析运动控制障碍类型，确定治疗思路；能对运动控制障碍患者与家属开展康复健康教育。

　　运动控制（motor control）是指机体在神经系统控制下产生的有目的、协调性的肌肉和关节运动，是人和动物最基本的能力之一。运动控制具有双重任务：一是维持稳定姿势，为随意运动提供基础；二是实现随意运动。良好的运动控制又称协同运动（synergy）。

　　运动控制障碍（motor control disorder）是指参与运动控制的神经系统、感觉器官、运动系统等损伤后出现的姿势或协同运动的异常，表现为姿势、运动不协调，即运动障碍（dyskinesia）；或者随意运动障碍，即瘫痪（paralysis）。

知识链接

运动控制训练技术

　　运动控制训练技术是指依据运动控制的基本理论，使运动失调患者逐步学会以正常的运动方式去完成各种日常生活活动的训练方法。运动控制训练技术的代表是神经生理学疗法（neurophysiological therapy，NPT），又称神经发育学疗法或易化技术，是依据神经系统生理功能及发育过程，即由头到脚、由近端到远端的发育过程，通过运动诱导或抑制的方法，使患者逐步以正常的运动方式来完成日常生活活动。

第一节　神经系统对姿势与运动的控制

　　神经系统对躯体运动的控制是极其复杂的，需要不同中枢水平活动的密切配合才能完成各肌群间的相互协调。

笔记

一、低位中枢对肌紧张的控制

脊髓是神经系统对躯体运动控制最基本的中枢,来自四肢和躯干的各种感觉冲动经脊髓上行纤维束传达到高位中枢,进行高级综合分析,同时高位中枢的活动通过脊髓的下行纤维束支配脊髓神经元的活动。

(一)脊髓运动神经元

脊髓前角中存在大量的运动神经元,即 α、β 和 γ 运动神经元。它们的轴突经前根离开脊髓后直达所支配的肌。

1. α 运动神经元 大小不等,胞体直径 25~150μm。大 α 运动神经元支配快肌纤维,小 α 运动神经元支配慢肌纤维(图 5-1)。α 运动神经元是躯体运动反射的最后通路,既接受来自皮肤、肌和关节等外周传入的信息,也接受从脑干到大脑皮质等高位中枢下传的信息。

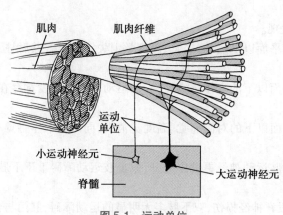

图 5-1　运动单位

2. γ 运动神经元 胞体分散在 α 运动神经元之间,胞体较 α 运动神经元小。γ 运动神经元的轴突经前根离开脊髓,支配骨骼肌的梭内肌纤维。γ 运动神经元的兴奋性较高,常以较高频率持续放电。γ 运动神经元与 α 运动神经元一样,末梢释放乙酰胆碱作为递质。在一般情况下,当 α 运动神经元活动增强时,γ 运动神经元也相应增强,从而调节肌梭对牵拉刺激的敏感性。

3. β 运动神经元 其发出的纤维对骨骼肌的梭内肌和梭外肌都有支配,机制尚不清楚。

(二)脊髓姿势反射

中枢神经系统通过调节骨骼肌的紧张度或产生相应的运动,以保持或改变躯体在空间的姿势,这种反射称为姿势反射(postural reflex)。脊髓水平的姿势反射包括牵张反射、屈肌反射和对侧伸肌反射等。

1. 牵张反射 是指有完整神经支配的骨骼肌受外力牵拉而伸长时能引起受牵拉的肌收缩。

(1)牵张反射类型:有腱反射和肌紧张两种类型。

1)腱反射:也称位相性牵张反射,是指快速牵拉肌腱时发生的牵张反射。如叩击膝关节下方的股四头肌腱使之受到牵拉,引出膝反射。腱反射为单突触反射,主要发生在肌内收缩较快的快肌纤维成分。腱反射的减弱或消失,常提示反射弧的传入、传出通路或脊髓反射中枢的损害或中断。腱反射的亢进则常提示高位中枢的病变。

2)肌紧张:也称紧张性牵张反射,是指缓慢持续牵拉肌腱时发生的牵张反射,表现为受牵拉的肌发生紧张性收缩。肌紧张是维持躯体姿势最基本的反射活动,是姿势反射的基础。其效应器主要是肌内收缩较慢的慢肌纤维成分。肌紧张的收缩力量并不大,只是抵抗被牵拉,表现为同一肌内不同运动单位进行的交替性收缩,而不是同步性收缩,所以不表现为明显的动作。因此,肌紧张能持久维持而不易疲劳。

(2)肌梭:牵张反射的感受器是肌梭(图 5-2)。肌梭是一种感受肌长度变化或感受牵拉刺激的特殊梭形感受装置,外层为结缔组织囊。肌梭囊内的肌

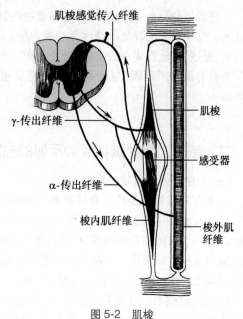

图 5-2　肌梭

纤维称为梭内肌纤维,囊外的肌纤维称为梭外肌纤维。整个肌梭附着在梭外肌纤维上,与其平等排列呈并联关系。梭内肌纤维的收缩成分位于纤维的两端,而感受装置位于中间部,两者呈串联关系。

（3）腱器官:是一种感受肌肉张力的感受器,分布于肌腱胶原纤维之间。腱器官与梭外肌纤维呈串联关系,其传入冲动对同一肌的α运动神经元起抑制作用。一般认为,当肌受到牵拉时,首先兴奋肌梭的感受装置发动牵张反射,引起受牵拉的肌收缩以对抗牵拉,当牵拉力量进一步加大时,则可兴奋腱器官,使牵张反射受抑制,以避免被牵拉的肌受到损伤。

2. 屈肌反射与对侧伸肌反射　刺激一侧下肢,则该侧下肢出现屈曲反应,称为屈肌反射。屈肌反射具有保持性意义。如刺激强度更大,则可在同侧肢体发生屈肌反射的基础上出现对侧肢体伸直的反射活动,称为对侧伸肌反射。它属于姿势反射的一种,在行走、跑步时具有支持体重的作用。

（三）脊髓损伤后功能障碍

脊髓损伤后常伴有运动和感觉障碍的综合表现。

1. 前索综合征　脊髓前部损伤,表现为损伤平面以下运动,痛觉、温度觉消失。由于脊髓后柱无损伤,所以本体感觉存在。

2. 后索综合征　脊髓后部损伤,表现损伤平面以下的本体感觉丧失,而运动、痛觉、温度觉存在,多见于椎板骨折。

3. 半切综合征　脊髓半侧损伤,表现损伤平面以下的对侧痛觉、温度觉消失,同侧的本体感觉和运动丧失。

4. 中央索综合征　脊髓中央发生损伤,因上肢运动神经更偏中央,所以上肢运动障碍重于下肢,脊髓血管损伤时多见此综合征。

5. 圆锥损伤综合征　脊髓圆锥和椎管内腰段脊神经损伤,双下肢多无明显的运动障碍,肛门与会阴部感觉障碍、性功能障碍、大小便失禁或潴留和肛门反射消失,偶尔可以保留球海绵体反射和排尿反射。

6. 马尾综合征　椎管内腰骶神经损伤,特点是下肢不对称性损伤明显,临床表现为相应的运动或感觉障碍,还包括无反射性膀胱及肠道运动障碍。下肢运动障碍包括腱反射等脊髓反射丧失。马尾综合征预后较好。

知识链接

脊 髓 休 克

脊髓休克简称脊休克,是指人和动物的脊髓与高位中枢之间离断后反射活动能力暂时丧失而进入无反应状态的现象。脊休克表现为损伤横断面以下的脊髓所支配的骨骼肌紧张性减低甚至消失、血压下降、外周血管扩张、发汗反射不出现、粪尿积聚。这是由于离断的脊髓突然失去了高位中枢的调节的原因,急性期过后脊髓反射部分恢复。球海绵体反射的恢复是脊休克结束的指征。

二、脑干对肌紧张和姿势反射的控制

（一）脑干对肌紧张的控制

1. 脑干网状结构易化区和抑制区　用电刺激动物脑干网状结构的不同区域,可以观察到在网状结构中具有加强与抑制肌紧张的区域,即称为易化区与抑制区。易化区较大,分布于脑干中央区域,包括延髓网状结构的背外侧部分、脑桥被盖、中脑中央灰质及被盖。易化区也包括脑干以外的下丘脑和丘脑中线核群等部位。抑制区主要分布于延髓网状结构的腹内侧部分。从活动的强度来看,易化区的活动比较强,抑制区的活动比较弱。因此,在肌紧张的平衡调节中易化区略占优势（图5-3）。

2. 去大脑强直　在动物中脑上、下丘之间切断脑干后,动物出现抗重力肌（伸肌）的肌紧张亢进,表现为四肢伸直、坚硬如柱、头尾昂起、脊柱挺硬,这一现象称为去大脑强直（图5-4）。此时以局部麻

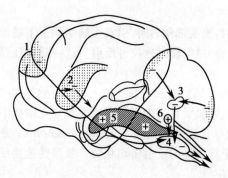

抑制作用(-)的路径:4为网状结构抑制区,发放下行冲动抑制脊髓牵张反射。这一区接
受大脑皮质(1)、尾状核(2)和小脑(3)传来的兴奋。

易化作用(+)的路径:5为网状结构易化区,发放下行冲动加强脊髓牵张反射;6为延髓的
前庭核,有加强脊髓牵张反射的作用。

图5-3　猫脑内易化区与抑制区示意图

醉药注入伸肌中,或切断相应的脊髓背根,以消除肌梭传入冲动进入中枢,则肌的强直现象消失。由
此可见,去大脑强直是在脊髓牵张反射的基础上发展起来的,是一种增强的牵张反射。

大脑强直时,肌紧张加强的机制可以有α强直和γ强直两种类型(图5-5)。α强直是由于高位中
枢的下行性作用,直接或间接通过脊髓中间神经元提高α运动神经元的活动,从而导致肌紧张加强而
出现强直。γ强直是由于高位中枢的下行性作用,首先提高脊髓γ运动神经元的活动,使肌梭的敏感
性提高而传入冲动加多,转而使脊髓α运动神经元的活动提高,从而导致肌紧张加强而出现强直。由
前庭核下行的作用主要是直接或间接促使α运动神经元活动加强,导致α强直;由网状结构易化区下
行的作用主要使γ运动神经元活动提高,转而发生肌紧张加强,出现γ强直。经典的去大脑强直主要
属于γ强直,因为在消除肌梭传入冲动对中枢的作用后强直现象可以消失。

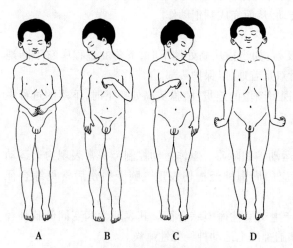

图5-4　去大脑强直与去皮质强直
A、B、C.去皮质强直;A.仰卧,头部姿势正常时,上
肢半屈;B、C.转动头部时,上肢姿势;D.去大脑强
直,上下肢均伸直。

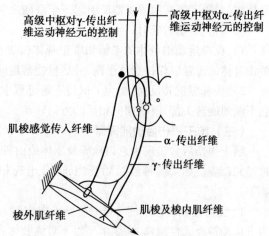

图5-5　高位中枢对骨骼肌运动控制的模式图

(二)脑干对姿势反射的控制

1. 状态反射　是指头部空间位置的改变及头部与躯干的相对位置发生改变时,反射性地引起躯
干和四肢肌紧张性的改变。状态反射包括紧张性颈反射和紧张性迷路反射。

(1) 紧张性颈反射:是颈部扭曲时颈部关节韧带或肌受刺激时对四肢肌紧张性的调节反射。

1) 对称性紧张性颈反射:当颈后伸时,引发两上肢伸展、两下肢屈曲;颈前屈时,引发两上肢屈
曲、两下肢伸展。由于高位中枢的抑制作用,这类反射在出生6个月后消失。但可在婴儿期一段时间

内和成人脑损伤时出现。

2）非对称性紧张性颈反射：当头部侧转时，引起头转向侧上下肢伸展，另一侧上下肢屈曲。其上肢与头的朝向如同拉弓射箭姿势一样，故又称拉弓反射。这一反射是婴儿学会翻身的必要条件，也是伸手抓物时视觉固定的基础。

（2）紧张性迷路反射：是内耳椭圆囊和球囊的传入冲动对躯体伸肌紧张性的调节反射，即仰卧位时全身伸肌紧张，俯卧位时四肢屈肌紧张。为了防止诱发和强化脑卒中患者的下肢伸肌痉挛，在脑卒中早期摆放患者体位的时候应尽量避免仰卧位。Bobath、Brunnstrom 等利用姿势反射来调整肌张力、改善动作或姿势，其机制与脑干等水平的反射密切相关。紧张性迷路反射通过易化下肢、腰背及颈部的伸肌而有助于保持躯干直立位。

（3）阳性支持反射：刺激足趾部皮肤可引起下肢抗重力肌强直性收缩。脑瘫、偏瘫患者常可见到阳性支持反射，不提倡早期的脑卒中患者过早步行。

（4）抓握反射：是指压迫刺激手掌或手指腹侧，引发手指屈曲内收活动的反射，也是婴儿期一段时间内的原始反射。随意抓握出现后，该反射逐渐消失。脑瘫和偏瘫患者可出现该反射。如在患侧手掌放置东西时，可出现腕关节及手指屈曲倾向，有的患者在主动伸展手指时经常伴发较强的抓握反射，导致手中物体无法松开，所以不提倡让早期的脑卒中患者长时间手握物。

2. 翻正反射 是指正常动物保持直立姿势，若将其推倒则可翻正过来的反射。翻正反射可分为静力反射和静力-动力反射。

（1）静力反射

1）迷路翻正反射：通过迷路接受空间感觉而诱发的反应，与躯干位置无关。当遮住双眼，切断颈髓后根，只要迷路正常，头就能调整成正常位置，可保持终生。

2）颈翻正反射：头向任何方向转动时都会刺激颈部的本体感觉器，由此伴发一连串躯干的反射性翻身运动，称为颈翻正反射。

3）躯干翻正反射：即使头部位置不正常，躯干也能保持正常位置的反射，这是通过体表面触觉刺激而诱发的非对称性反射。如仰卧位时被动地使头向一侧转动且保持该状态，则躯干节段会先上半身翻转，刺激了腰部的感受器而引起下半身随之转动，从而完成翻正动作。

（2）静力-动力反射

1）保持运动中身体的平衡和矫正身体位置反射：如当猫从高处摔下时，下落的过程中它不断地矫正身体的位置以保持身体平衡，并尽量使落地时双足着地，以保护头部。

2）头和眼旋转反射：如为了保持下落过程中视野图像的连贯性，猫从高处摔下时，下落的过程中它不断地旋转头部，眼睛则向相反的方向转动。

（三）脑干损伤后功能障碍

脑干损伤后常表现为意识障碍及躯体或内脏运动控制障碍。躯体运动控制障碍常表现为上运动神经元瘫痪。如果脑神经核团受损，还会出现相应的周围神经损伤表现。脑干损伤后常见综合征如下：

1. 交叉性瘫痪综合征 当一侧脑干损伤时，产生交叉性瘫痪综合征。其表现为病变同侧脑神经为下运动神经元性瘫痪，病变水平以下对侧肢体和脑神经上运动神经元性瘫痪。

2. 延髓外侧部综合征 见于椎动脉或小脑后下动脉闭塞。其表现为病灶侧面部痛觉、温度觉障碍，病灶对侧偏身感觉障碍，病灶侧小脑性共济失调、眩晕、呕吐和眼球震颤，同侧软腭及声带麻痹，声音嘶哑及吞咽困难，病灶侧霍纳（Horner）综合征阳性。

3. 动眼神经交叉瘫综合征 见于中脑大脑脚底受损。其表现为同侧动眼神经麻痹，对侧中枢性面舌瘫及肢体偏瘫。

4. 脑桥外侧部综合征 见于展神经、面神经及其核和锥体束受损。其表现为病灶侧眼球外展麻痹、周围性面瘫、对侧肢体偏瘫。

5. 闭锁综合征 见于脑桥腹侧的皮质脊髓束和皮质脑干束损伤。其表现为意识清楚，双侧眼球水平活动受限，双侧面瘫，双侧软腭、咽喉及舌的运动受限，不能转头和耸肩，四肢弛缓性瘫，双侧病理征阳性。

三、高级中枢对姿势和随意运动的控制

各种运动和感觉信号在高位中枢进行整合后,可以对躯体姿势与随意运动进行调节,使运动得以平稳和精确地进行。

(一)大脑皮质对运动的控制

1. 大脑皮质的运动区　灵长类动物的大脑皮质运动区主要位于中央前回和旁中央小叶前部,相当于 Brodmann 分区的 4 区和 6 区,是控制躯体运动最重要的区域(图5-6)。它们接受来自关节、肌腱及骨骼肌等深部的感觉冲动,感受身体在空间的姿势、位置及身体各部分在运动中的状态,并根据这些运动器官的状态来发出指令,控制全身的运动。运动区具有交叉性支配、精细的功能定位和倒置分布的特征。

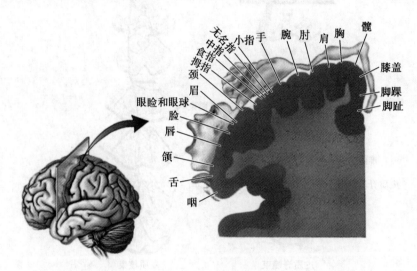

图 5-6　大脑皮质运动区

大脑皮质运动区具有可塑性。运动疗法的功能重塑机制认为,中枢神经系统损伤后,运动训练可以使大脑的运动皮质支配区产生周围代偿、远隔代偿、区域性功能重组、神经突触再生和再联系等,从而改善中枢神经功能。

2. 运动传导通路　主要包括锥体系和锥体外系(图5-7和表5-1)。锥体系由中央前回的锥体细胞的轴突下行构成,包括皮质脊髓束和皮质核束,主要控制骨骼肌的随意运动。锥体外系是指锥体系以外所有控制脊髓运动神经元活动的上行或下行通路,主要作用是调节肌紧张,配合锥体系协调随意运动,维持机体姿势平衡。锥体外系的纤维发自大脑皮质、脑干和小脑,通过调整大脑皮质的运动发出信号或调整最后通路的运动信号,实现运动控制。

表 5-1　锥体系和锥体外系

	锥 体 系	锥 体 外 系
起源	4 区、6 区、3-1-2 区、5 区、7 区	全部皮质(主要是额顶叶感觉运动区)、脑干、基底神经节、小脑
传导束	皮质脊髓束→脊髓前角运动神经元皮质核束→脑神经运动核	网状脊髓束、顶盖脊髓束、前庭脊髓束、红核脊髓束、纹状体-黑质-纹状体环路、皮质-纹状体-背侧丘脑-皮质环路、皮质-脑桥-小脑-皮质环路
特点	皮质脊髓束中 10%～20% 为单突触联系,单侧性交叉支配	多突触联系,常为双侧性支配
作用	调节四肢远端肌的精细运动	调节肌紧张、肌协调、运动幅度

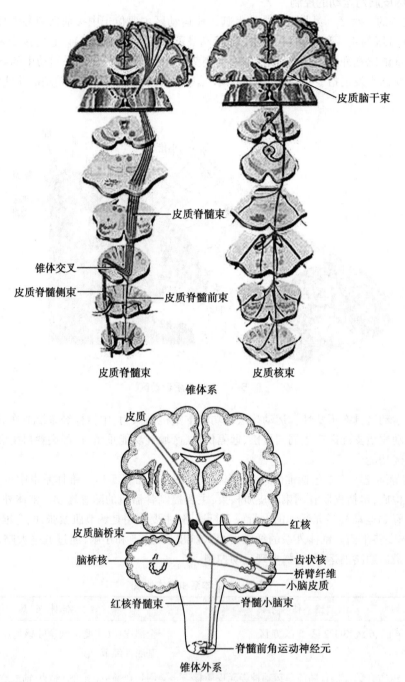

图 5-7 锥体系和锥体外系示意图

上、下运动神经元

上运动神经元起自大脑额叶中央前回运动区第5层的巨锥体细胞,其轴突形成皮质脊髓束和皮质核束(合称锥体束),经由辐射冠后,分别通过内囊后肢及膝部下行,止于脊髓前角细胞或脑干脑神经核运动细胞。上运动神经元支配下运动神经元的运动功能。上运动神经元瘫痪是指大脑皮质运动区或锥体束受损,即引起对侧肢体单瘫或偏瘫。其特点为瘫痪肌肉张力增高,腱反射亢进,浅反射消失,出现"病理反射"。瘫痪肌肉不萎缩,肌电图显示神经传导正常。

下运动神经元指脊髓前角细胞、脑神经运动核及其发出的神经轴突。下运动神经元是接受锥体束、锥体外系统和小脑系统各方面来的冲动的最后共同通路。下运动神经元将各方面来的冲动组合起来,经前根、周围神经传递至运动终板,引起肌肉收缩。下运动神经元径路损害引起的肌肉瘫痪,称下运动神经元瘫痪或周围性瘫痪。其特点为瘫痪肌肉张力降低,腱反射减弱或消失,肌肉萎缩,无病理反射,肌电图示神经传导速度异常。

3. 大脑水平的反应

(1) 视觉翻正反射:是指通过视觉保持头部直立位置的反射。如将动物两侧迷路破坏,仍可通过视觉翻正反射保持头部正常位置,如将双眼遮住则不能保持。

(2) 平衡反应(equilibrium reaction):是指为了对抗重力和保持平衡,对全身肌紧张进行不间断地调整的反应活动。

1) 倾斜反应:让被试者在支持面上保持某种姿势,当改变支持面的倾斜角度时而诱发出的躯体姿势反应。乘船或汽车急转弯时可以诱发该反应。

2) 髋策略(hip strategy):是指主要通过髋关节运动调节和维持身体平衡的反应。在动态运动或对抗较大外力时,人体主要通过髋策略以保持平衡。

3) 踝策略(ankle strategy):是指利用踝关节运动调节和维持身体平衡的反应。人体在静止站立时,躯干只有轻微的调节而没有明显的动作产生,这时参与平衡运动的主要为踝关节,胫后肌起到重要的稳定踝关节的作用。

4) 防御反应:是指在水平方向急速运动时产生的平衡反应,包括坐位、立位、膝立位反应等。当人体不能通过以上踝、髋策略进行平衡,则通过跨步反应来改变支撑面以达到平衡。另外,还有手抓握和上肢保护性伸展反应。

5) 降落伞反应:是指人在垂直位置急剧下落时四肢外展、伸展、足趾展开,呈现出与地面扩大接触面的准备状态。

姿势反射的等级控制

维持姿势是运动控制的双重任务之一。不同级别的神经系统对维持姿势有不同的作用。脊髓层面的姿势控制体现为局部肌紧张;脑干层面的姿势控制体现为协调全身肌紧张,以维持躯干或四足支撑的翻正反射;大脑皮质的姿势反射则可整合视觉信息,并完成双足支撑的平衡反应。随意运动建立在姿势控制的基础上。上运动神经元损伤并遗留运动功能障碍的患者在康复时,应按患者的能力循序渐进地设置各种环境与任务,提高患者多种姿势的控制能力。只有在正确的姿势下才能获得整体平衡协调能力的改善,减少共同运动及代偿。姿势的改善是诱发随意运动的前提和关键。

4. 大脑皮质损伤 大脑皮质损伤后出现异常姿势及异常运动模式。

(1) 异常姿势:根据累及皮质部位的不同,上肢表现为屈曲痉挛状态,下肢表现为伸直痉挛状态。双侧大脑皮质广泛损害而导致的皮质功能减退或丧失,皮质下功能仍保存,表现为去皮质强直。患者无意识,光反射、角膜反射存在,呈上肢屈曲、下肢伸直的去皮质强直姿势,常伴有病理征。

去皮质强直与中脑损伤后的去大脑强直不同。去大脑强直是病变损伤中脑的表现。因病变靠近心血管中枢和呼吸中枢,提示病情较危重。

（2）异常运动模式：包括代偿运动、联合反应和共同运动。大脑皮层、内囊、脑干以及脊髓等部位病变,引起上运动神经元受损,使运动系统失去其高位中枢的控制,一些原始的、被抑制的、皮层以下中枢的运动反射释放,引起运动模式异常。

1）联合反应（associated reaction）：是指一侧肢体用力做随意的抗阻收缩时引起同侧或对侧肢体不随意的肌紧张性活动。上运动神经元损伤患者的联合反应更为明显,其原因是高级中枢控制的缺失,使原始的张力性反射释放。如果两侧表现为相同运动模式,称为对称性联合反应；如果两侧运动模式表现不同,称为相反性联合反应（表5-2）。

表5-2 联合反应

同侧性联合反应（对称性）	对侧性联合反应		
	上肢（对称性）	下肢（对称性）	下肢（非对称性）
上肢屈→下肢屈	健肢屈→患肢屈	健肢内收、内旋→患肢内收、内旋	健肢屈→患肢伸
下肢伸→上肢伸	健肢伸→患肢伸	健肢外展、外旋→患肢外展、外旋	健肢伸→患肢屈

2）共同运动（synkinesia）：又称协同运动或联带运动,是指肢体在做随意运动时只能做多个关节的同时运动,不能做单个关节的分离运动。共同运动是皮质下水平的运动形式。共同运动的启动可由意志支配,但其运动形式不受主观意志支配,所以包括随意性和不随意性两个方面。共同运动分为屈曲型和伸展型。上肢的屈肌共同运动常表现为"敬礼动作",上肢的伸肌共同运动常表现为"摸对侧腰部"。下肢共同运动时,无论哪种类型都发生足内翻,足外翻在共同运动时不能发生。

共同运动和痉挛既有区别又有联系。共同运动是皮质下水平的整体运动模式,而痉挛是肌纤维表现出的上运动神经元抑制作用减弱后易化的脊髓水平的反射（牵张反射）。两者往往同时存在。上运动神经元损伤后运动障碍的康复治疗需要抑制痉挛,减少共同运动,减少代偿,增强随意运动,从而促进分离运动的出现。

（二）基底神经节与小脑对运动的控制

1. 基底神经节对运动的控制

（1）基底神经节有重要的运动调节功能,与随意运动的产生和稳定、肌紧张的调节及本体感觉传入冲动信息的处理都有关系。

（2）基底神经节与运动性疾病：基底神经节的损伤主要表现为肌紧张异常和动作过分增减,临床上主要有以下两类疾病。

1）肌紧张过强而运动过少：这类疾病的典型代表是帕金森病,其主要症状是静止性震颤、全身肌紧张增高、肌强直、随意运动减少、动作缓慢、面部表情呆板。运动症状主要表现在动作的准备阶段,而动作一旦发起则可以继续进行。帕金森的病因是双侧黑质病变,多巴胺能神经元变性受损。

2）肌紧张不全而运动过多：这类疾病有舞蹈病和手足徐动症等,主要表现为不自主的上肢和头部的舞蹈样动作伴肌张力降低等症状。病因是双侧新纹状体病变,新纹状体内抑制性神经递质 γ 氨基丁酸能神经元变性或遗传性缺损,引起间接通路活动减弱而直接通路活动相对增强,导致运动皮质活动增强,出现运动过多的临床表现。

2. 小脑对运动的控制 小脑不直接发出运动神经纤维,而是接受来自脊髓、脑干和大脑皮质的脊髓小脑前束、脊髓小脑后束、前庭脊髓束、脑桥小脑纤维等,并发出信息分别返回前庭核、网状系统、大脑皮质,使随意运动保持协调。根据小脑的纤维联系,可以将小脑划分为三个主要的功能部分,即前庭小脑、脊髓小脑和皮质小脑（图5-8）。

（1）前庭小脑：主要由绒球小结叶构成,与身体姿势平衡功能有密切关系。其平衡功能与前庭器官及前庭核活动关系密切。

（2）脊髓小脑：由小脑前叶和后叶中间带区构成。前叶与肌紧张调节有关,对肌紧张的调节既有抑制也有易化作用。刺激后叶中间带能使双侧肌紧张加强,同时后叶中间带在执行大脑皮质发动的

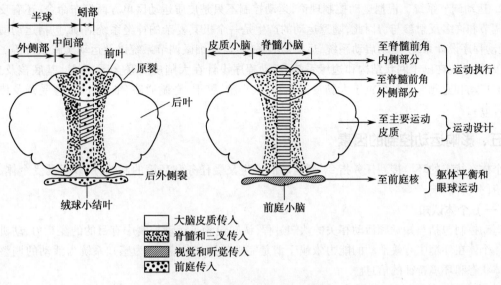

图 5-8　小脑的功能分区示意图

随意运动方面有重要作用。当切除或损伤这部分小脑后,表现为四肢乏力,患者不能完成精巧动作。小脑损伤后出现的动作协调障碍,称为小脑性共济失调(cerebellar ataxia)。

（3）皮质小脑:是指小脑后叶的外侧部,与大脑皮质运动区、感觉区、联络区之间的联合活动、运动计划的形成及运动程序的编制有关。

四、运动控制的调节

（一）随意运动

随意运动是指有意识地执行某种动作,主要由锥体束来支配。一般认为,皮质的随意运动冲动沿两种神经元传导:一个是上运动神经元,从中央前回皮质细胞发出纤维,终止于脊髓前角细胞或脑干脑神经核运动细胞;另一个是下运动神经元,即脊髓前角细胞或脑神经核,通过纤维经前根或脑神经到达躯体肌或头面部肌。

（二）不随意运动

不随意运动是指不受意识控制的"自发"动作,为骨骼肌的某一部分肌束或某些肌群出现的不自主收缩。不随意运动主要见于肌痉挛、锥体外系损伤、大脑异常放电等。不随意运动主要表现为骨骼肌的阵发性痉挛、静止性震颤、手足徐动等。不随意运动可出现于随意运动时,如手足徐动型脑瘫患儿在运动时常伴随较多不自主运动;也可出现于静止时,如帕金森病引起的静止性震颤。对不随意运动进行康复治疗时应分析病因、运动特点,从而对症治疗。

（三）调节机制

随意运动是由大脑高级中枢控制的精细、协调、准确的运动,包括运动感觉和运动调节,是学习和记忆的过程。

1. 运动程序　首先产生运动动机,激活皮质联合区,确定运动形式,将冲动经过大量神经元联系至皮质运动区,形成运动指令,经过锥体系传至脊髓,兴奋或抑制相应的运动神经元,产生运动。同时,末梢传入的运动感觉信息又传入小脑、基底核,在此监测并且与大脑皮质传来的指令进行比较、修正或调整,再经丘脑传给皮质,也有部分修正后指令直接进入锥体外系传至脊髓中枢。

中枢神经系统储存有许多后天获得的运动程序,所以中枢性的运动控制也有不受外周反射影响的成分。当开始执行一个随意运动时,运动者需要判断最初的运动目标和自身在空间的相对位置,决定动作方式、时间和速度,随后进入动作临界状态。每次运动时,一边确认动作执行如何,一边完成整个运动。随意动作的反复进行是熟悉动作的过程,对每个动作变得逐渐无意识,就能自动地完成运动过程。它随人本身的需要,可以是单关节的分离运动,也可以是选择性的多关节的复合运动,甚至高度复杂的动作。

2. 运动调节系统 根据运动控制理论,运动控制不只是皮质运动区单方面发布命令,还有反馈系统的调节和许多反射参与。因此,随意运动的产生是一个极其复杂的神经系统活动,包括运动动机系统、运动程序设计系统、运动启动系统、运动监测系统、运动细微调节系统以及运动实施系统等。一般认为,动机系统在脑干网状结构和边缘系统;运动程序设计在大脑皮质联合区、小脑、基底核及丘脑;运动的启动和监测调节系统位于大脑皮质运动区、小脑、脑干、脊髓通路、锥体外系、感受器及传入通路等部分。

五、影响运动控制的因素

个体在特定的环境接到任务指令,而运动的产生又受任务和环境的制约,所以运动受个体、任务和环境的三种影响。

(一)个体认知

运动控制包括与知觉和活动相关的认知过程,认知包涵了运动控制中有目的的注意力、动机和情感等。个体在环境中有效活动的能力依赖于清楚完整的感知信息,因为感知系统为活动的调整提供了身体状态和环境特征的信息。

(二)任务对运动控制的影响

在日常生活中需要执行大量的运动任务。任务的本质决定了所需的动作类型,我们必须明白任务是怎样通过神经系统而影响运动控制的。下面通过对任务分类来解释临床问题。

1. 功能分类 如床上运动任务、转移任务和日常生活活动等。

2. 间断性与连续性任务 前者如踢球,从坐到站,有明确的开始和结束;后者如步行或跑步,任务的结束并不是其内在特点,而是由执行者随意决定的。

3. 稳定性与移动性任务 任务是根据支撑面是固定还是移动来分类。稳定性与移动性任务对患者的平衡能力及专注力是有不同要求的,前者更容易,而后者更困难。

4. 操作成分任务 操作成分也被用来对任务进行分类。与不需要操作的任务相比,需要操作的任务增加了对稳定性的要求。如站立,站立并举起一件轻的物体,站立并举起一件重的物体对任务稳定性的要求是从低到高的。

5. 开放性与闭合性运动任务 前者如足球或网球运动,需要参与者在一个不断变化并不可预知的环境中采取相适应的行为。相比之下,后者如俯卧撑,有相对固定的形式、变化少、任务环境相对固定并可预知。因此,后者的应用常早于前者。

综上所述,任务活动与稳定性及操作成分密切相关。任务分类有利于治疗师区分并设计任务的难易程度,让患者通过不同性质任务对动作要求的训练,进一步提高运动控制能力。

(三)环境对运动控制的影响

环境对运动的影响通过感觉系统来实现,感受器对外界环境及内在环境进行感知,通过综合分析后形成运动。不同的环境下完成同一任务需要不同的运动形式。如在水中行走和在陆地行走会产生不同的姿势和随意运动,在平坦的大路上行走和在陡峭的悬崖边行走会不由自主地产生不同的姿势,比赛的主客场对运动员成绩的影响等,这些都体现了环境对运动的影响。

任务是在环境中进行的,除了任务特性外,任务也受环境特征的约束。影响任务的环境特征分为规则性和非规则性。前者如茶杯的大小、形状,后者如活动时的背景噪声可能分散注意力等。因此,在管理和影响动作任务方面,理解不同环境的特征对于制订康复治疗计划是必要的。不同的任务对运动也产生了决定性的影响。如以同样的姿势握满的或空的杯子、以不同速度的步行、从高处够物或从低处够物等,这些看似类似的任务,但却使人采取完全不同的运动方式。

运动控制障碍的康复治疗也应以环境和任务为导向。将复杂的运动整合成容易理解、任务明确、指令简单的运动,对于有认知障碍的成人或儿童患者尤其适用。如在立位下进行重心转移训练时,如果任务是"把重心移到另一只脚上来"时,患者往往不知道该如何执行,当换成要求患者尽量伸手够不同方向较远的物体时,患者就可以间接实现重心向所要求方向的转移;治疗儿童患者也应将各种治疗融入到不同的游戏中,使患儿产生兴趣并完成。同样的环境和任务往往只能获得相应的运动能力,所以在进行康复治疗时应注意变换环境和任务,使患者获得应对不同环境和任务的能力。

第二节 运动控制与障碍

一、姿势控制

姿势是人类实现各类运动的基础,多系统参与,并受多种因素的影响。

姿势控制是指控制身体在空间的位置以达到方向性和稳定性的双重目的。姿势方向性是保持身体节段间和身体与任务环境间适当关系的能力;姿势稳定性是指控制身体重心(center of mass,COM)与支撑面(base of support,BOS)关系的能力,也称为平衡。身体质心是指身体的中心点,身体质心的垂直射影即为重心。支持面为身体与支撑物表面接触的区域。

(一)正常姿势控制

姿势控制是建立在多系统正常活动的基础上,人体的正常发育顺序贯穿于姿势控制的形成过程。正常姿势形成和正常的脊柱形态为动态运动提供稳定的基础。正常的坐姿和站姿应保持头部竖直,立位姿势冠状面、矢状面观时身体中线和重力线的重合(图5-9)。

姿势控制系统是身体许多系统协调控制身体的方向性和稳定性的复杂作业的结果(图5-10)。参与姿势控制系统的肌肉骨骼成分包括关节的活动范围、脊柱的柔韧性、肌肉特性以及相连身体节段的生物力学关系等。参与姿势控制系统的神经成分包括:①运动过程,组织全身肌肉达到神经肌肉协同;②感觉/感知过程,组织和整合视觉、前庭、体感系统;③更高水平过程,指认知对姿势的影响。

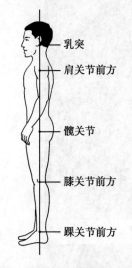

图5-9 正常立位姿势的矢状面观

乳突
肩关节前方
髋关节
膝关节前方
踝关节前方

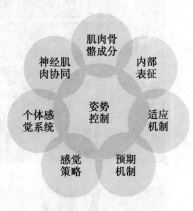

图5-10 姿势控制系统

肌肉骨骼成分
神经肌肉协同
内部表征
个体感觉系统
姿势控制
适应机制
感觉策略
预期机制

(二)异常姿势

参与姿势控制的各个系统出现障碍均可导致异常姿势(表5-3)。损伤的类型、部位和范围的差异导致不同的姿势控制问题。同样病因产生的异常姿势还因个体的年龄、发病前的状态和代偿而有所不同。在运动控制障碍的康复治疗中,姿势控制是上运动神经元损伤后运动功能恢复的基础。矫正异常姿势对减少代偿或共同运动,改善前庭功能和纠正整体运动模式具有良好的疗效。在临床上常通过视觉、浅感觉代偿等方法来弥补本体感觉缺失导致的异常姿势,通过增强核心肌群的力量来改善肌力异常导致的异常姿势,通过整脊、骨科手术等方法改善脊柱、骨骼引起的异常姿势。

二、步态控制

步行大部分情况下属于模式化运动,体现了神经、肌、骨和生理支持系统之间的完美整合以及在功能上相互依赖的关系。在行走过程中,身体各部分按一定的次序移动,相关肌有节奏地收缩与松弛。步行周期中多组肌的协调收缩,起到平衡身体、加速、减速及吸收震动的作用。每组肌参与的程度取决于步行的步幅与高度、行走速度和行走时的环境。

笔记

表 5-3 常见异常姿势

异常姿势	体位	表 现	原 因
偏瘫后异常姿势（图 5-11）	坐位	骨盆后倾,脊柱向健侧凸出,患侧肩较低	髋平衡策略缺失,患侧肋间隙变窄
	站立	头前伸,重心偏健侧、双侧前脚掌,患侧髋关节外旋,单腿站立时姿势异常更加明显	患侧负重能力减弱,髋内旋力量减退
小脑共济失调异常姿势（图 5-12）	坐位	身体小幅度摆动	锥体外系运动控制能力减弱
	站立	两足间距增大、身体摆动、容易跌倒	同上
痉挛性脑瘫异常姿势（图 5-13）	坐位	挺胸、骨盆过度前倾,或拱背、骨盆后倾	髋平衡策略缺失
	站立	凸腹、骨盆前倾、膝过伸或低头、拱背、骨盆后倾、屈膝	髋、踝平衡策略缺失
核心肌群功能减弱的异常姿势（图 5-14）	坐位	喜靠或骨盆后倾	抵抗外力的浅层核心肌群和维持脊柱形态的深层核心肌群肌力
	站立	骨盆后倾、含胸等	同上

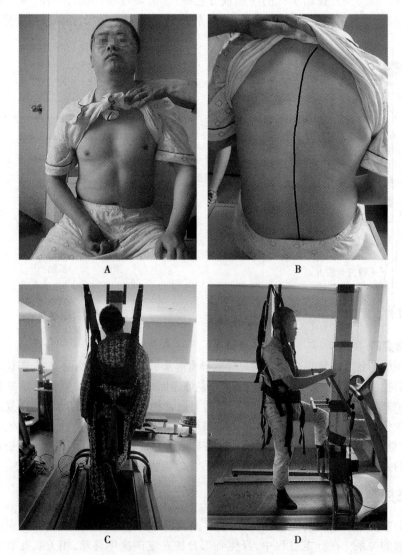

图 5-11 偏瘫后异常姿势

A、B. 偏瘫坐位姿势；C、D. 偏瘫单腿负重时异常对线。

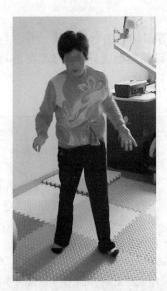

图 5-12 小脑共济失调异常姿势

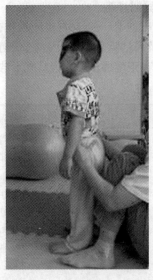

图 5-13 痉挛性脑瘫异常姿势

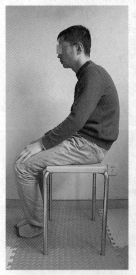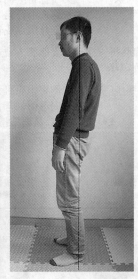

图 5-14 核心肌群功能减弱的异常姿势

（一）正常步态控制

1. 步态任务及特点　步态控制的三个任务是前进、姿势稳定和避开障碍物。正常步态应具有双足交互、对称性移动和在步行中重心移动轨迹平滑的特点。

在步行中单腿的运动可分为支撑相和摆动相，一侧下肢的摆动相即是对侧下肢的支撑相。支撑相的目标为产生水平方向的力来实现身体水平移动，垂直方向的力用以抵抗重力。摆动相的目标为摆动腿的前进和重新放置肢体位置，以准备承受身体的重量，这需要充分的地面廓清，使摆动相的足趾在摆动中不拖在地面上。另外，在摆动相还要灵活运用策略避免碰到障碍物。

2. 步态效率　正常人以舒适的速度行走时一般为 60～75m/min，运动效率最高，单位距离能耗最少。步行周期中，各时相将身体向前移动所做的功实际上主要是由重力和惯性提供，即重心的惯性前移，促使身体在反复的失平衡和恢复平衡的行走过程中不断前进，而不是主要依靠肌收缩所产生的推进力。此外，参与步行控制的肌的数量和质量与储备能力有关，从而使关节运动与肌活动之间出现复杂的关联。

3. 步态控制要素

（1）各级运动中枢信号的发出：大脑负责形成步行模式，并对任何新发情况进行相应的调整；脑干负责姿势的调整；小脑负责对肌张力的调整及整体平衡的控制；脊髓中枢模式发生器（spinal locomotor pattern generator）负责模式化步行运动，能自动产生稳定信号，有序激活伸屈肌群进行交替收缩，是步行的主要控制中枢。

（2）先行性反应策略：包括先行性姿势调整，以及根据视觉等反馈对步长、步速的调整等。

（3）感觉的输入和整合：①视觉是信息获得最快的感觉，通过视觉可快速作出先行性姿势调整反应。如果在躯体感觉或前庭感觉缺失时，可使用视觉代偿，如借助矫正镜进行姿势训练，促进本体感觉恢复。②躯体感觉（痛、温、触、本体感觉）的感受速度慢于视觉。躯体感觉往往与视觉、前庭觉一起发挥作用，其他感觉缺失时躯体感觉也可进行代偿。③前庭觉感受速度最慢，人体对目标物的稳定凝视能力和全身肌张力的重新分布等都依靠准确的前庭觉。

（4）足够的下肢肌力及协同运动：步行过程中，需要足够的下肢肌力和双侧下肢的精确协同。

（二）异常步态

异常步态是上、下运动神经元损伤，或者肌、筋膜、骨关节等损伤后的常见表现。在参与步行姿势控制、前进及跨越障碍物的系统中，任何环节的损伤或功能障碍都能形成异常步态（表5-4）。其康复治疗是建立在正确的步态分析基础上的。

表5-4 常见异常步态

异常步态	表 现	原 因
减痛步态	步长缩短，患侧下肢的支撑时间和对侧下肢的摆动时间缩短	为减少患侧下肢负重时的疼痛
偏瘫步态（划圈步态）（图5-15）	上肢摆动时，肩、肘、腕及手指关节屈曲和内收；迈步时，患侧骨盆上升，髋关节外展、外旋，膝关节伸直，足下垂内翻	上肢屈曲共同运动，患侧上肢屈肌痉挛；下肢共同运动，患侧下肢伸肌痉挛，屈髋，伸膝，足内翻，骨盆代偿上升
痉挛型脑瘫步态（交叉步态）	步行时双髋关节内收，双下肢交叉，双膝内侧常相互摩擦碰撞，足尖着地	股内收肌和跖屈肌痉挛
小脑共济失调步态	目视地面，双臂张开，手指张开，双足间距增大，伴随肢体小幅度摆动	增大稳定角，视觉代偿以保持平衡
帕金森步态（慌张步态）	启动困难，身体前倾，步幅小，步频快	为了保持平衡，重心前移，患者以小步幅快速向前行走，一旦启动又难以止步，不能随意骤停或转向
臀大肌步态	躯干前后摆动显著增加，形成仰胸挺腰腹状，类似鹅行走的姿态，又称为鹅步	臀大肌肌力减退
臀中肌步态（图5-16）	步行时上身左右交替摇摆，状如鸭步	双侧臀中肌肌力减退，患腿支撑时，头、躯干向患侧侧弯，将身体重心移向支撑面的中点，从而维持平衡
股四头肌步态	身体前倾，膝过伸	为维持平衡，骨盆前倾以防止身体向后倾倒
跨阈步态（垂足步态）（图5-17）	患侧摆动相时足下垂，脊柱弯向患侧	提高患侧骨盆代偿足下垂，增加廓清能力

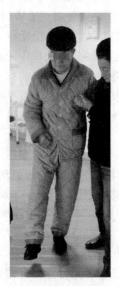

图5-15 划圈步态

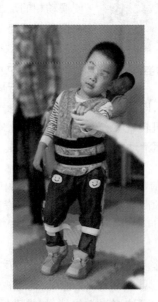

图5-16 臀中肌步态

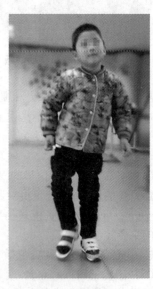

图5-17 跨阈步态

三、上肢运动控制

上肢除参与人类日常粗大活动和精细活动外，还参与全身的平衡。上肢运动控制在皮质运动区所占面积较大,所以上肢功能损伤后恢复较慢,上肢功能的恢复是运动控制再训练的一个重要方面,涉及物理治疗、作业治疗等多个方面。

（一）正常上肢运动控制

上肢伸手够物的协调需要连续的眼、头及手的配合。相关肌同时被激活,而不是按一定顺序激活。伸手够物和手抓握是不同神经控制下的两种运动形式。手抓握还建立在对被抓握物体的正确感知并先行性调整的基础上的。

视觉和躯体感觉的信息对上肢运动也有一定的影响。正常上肢的运动特点为在稳定姿势下进行,运动轨迹平滑,自由度最小,肩关节各部分的运动符合肩肱节律。

上肢运动要素如下:

1. 各级神经中枢运动信号的发出 大脑、脑干、小脑及脊髓都对上肢运动和姿势稳定产生重要的控制,中央前回负责上肢运动的区域发出运动指令,小脑和脑干参与调节全身肌张力及动态姿势的稳定。

2. 具有动态的姿势控制 在上肢运动时,下肢和躯干具有动态的姿势控制,姿势应具有方向性和稳定性的动态调整。如双侧肩关节前屈时,为了维持躯干的稳定,腹肌会根据上肢运动的力量和速度进行适当收缩,而背部肌放松。但偏瘫患者却常见背部肌收缩、伸展躯干,以代偿肩关节前屈的不足,即失去了躯干姿势控制的方向性与稳定性。

3. 锁定目标 需要眼-头-躯干的协调性,即在躯体运动时目光维持对物体的凝视,头部控制在尽量竖直位或根据目光凝视的需要进行调整,头部位置改变时全身肌紧张仍能进行调整以保持稳定的姿势。良好的前庭功能是锁定目标和维持注意力的前提,上运动神经元损伤的患者即使没有前庭器官或神经通路的损伤,也容易出现前庭功能不良的情况,需要进行调整和训练,以改善锁定目标的能力。

4. 具有前馈能力 在上肢运动前,人们通过视觉感知确定正确的距离与所需力量,通过激活一组特定的主动肌来促进上肢运动。在运动的起始阶段会加速运动,在接近目标时则会激活拮抗肌,以抑制主动肌,减慢运动速度。

5. 具有反馈能力 即把各种感觉信息通过神经系统反馈到大脑,并发出信号调整运动,视觉、痛觉、温度觉、触觉和本体感觉等在运动过程中感知物体的运动、温度、表面粗糙程度等,并反馈至上肢的控制神经和肌,进行运动的调整。

6. 伸手够物的上肢肌力及协同能力 上肢肌力及各个肌或肌群之间的协同运动能力是实现上肢运动的基础之一。

7. 足够的抓握能力 包括足够的肌及肌腱长度、手适应物体的形状能力、手指运动与手臂运动同步。

（二）异常上肢运动

异常的上肢运动包括目标定位障碍、伸手够物及手抓握障碍、失用症。各级神经中枢系统和运动系统的损伤都会导致异常的上肢运动(图 5-18)。上运动神经元瘫痪的上肢运动常表现为代偿、联合

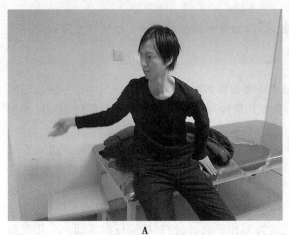
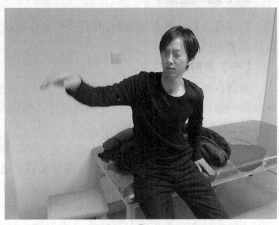

图 5-18 上肢异常运动模式

A. 欲进行肩关节水平外展时上肢的异常模式:躯干代偿性旋转,肩关节外展时联带肩关节外旋;B. 欲进行肩关节前屈时上肢的异常模式:躯干代偿性侧弯,肩关节前屈时连带肩关节外展和肘关节屈。

反应和共同运动。上肢运动的康复治疗进展比下肢慢。上运动神经元损伤的上肢运动控制障碍治疗方法常包括前庭功能训练、认知训练、手功能训练、关节松解、平衡训练、抑制异常模式等。

第三节 自主神经对括约肌的控制

神经系统对内脏运动的调节主要由自主神经系统(内脏神经系统)完成,包括交感神经和副交感神经。自主神经系统分为中枢和周围两部分,其主要功能是调节内脏活动。同时,自主神经的活动也受中枢神经系统的控制。

一、自主神经的结构与功能

(一)自主神经的结构

自主神经由节前神经元和节后神经元组成。节前神经元发出节前纤维,到达自主神经节内并换元,节后神经元发出的节后纤维,支配相应的效应器官。交感神经节离效应器官较远,所以节前纤维短而节后纤维长;而副交感神经节通常位于效应器官壁内,所以节前纤维长而节后纤维短。

交感神经起自脊髓胸腰段灰质的侧角,兴奋时产生的效应较广泛;而副交感神经起自脑干的脑神经核和脊髓骶段灰质相当于侧角的部位,兴奋时产生的效应比较局限。此外,哺乳类动物的交感神经节后纤维除直接支配效应器官细胞外,还有少量纤维支配器官(如心脏和膀胱)壁内的神经节细胞,与副交感神经发挥相互调节作用。

(二)自主神经系统的功能特征

1. 紧张性支配 自主神经对效应器的支配一般表现为紧张性作用,这种紧张性来源于中枢,而中枢的紧张性则来源于神经反射和体液因素等多种原因。

2. 对同一效应器的双重支配 许多组织器官都受交感和副交感神经的双重支配,两者的作用往往相互拮抗。

3. 效应器所处功能状态对自主神经作用的影响 自主神经的外周性作用与效应器本身的功能状态有关。如胃幽门处于收缩状态时,刺激迷走神经能使之舒张,而幽门处于舒张状态时,刺激迷走神经则使之收缩。

4. 对生理功能的调节 在环境急剧变化的情况下,交感神经可以动员机体许多器官的潜在功能以适应环境的急剧变化。交感神经系统活动具有广泛性,副交感神经系统的活动比较局限。整个副交感神经系统活动的主要生理意义在于保护机体、休整恢复、促进消化、积蓄能量以及加强排泄和生殖功能等方面。当脊髓或大脑发生损伤时,可导致自主神经功能障碍。

二、膀胱控制

排尿活动是一种脊髓反射,并且受高级中枢控制,可以由意识抑制或促进。排尿功能障碍是神经损伤患者常见的问题。

(一)反射过程

膀胱内尿量增加→膀胱内压骤然上升→膀胱壁牵张感受器兴奋→骶髓初级排尿中枢→膀胱逼尿肌收缩→膀胱颈和内括约肌松弛→尿液进入尿道→骶髓初级排尿中枢→尿道外括约肌松弛→尿液排出体外(图5-19)。

排尿一旦开始会产生一种"自我再生"现象,即正反馈。因为排尿时膀胱的收缩和尿液进入后尿道能刺激膀胱和后尿道上的感受器,通过反射再进一步加强膀胱逼尿肌的收缩和外括约肌的松弛,这一过程不断反复进行,直到膀胱完全排空为止。由于排尿是一个反射活动,所以当该反射弧的任何组成部分发生损害后都会造成排尿的异常。

大脑皮质高位中枢能对脊髓初级中枢施加易化或抑制性影响,以控制排尿反射活动。小儿大脑发育尚未完善,对初级中枢的控制能力较弱,所以小儿排尿次数多且易发生夜间遗尿现象。

(二)神经源性膀胱

脊髓损伤患者因神经通路的完整性受到破坏,可出现感觉、运动、反射等功能障碍。早期因脊髓

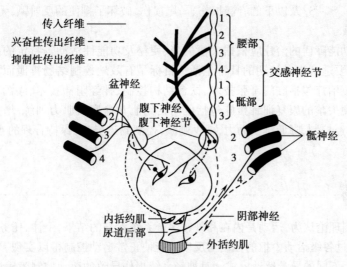

传入纤维 ————
兴奋性传出纤维 - - - - -
抑制性传出纤维 ·········

腰部
骶部
交感神经节

盆神经
腹下神经
腹下神经节

骶神经

内括约肌
尿道后部
外括约肌
阴部神经

图 5-19 排尿反射

处于休克期,排尿反射初级中枢的功能受到抑制,膀胱壁的牵张感受器受牵拉的冲动无法传入脊髓,则膀胱仅有其平滑肌自身的张力,而不能由反射引起张力增加,故膀胱壁张力低下,膀胱充盈膨胀而出现尿潴留,呈无张力性神经源性膀胱,其贮存尿量可达 1 000ml 以上。当膀胱容量达到一定水平后,由于膀胱内压增高,可出现尿液溢出,发生充盈性尿失禁。

随着脊髓休克期的消退,脊髓排尿反射弧的功能逐渐恢复和亢进,尿潴留程度减轻,但由于脊髓下行通路中断,排尿活动仍不能受意识控制。再经历一段时间后,有些脊髓损伤患者由于初级排尿反射中枢失去来自高位中枢的抑制性影响,排尿反射变得过强,膀胱壁肥厚而膀胱容积变小,膀胱稍被充盈,即当膀胱内积有约 100~200ml 尿液时,就发生排尿反射,临床上称之为痉挛性神经源性膀胱。

（三）膀胱训练

神经源性膀胱所致排尿障碍的治疗原则是控制或消除感染,使膀胱贮尿期保持低压并适当排空,同时尽量不使用留置导尿管和造瘘,以避免膀胱结石形成而造成膀胱内部防御机制下降。常用的康复治疗技术有清洁导尿技术、膀胱括约肌控制力训练、排尿反射训练、代偿性排尿训练和制订饮水计划训练等。

三、直肠控制

排便也是一种反射活动。排便动作部分是随意的,部分是不随意的。

（一）反射过程

反射过程:粪便→直肠压力感受器→经盆神经和腹下神经→初级排便中枢→盆神经兴奋→降结肠、乙状结肠和直肠收缩,肛门内括约肌舒张,阴部神经抑制,肛门外括肌舒张→排便(图 5-20)。

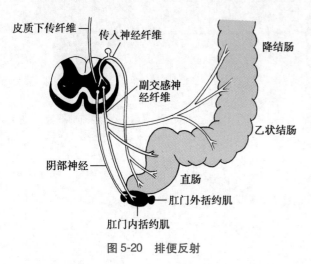

皮质下传纤维 ————
传入神经纤维

降结肠

副交感神经纤维

乙状结肠

阴部神经

直肠

肛门外括约肌
肛门内括约肌

图 5-20 排便反射

（二）直肠控制障碍

直肠控制障碍是中枢或外周神经病变及消化系统疾病等多种原因导致直肠或肛门功能紊乱所产生的排便功能障碍。与排便有关的神经损伤后,由于排便中枢与高级中枢的联系中断,缺乏胃肠反射,肠蠕动减慢,肠内容物水分吸收过多,最后导致排便障碍,为神经源性肠道功能障碍,多见于脊髓损伤。直肠控制障碍可分为两种:

1. 反射性直肠 $S_2 \sim S_4$ 以上的脊髓损伤,排便反射弧以及中枢未受损的患者因排便反射存在,可通过自主反射自动排便,但缺乏主动控制能力。

2. 迟缓性直肠 $S_2 \sim S_4$ 及以下的脊髓损伤、马尾损伤,破坏了排便的反射弧,无排便反射。

（三）排便训练

神经源性肠道功能障碍的治疗应根据大便失禁、便秘及功能性活动等特定的问题采用不同的方法,肠道的治疗方案要适合患者长期的日常生活。目标是有效地控制结肠排泄而不出现大便失禁和并发症。便秘的康复治疗包括肛门牵张技术、饮食结构控制、神经阻滞技术、缓泻剂、润滑剂、手法治疗及运动治疗。大便失禁的康复训练措施包括肛门括约肌和盆底肌肌力训练,增加括约肌的控制能力,药物调整自主神经控制,降低排空动力,减少刺激,控制肠道炎症,保持合理的水平衡,避免刺激性和难以消化的食物等。

本章小结

现代运动控制理论认为,运动是内在和外在多个系统参与的结果,个体、任务和环境决定了运动的控制方式,通过各级运动中枢的控制与反馈才能使正常运动控制得以实现。不同等级的神经系统损伤后会产生不同的异常运动模式。对神经系统损伤导致的运动控制障碍进行康复治疗时,要从运动控制原理入手,分析其损伤原因与运动障碍现状,重视个体、任务和环境等因素在康复治疗手段中的运用,从而达到改善患者运动控制障碍的目的。

扫一扫,测一测

思考题

1. 去大脑强直与去皮质强直有什么区别?
2. 各级神经系统对运动的控制有何特点？损伤后有何表现?

思路解析

学习目标

1. 掌握：运动对心泵、血压、冠脉血流的影响；呼吸功能与肺通气动力关系；最大吸氧量的影响因素；运动三大供能系统特点；身体素质训练原则和方法。

2. 熟悉：运动时血流的分配；运动时肺通气阻力的变化；运动与代谢当量；运动对体内激素水平的影响；运动处方的制订原则与内容。

3. 了解：运动与心肺疾病；运动与三大营养物质代谢的关系；运动与供能系统；制动对机体各系统的影响。

4. 能处理好康复过程中运动与制动的关系，减少不良影响，实现康复目标。能正确制订运动处方，合理运用训练方法提高身体素质，同时避免运动疲劳与损伤，提高运动训练的效果。

人体在运动状态下，骨骼肌和心脏的耗氧量明显增加，机体通过对心血管与呼吸功能的调节，一方面增加心排血量，另一方面加强肺的通气功能，增加氧气的摄入与二氧化碳的排出。不同的运动类型，其体内代谢特点也不同。因此，科学地制订运动处方，选择适宜的运动负荷，对骨骼肌摄取氧和利用氧能力的提高有重要意义。长期进行有氧运动可以提高心肺功能，恢复患者的运动能力，提高健康水平。本章将从运动与心肺功能、运动与能量代谢这两个方面进行介绍。

第一节　运动与心血管功能

一、运动与心脏功能

（一）运动与心脏活动

心脏功能主要是泵血，单位时间内泵出的血量是评价心功能的指标。正常成人安静时的平均心率为 75 次/min，心排血量为 5L/min。运动时，机体根据需要动用心泵储备功能，心排血量大幅度增加。长期运动训练后，能提高心力储备能力（心率与每搏输出量），每搏输出量明显增加。成人剧烈活动时，心排血量可增加 5~6 倍，达 25~35L/min。

（二）运动对心泵功能的影响

健康人有一定的心脏泵血功能储备，能随机体运动需要成倍增长。长期运动锻炼能增加心泵功能的储备。主要表现在：

1. **搏出量储备**　是心室舒张末期容积和收缩末期容积之差。长期运动训练后，心室腔扩大，心室容积增加；同时，心肌增厚，心肌收缩力增加，心室舒张末期容积和收缩末期容积的差变大，从而使每搏输出量明显增加。一些心功能不全患者在运动时心排血量不能随运动强度增加而相应增加，出现心悸和气急等症状，反映出心力储备明显降低，也是造成有氧运动能力降低的主要因素。

2. 心率储备 是指在一定范围内心率增快,心排血量也随之增加。在一定范围内,运动时的心率变化与运动强度具有线性关系,即运动强度增强,心率也会随之增加(图 6-1)。因此,常用心率变化来衡量运动强度。

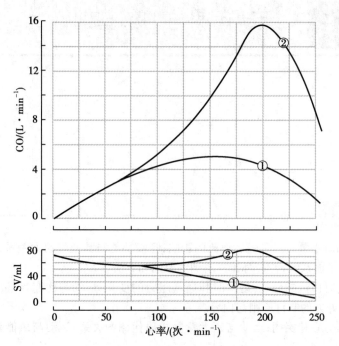

曲线①为健康人安静时;曲线②为运动员;CO 为心排血量;SV 为搏出量。

图 6-1 心率对心排血量的影响

长期运动训练的运动员由于心肌纤维增粗、心肌收缩能力增强、射血充分,安静时的心率反而减慢,可低于一般健康人。而任何长期缺乏运动或卧床休息的情况都会不可避免地使心泵储备下降,出现运动状态时每搏输出量的减少,并通过心率加快来代偿。

二、运动与血流供应

(一)各器官血液分配

运动状态下的各器官血流量重新分配主要通过减少某些器官的血流量,保证有足够的血液分配给骨骼肌(表 6-1)。骨骼肌的血流量比安静时要增加 4~20 倍,心肌的血流量增加 3~5 倍;与之相反,内脏器官与皮肤等部位的血管收缩,血流量要比安静时减少 2~5 倍。但如果持续运动,骨骼肌产热增加,体温升高,可反射性地使皮肤血管舒张,使血流增加,对散热有利。另外,由于骨骼肌阻力血管舒张,肌中开放的毛细血管数目增加,血液和肌组织之间进行物质交换的面积也增大,从而满足骨骼肌运动时的需氧量。

表 6-1 安静和运动状态下的心排血量对主要器官血流分配的比较

器官	心排血量(安静)	心排血量(中等运动)
心脏	5%(0.25L/min)	4%(0.75L/min)
胃肠道	27%(1.25L/min)	3%(0.6L/min)
骨	5%(0.25L/min)	1%(0.15L/min)
骨骼肌	20%(1.0L/min)	71%(13.7L/min)
肾	22%(1.25L/min)	3%(0.6L/min)
脑	14%(0.75L/min)	4%(0.75L/min)
皮肤	6%(0.25L/min)	12%(1.9L/min)

（二）血压变化

运动时的动脉血压变化是许多因素综合作用的结果。动脉血压水平取决于心排血量和外周阻力两者之间的关系。

1. 心排血量　剧烈运动会使心排血量显著增加，故收缩压会升高。

2. 外周阻力　由于血流的重新分配，骨骼肌血管舒张使外周阻力下降，而其他一些器官血管收缩使外周阻力增加，两方面的变化相互抵消，对总外周阻力变化不大。

3. 局部代谢产物　运动使机体代谢增强，组织代谢产物大量增加，特别是局部的舒血管物质（如组胺、腺苷等）使骨骼肌血管舒张，故总的外周阻力仍有降低，平均动脉压则可能比安静时稍低。

4. 动力性与静力性运动　动力性运动可以使心排血量明显增加，而外周阻力变化却不明显，故血压变化主要表现为收缩压升高，舒张压变化不大或略下降。静力性运动对心排出血量增加不明显，但由于骨骼肌持续收缩压迫血管，可使外周阻力增加，故血压变化主要表现为舒张压升高。

5. 运动与高血压　高血压患者长期坚持有氧运动对血压降低（尤其是舒张压）有较大意义。采用安全性较高的中低强度的耐力性运动（以动力性运动、技巧性活动为宜），既可提高力量，又能改善心功能。避免静力性运动，特别是闭气的力量运动，因其可使血压明显升高。较重高血压患者运动量宜小，如散步、慢跑或慢速游泳等。对于重度的高血压患者而言，在药物治疗的基础上结合运动将会有更好的降压效果。

（三）血量变化

运动过程中由于储存的血液被动员，循环血量的增加比不运动时大得多，尤其以耐力运动增加更为显著。一般人约增加10%，运动员可增加25%～30%以上。同时，由于各部位血管口径发生了变化，使血液大部分流向骨骼肌。

短时间运动，总血容量的增加主要是由于储血库里的血液被动员，增加了循环血量。同时，短时间运动还会使血液相对浓缩，其原因是储血库的血浆量相对较少，血细胞容量较大，进入循环后使血细胞浓度相对增高。

长时间的耐力运动，体内产热明显增加，通常以出汗的方式散热。汗液中水分占99%以上，环境温度在35℃时，每蒸发1g汗，散放2.42kJ的热量。温度越高，运动强度越大或运动时间越长，血浆的水分损失也越多。一次性长时间运动可使血浆容量减少10%左右。高温环境运动脱水时，体重可下降3%～8%，血浆容量可减少6%～25%。脱水使心排血量及有氧能力下降，代谢产物堆积增多，疲劳加剧，运动能力也因此下降。

三、运动与心血管活动调节

运动状态下机体作出的所有反应均是在神经和体液因素调节下实现的。

（一）神经调节

心脏接受心血管中枢发出的心交感神经和心迷走神经的双重支配。安静时，心血管中枢的活动维持一定的紧张状态。运动或情绪激动时，心交感中枢紧张性明显增加，而心迷走中枢紧张性则下降，总的效应使心跳加快，心肌收缩力加强，心排血量增加。另外，交感缩血管中枢紧张性使血管收缩，外周阻力增加。

长期坚持有氧运动，对心血管中枢具有调整作用，主要使心交感中枢紧张性下降、心迷走中枢紧张性升高和交感缩血管中枢紧张性下降，导致血管舒张，血压下降。

（二）体液调节

1. 全身性体液调节　运动时，血液中肾上腺素和去甲肾上腺素含量增加，除了对心脏作用加强外，可使骨骼肌、肝与冠脉血管舒张，而胃肠、肾、皮肤及腹腔的血管收缩，并动用机体血液贮存库，增加心排血量。同时，加快肝糖原的分解，使血糖浓度升高，肾上腺髓质分泌增加。

2. 局部性舒血管物质　运动使机体代谢增强的同时，局部酸性代谢产物（组胺、前列腺素、腺苷、CO_2 和 H^+ 等）也增加，这些舒血管物质可以参与骨骼肌血流的调节。

有氧运动还能提高心钠素的分泌，有利尿排钠作用，有利于进一步降低血压。

（三）冠脉血流的调节

1. 安静状态下的冠脉血流量　安静状态下总的冠脉血流量为225ml/min，占心排血量的4%～

5%。冠脉血流量的多少主要取决于心肌的活动。

2. 运动状态下的冠脉血流量　运动或精神紧张等情况下，心肌活动加强，耗氧量也随之增加。此时，机体主要通过冠脉血管舒张，即增加冠脉血流量来满足心肌对氧的需求。冠脉达到最大舒张时，冠脉血流量可增加到每百克心肌 300~400ml/min。目前认为，心肌代谢增强引起冠脉血管舒张的原因并非低氧本身，而是由于心肌的某些代谢产物增加所致。在各种代谢产物中，腺苷可能起最重要的作用。腺苷具有强烈的舒张小动脉的作用。心肌的其他代谢产物如 H^+、CO_2 与乳酸等，虽然也能使冠脉舒张，但作用较弱。此外，缓激肽、5-羟色胺和前列环素等体液因素也能使冠脉血管舒张。

3. 有氧运动对冠脉血流量的影响　有氧运动可以改善心肌耗氧和供氧的平衡。通过增加心脏侧支循环的形成，可使冠状动脉血流量增高，还可以引起更多的冠脉侧支吻合。同时，由于心肌毛细血管大量开放，降低了外周血管的阻力。

慢性心血管疾病患者运动训练以循序渐进地增加活动量为原则，根据患者的自我感觉，尽量进行可以耐受的日常活动，如床上活动、呼吸训练、坐位和行走训练等。运动量随机体功能状态的改善而逐渐增加，维持适宜运动量并坚持。

（赵忠海）

第二节　运动与呼吸功能

运动时，因机体代谢增强，对氧的需求增加，同时由于代谢增强，产生大量代谢废物，故通过加强呼吸功能，增加氧的摄取并将二氧化碳排出体外。呼吸过程由肺通气、肺换气、气体运输和组织换气四个互相联系的环节组成。

一、运动中的肺通气与肺换气

（一）运动与肺通气

运动状态下的呼吸深度在一定范围内增加，通气功能将发生相应的变化，表现为呼吸加深加快，肺通气量增加，而肺通气量增加必须体现肺泡通气量增加才能真正提高肺通气效率。当运动强度增大时，潮气量可从安静时的 500ml 上升到 2 000ml 以上，呼吸频率随运动强度而增加，可由 12~18 次/min 增加到 50 次/min。结合潮气量与呼吸频率的变化，运动时的每分肺通气量可从安静时的 6~8L/min 增加到 100L/min 以上，较安静时增大 10~12 倍。

中等强度的运动，肺通气量的增加主要是靠呼吸深度的增加，而剧烈运动时的呼吸深度和呼吸频率均增加，但同时用于肺通气的呼吸肌耗氧量也随之增加。研究表明，人体在安静状态时用于肺通气的耗氧量只占总耗氧量的 1%，剧烈运动时可增加到 8%~10%。

选择较合适的深慢呼吸形式对阻塞性肺疾病的患者是有利的，一方面可以增加肺泡的有效通气量，另一方面可以降低呼吸肌的能量消耗。

（二）运动与肺换气

肺的换气是通过氧与二氧化碳交换来实现的。肺泡内气体与血液交换效率不但取决于呼吸膜的扩散面积、厚度和通透性，还取决于肺泡通气量和肺血流量之间的匹配。通气血流比值（VA/Q）是指每分钟肺泡通气量与肺血流量之间的比值。VA/Q 可以反映通气效率。正常人安静时的每分钟肺泡通气量为 4.2L，每分钟肺血流量为 5L，则 VA/Q 约为 0.84。如果比值大于 0.84，意味着肺泡通气量过剩而血流不足，有部分肺泡气未能与血液充分交换，增加了肺泡无效腔，使气体交换率下降；反之，比值小于 0.84，则意味着肺泡通气量不足，部分血液得不到充分的气体交换，出现功能性的动静脉短路，造成机体缺氧。

运动强度过大时，心排血量虽增加，但可能跟不上通气量的增加，使 VA/Q 下降，易引起机体缺氧。因此，只有同时增加通气量和心排血量，才能保持 VA/Q 稳定。

（三）运动对氧离曲线的影响

氧离曲线可以反映血氧饱和度（SaO_2）与血氧分压（PO_2）之间的关系（图 6-2）。当血液 pH 降低、二氧化碳分压（PCO_2）升高、温度升高或 2,3-DPG（红细胞无氧酵解的产物）增加时，血红蛋白对氧的亲和力下降，血氧饱和度下降，导致氧离曲线右移，其结果增加了动静脉氧差，可以使组织得到更多的

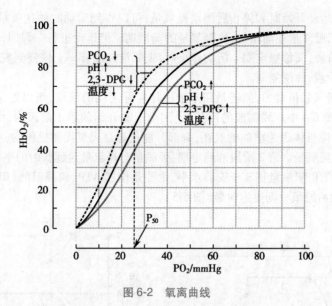

图 6-2　氧离曲线

氧。人体剧烈运动状态下,由于骨骼肌耗氧增加,机体代谢产生大量的 CO_2 和 H^+,局部温度升高,或因无氧酵解产生 2,3-DPG,这些因素都可以促使氧合血红蛋白解离,释放更多的氧,以保证骨骼肌做功需要。

二、运动与呼吸功能调节

运动时的肺通气量增加与运动停止后肺通气量的恢复有一个变化过程(图 6-3)。运动开始时,肺通气量的增加与条件反射有关,但运动过程中肺通气量的增加与化学感受性反射等调节有关。运动结束后,肺通气量不能马上恢复到安静水平,是机体运动时的供氧相对不足以及产生的酸性代谢产物等刺激因素引起的。

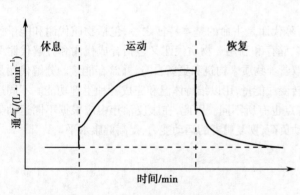

图 6-3　运动时肺通气量的变化

（一）神经调节

调节呼吸运动的中枢主要分布于大脑皮质、间脑、脑桥、延髓和脊髓等部位。运动时的呼吸运动调节受到内、外环境与各种刺激的影响。运动开始时,人体在接受暗示或准备运动的时候呼吸活动就已经加强,这时主要是条件反射的结果。运动开始后,来自骨骼肌、肌腱与关节本体感受器的传入冲动可以反射性地兴奋呼吸中枢,使肺通气量增加。另外,骨骼肌的收缩、产热量增加使体温升高,通过体温调节机制也使呼吸加快。

（二）体液调节

运动过程中除神经因素参与调节外,体液因素也参与调节。中等强度运动时,PCO_2、PO_2 和 pH 保持相对恒定;但大强度运动时,血液中 PCO_2 升高、PO_2 与 pH 下降。这些变化通过化学感受器反射性地引起呼吸加快加强,使肺通气量进一步增加。此外,运动时血中 K^+ 浓度升高,也可通过刺激外周化学感受器引起呼吸加强。

三、运动与氧耗

人体有氧工作能力的基础主要是指机体的氧运输能力与组织(特别是骨骼肌)摄取和利用氧的能力。因此,在评定人体有氧工作能力时,必须考虑到这两种能力的结合,其中最大吸氧量是评价人体有氧工作能力的常用指标。

如果对中等强度运动开始时和停止后测定耗氧量,可以得到运动时的耗氧量。图 6-4 中,在运动开始时的第 1 阶段内,吸氧量逐渐增加,称吸氧量的渐增期。但运动进行一段时间后耗氧量就稳定在一定水平,即为第 2 阶段,又称稳定期。活动停止后,吸氧量并没有马上恢复到安静水平,而是逐渐下降,这一过程为第 3 阶段,称恢复期。

在渐增期,机体吸氧量虽增加,但还是跟不上机体实际消耗的氧量,所以把这部分亏欠的耗氧量称为氧亏或"氧债"(图 6-4 中点线围成的部分)。因为运动开始的第 1 阶段内,由于呼吸和循环功能需要一段时间才能适应机体迅速增加的氧耗,有部分能量是靠无氧代谢提供的,所以出现了供求之间不平衡所导致亏欠的耗氧量。第 2 阶段的稳定期,吸氧量与耗氧量达到暂时的平衡。到第 3 阶段的恢复期,虽然运动停止了,但吸氧量仍高于安静水平,主要是偿还 ATP、磷酸肌酸(CP)、乳酸供能所欠下的"氧债"。剧烈运动后的氧亏则更为明显(图 6-5)。

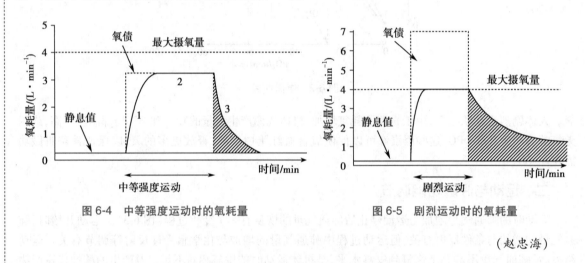

图 6-4　中等强度运动时的氧耗量　　　　图 6-5　剧烈运动时的氧耗量

(赵忠海)

第三节　运动与能量代谢

运动是人体生命活动过程中的一种形式,新陈代谢是生命的基本特征之一,包括物质代谢和能量代谢。物质代谢过程中伴随发生能量的释放、转移、储存和利用。物质代谢又包括合成代谢和分解代谢两个方面。合成代谢是指生物体不断地从外界摄取营养物质来构筑和更新自身,并储存能量。分解代谢是指机体利用储存的能量或分解体内自身物质而转变成能量,用以维持体温和完成各种生理功能。不同运动能力和功能状态的人,运动过程中体内代谢特点也有所不同。因此,在康复治疗中应根据不同运动类型的特点,科学地制订运动处方,选择适宜的运动负荷,恢复患者的运动能力,提高健康水平。

一、三大营养物质代谢

(一)运动与糖代谢

糖在体内主要以两种形式存在:一是以糖原的形式存在于组织或细胞质内,主要是肌糖原和肝糖原;二是以葡萄糖形式存在于血液中,即血糖。运动对糖代谢的影响主要涉及对肝糖原、肌糖原以及血糖三个方面。

1. 运动对肝糖原的影响　肝糖原的分解与运动强度和运动时间有关。短时间大强度运动时,肝糖原大量分解释放入血;长时间大强度运动时,肝糖原释放总量逐渐减少,糖异生增加;长时间低强度运动时,肝糖原释放先快后慢。耐力训练可以降低人在长时间运动中肝糖原的分解和糖的异生作用,最后可能引起运动性的低血糖。

2. 运动对肌糖原的影响　运动时肌糖原是骨骼肌最重要的能量来源。其消耗量与运动强度和时间成正比。如以低强度运动(30%最大摄氧量)至力竭时,肌糖原下降很少,仅为 15%;以中等强度运动(75%最大摄氧量)至力竭时,肌糖原消耗 80%~95%,消耗量最大;以大强度运动(>90%最大摄氧量)至力竭时,肌糖原消耗速率最大,由于强度大、时间短,肌乳酸快速增多,抑制了糖酵解进行,肌糖原消耗亦少,仅下降 25%。

3. 运动对血糖的影响　人体正常血糖浓度为 $4.4 \sim 6.6 mmol/L（80 \sim 120mg/100ml）$。安静状态下，肌摄取血糖的量不多；运动时，骨骼肌吸收和利用血糖增多，其数量与运动强度、持续时间和运动前肌糖原储量有关。

运动对血糖的调节是由神经系统、激素和组织器官的协同作用完成的。运动中维持血糖的稳定具有十分重要的作用，首先是对维持中枢神经系统的正常功能具有重要作用，脑组织对血糖极为敏感，低血糖时首先出现的神经系统症状就是昏迷；其次是红细胞的唯一能量来源；还有就是运动肌的肌外燃料。

4. 运动与乳酸　安静时乳酸主要在红细胞、骨骼肌、脑组织和白细胞中产生，其中骨骼肌产生乳酸量约占 35%。运动时骨骼肌是产生乳酸的主要场所，乳酸的生成量与运动强度、持续时间及肌纤维类型等因素有关。当然，乳酸的清除率会随着乳酸浓度的升高而相应加快，运动可以加快血液循环，加速乳酸的清除。

乳酸代谢对机体有重要意义：首先，有利于乳酸的再利用，乳酸可随血液循环入心肌，氧化能力强的骨骼肌进行氧化释能或入肝作糖异生的底物，加速肝糖原、肌糖原的恢复，维持血糖的平衡；其次，乳酸代谢可防止因乳酸过多而引起的代谢性酸中毒，对维持机体酸碱平衡有积极作用；最后，运动时乳酸的清除使酵解终产物不断移去，有利于糖酵解继续进行，以维持糖酵解的供能速率。

（二）运动与脂肪代谢

运动时脂肪主要分解成甘油和游离脂肪酸，并以三种不同的供能形式参与机体的能量代谢过程。

1. 在心肌和骨骼肌等组织中，脂肪酸可经氧化生成 CO_2 和 H_2O，这是供能的主要形式。

2. 在肝脏中，脂肪酸在肝脏氧化不完全，产生中间产物乙酰乙酸、β-羟丁酸和丙酮，合称为酮体。酮体虽然生成于肝脏，但肝脏缺乏利用酮体的酶，只能为肝外组织所利用。因此，酮体生成可作为长时间持续运动时的重要补充能源物质。

3. 在肝肾细胞中，甘油在肝肾细胞中作为非糖类物质经过糖异生途径转变为葡萄糖，对维持血糖水平起重要作用。

长时间中等强度（60%~85%最大摄氧量）运动（如步行、慢跑和太极拳等）能够增强脂代谢，维持机体热量平衡，减少过多脂肪堆积，保持正常体重。运动能够提高脂蛋白脂酶活性，使体内甘油三酯清除增加。同时，还能够升高高密度脂蛋白浓度和降低低密度脂蛋白浓度，促进胆固醇从周围组织转运回肝脏，消除周围组织包括动脉壁的胆固醇沉积，这对防治动脉粥样硬化以及心脑血管疾病具有非常重要的作用。

（三）运动与蛋白质代谢

1. 机体运动时蛋白质可提供一部分能量　在体内肌糖原贮备充足时，蛋白质供能仅占总热能需要的5%左右；在肌糖原耗竭时，蛋白质供能可升至10%~15%。机体运动时蛋白质提供能量的比例取决于运动的类型、强度和时间。一般情况下，长时间低强度持续运动时，氨基酸在肌中的供能比重将会上升，主要通过"葡萄糖-丙氨酸循环"（糖异生）的途径。这种形式可以减少乳酸生成以及处理有毒的氨，延缓运动疲劳。耐力训练可以加快转氨基与氨基酸的氧化。

2. 运动导致骨骼肌蛋白质合成增加　运动将影响如甲状腺素、生长激素、性激素、胰岛素和肾上腺髓质激素等不同程度的变化。因此，进行适宜的运动锻炼能够促进生长，增强心肌收缩力，防治疾病如高血压、糖尿病和高脂血症等。运动还将促进支链氨基酸的代谢，支链氨基酸是骨骼肌蛋白质合成时特别需要的氨基酸。运动后肌蛋白质合成大于降解，这将导致肌的横截面积增加。

（四）体内糖、脂肪和蛋白质代谢相互联系

体内糖、脂肪、蛋白质的代谢不是彼此孤立的，而是相互联系的。它们通过共同的中间代谢物连成整体。三者之间可以互相转变，当一种物质代谢障碍时，可引起其他物质代谢的紊乱，如糖尿病由于糖代谢的障碍，可引起脂代谢、蛋白质代谢甚至水盐代谢的紊乱。

当摄入的糖量超过体内能量消耗时，即有大量的糖转变为脂肪，而过多的脂肪在肝脏沉积又可能造成"脂肪肝"。长时间中低强度的有大肌群参与的节律性运动，如跳舞、跳绳、游泳、爬山和各类球类运动等,对防治这些疾病的发生与发展具有非常重要的作用。

脂肪绝大部分不能在体内转变为糖。这是因为脂肪酸分解生成的乙酰辅酶 A 不能转变为丙酮酸。脂肪分解代谢的强度及顺利进行,有赖于糖代谢的正常进行。当饥饿或糖供给不足或糖代谢障碍时,会引起脂肪大量动员,造成血酮体升高,产生高酮血症。

蛋白质可以转化为糖和脂肪,但其重要性较小。

糖和脂肪的代谢中间产物可以氨基化而合成某些氨基酸,再进一步合成蛋白质。但糖和脂肪转化为氨基酸时,必须有氨基的供应,所以膳食中的糖和脂肪不能完全替代蛋白质摄入;同样,蛋白质也不能完全代替糖和脂肪作为氧化供能的原料;膳食中的糖也不能替代脂肪的摄入,因为脂溶性维生素的摄取有赖于脂肪的存在,而且人体某些必需的脂肪酸也只能从膳食的脂肪中获取。由此可见,若要身体健康,就必须平衡膳食。

二、能量来源与转化

(一)能量来源

1. ATP——直接能量来源　机体能利用的能量来源于食物中糖、脂肪和蛋白质分子结构中蕴藏的化学能。但机体的组织细胞在进行各种生理活动时并不能直接利用这种能量形式,组织细胞所需要的能量实际上是由三磷酸腺苷(ATP)直接提供的。ATP 是糖、脂、蛋白质在生物氧化过程中合成的一种高能化合物,当 ATP 水解为二磷酸腺苷(ADP)及磷酸时,同时释放出能量供机体利用。ATP 既是体内直接的供能物质,又是体内能量储存的重要形式。人体在生命活动过程中所消耗的 ATP 由营养物质在体内被氧化分解所释放的能量不断地使 ADP 重新氧化磷酸化而得到补充。

除 ATP 外,体内还有其他高能化合物,如磷酸肌酸(CP)等。CP 主要存在于肌和脑组织中。当物质氧化释放的能量过剩时,ATP 将高能磷酸键转给肌酸,在肌酸激酶催化下合成 CP;反之,当组织消耗的 ATP 量超过物质氧化生成 ATP 的速度时,CP 的高能磷酸键又可快速转给 ADP,生成 ATP。因此,CP 是体内 ATP 的储存库。从机体能量代谢的整个过程来看,ATP 的合成与分解是体内能量转化和利用的关键环节。

2. 三大营养物质的能量转化　一般认为,蛋白质仅在某些特殊情况下参与供能(如长期不能进食或体力极度消耗时)。因此,ATP 的生成主要在糖和脂肪的分解代谢过程中进行。糖的分解可以是有氧氧化,也可以是无氧酵解。脂肪的分解则完全是有氧氧化。这样,ATP 的生成就包括有氧生成和无氧生成两种类型。

(二)能量转化

各种能源物质在休内氧化过程中释放的能量,50% 以上转化为热能,其余部分是以化学能的形式储存于 ATP 等高能化合物的高能磷酸键中,供机体完成各种生理功能,如肌的收缩和舒张、神经传导等。

(三)能量平衡

人体的能量平衡是指机体摄入的能量和消耗的能量之间的平衡。若摄入食物的能量少于消耗的能量,机体即动用储存的能源物质,因而体重减轻。若机体摄入的能量多于消耗的能量,多余的能量则转变为脂肪等机体组织,导致肥胖,因而体重增加。运动的关键效益在于调节能量平衡。适量运动和合理营养对防治一些严重危害健康的疾病(如高血压、冠心病、糖尿病、肥胖病和骨质疏松等)是有效的,对促进生长发育、改善心肺功能亦具有良好的作用。体力活动和合理营养已成为当今国内外健康促进的重要措施。因此,日常生活中我们必须根据自身的实际生理状况、活动强度等给予适当的能量供应,以保证机体的能量平衡。

三、运动与供能系统

运动时的能量供应涉及两个分解代谢与三个供能系统,以无氧分解合成 ATP 的称为无氧代谢供能,以有氧分解合成 ATP 的称为有氧代谢供能。在无氧代谢供能中,又分为磷酸原供能和糖酵解供能两大供能系统。因此,通常将运动时的能量代谢分为三大供能系统,即磷酸原供能系统、糖酵解供能系统和有氧代谢供能系统。

（一）供能系统

1. 磷酸原（ATP-CP）供能系统——即刻能量 磷酸原供能系统是指由 ATP 与磷酸肌酸（CP）共同组成供能系统。当 ATP 分解放能后，CP 立刻分解放能以补充 ATP 的再合成，由于这一过程十分迅速，不需要氧气也不会产生乳酸，所以又称磷酸原系统为非乳酸能系统。ATP 是肌工作时的唯一直接能源。ATP 在骨骼肌中储量少，在以最大强度运动时，不足以维持肌做功 1s。在 ATP 消耗的同时，CP 迅速分解，把高能磷酸基团转给 ADP，使 ADP 磷酸化合成 ATP，以维持 ATP 浓度的相对稳定。由于 ATP 和 CP 分解供能的速度极快，供能时间短，最大强度运动时，供能为 6~8s。因此，构成的供能系统的输出功率最大，是速度、力量项目运动时的主要供能系统。

2. 乳酸能（糖酵解）供能系统——短时能量 糖经无氧分解生成乳酸的同时释放能量，使 ADP 磷酸化合成 ATP，这一供能系统称为糖酵解供能系统。在激烈运动时，由于机体缺氧，造成细胞浆中丙酮酸和 NADH+H$^+$ 的大量堆积，在乳酸脱氢酶的催化作用下还原生成乳酸。随着运动时间的延长，乳酸生成及堆积增加，内环境 pH 不断下降，反过来抑制磷酸果糖激酶等酶的活性，抑制糖酵解过程。因此，以最大速率糖酵解供能一般不超过持续运动 2min。糖酵解供能时间比磷酸原长，这对需要速度和速度耐力的运动十分重要，是 1~2min 大强度运动时的主要供能系统。

3. 有氧代谢供能系统——长时间能量 在供氧充足的条件下，糖、脂肪与蛋白质等彻底氧化生成 CO_2 和 H_2O，同时释放能量供给 ADP 磷酸化合成 ATP，这一供能系统称为有氧代谢供能系统。该系统供能过程中的限制因素主要是氧和能源物质的储量。从储能数量而言，人体脂肪储量可满足任何耐力运动。因此，有氧代谢供能系统的供能时间比较长，是长时间耐力运动时的主要供能系统。

（二）运动与供能系统关系

运动时人体内的能量供应是一个连续过程。其特点是运动强度和运动时间必须与 ATP 的消耗和再合成之间的速率保持匹配，否则运动就不能持续。由于三种能量系统供 ATP 再合成的速率（输出功率）不同，在满足不同强度运动时就会启动不同的能量系统，并以此供能为主。在众多调控因素中，细胞质内的 ATP 与 ADP 的浓度比值尤为重要，该比值反映机体消耗 ATP 与 ADP 再合成为 ATP 的速率关系。运动强度越大，消耗 ATP 就越快，比值下降越明显；反之，比值保持正常。在启动不同能源物质参与 ATP 再合成时，其直接因素是运动强度，而运动持续时间则取决于不同供能系统能量输出功率的最大潜力和储量。

1. 极量运动与亚极量运动 在进行极量运动与亚极量运动时，必须启动能量输出功率最快的磷酸原供能系统。由于该系统供能可持续 7.5s 左右，首先动用 CP 使 ATP 再合成。当达到 CP 供能极限而运动还必须持续下去时，就会启动输出功率次之的糖酵解供能系统，表现为运动强度略有下降。这一系统供能能力的强弱主要与绝对速度有关，如要提高 50m、100m、200m 等短距离跑的绝对速度，就要发展磷酸原系统的供能能力。发展这一供能系统能力的训练方法最好是采用持续 10s 以内的全速跑，重复进行练习，中间间歇休息 30s 以上。如果间歇时间短于 30s，则由于磷酸原系统恢复不足，会产生乳酸积累。

2. 递增负荷的力竭性运动 运动开始阶段，由于运动强度小，能耗速率低，有氧氧化系统能量输出能够满足其需要，故启动有氧氧化系统（主要是糖的氧化分解）。随着运动负荷的逐渐增大，当有氧供能达到最大输出功率仍不能满足因负荷增大而对 ATP 的消耗时，必然动用输出功率更大的无氧供能系统。因磷酸原系统维持时间很短，故此时主要是糖酵解系统供能，直至力竭。发展糖酵解（乳酸能）系统供能能力最适宜的手段是全速（或接近全速）跑 30~60s，间歇休息 2~3min。这种手段能使血乳酸达到最高水平，能提高机体对高血乳酸的耐受能力，提高糖酵解系统的供能能力。

3. 中低强度的长时间有氧耐力运动 运动前期以启动糖有氧氧化供能为主，后期随糖的消耗程度增加而逐渐过渡到以脂肪氧化供能为主。这是因为脂肪氧化耗氧量大、动员慢、能量输出小于糖有氧氧化供能等特点所造成的结果。

4. 安静状态 人体在安静状态下，骨骼肌的能量消耗少，ATP 保持高水平，氧供应充足，肌细胞内以游离脂肪酸和葡萄糖的有氧代谢进行供能。线粒体内氧化脂肪酸的能力大于糖的有氧代谢。

由此可见,三大供能系统是人体处于不同活动水平上,即摄氧量不同与代谢特点不同情况下,进行紧密相连,是一个不可分割、能量连续的供能系统。因此,在选择运动方式和掌握运动量时必须了解各种供能代谢的特点,才能针对不同人群、根据不同目的制订出合理科学的运动处方。

（三）运动与能量补充

运动中能量的补充主要是指营养素的补充,包括糖、脂肪、蛋白质、水、无机盐和维生素等物质。合理的能量补充是运动训练的物质基础,对身体功能状态、体力适应过程、运动后体力的恢复及防治运动性疾病具有良好作用。

1. 运动与糖的补充　体内糖的储存与运动种类和运动强度成正比。当糖储存量减少时,不仅使机体耐力下降,而且也影响速度,使机体的最大输出功率下降。

通常认为,在运动前、中、后均可补糖。运动前10～30min或2h进行补糖,有助于运动时血糖升高。但是在运动前60～90min进行补糖,会引起胰岛素反应,使胰岛素分泌增加3～4倍,导致血糖下降。同时,胰岛素的抗脂解作用还将减少运动中对自由脂肪酸的利用,影响运动能力。一般认为,1h以内的运动,补糖的效果甚微。因为在1h运动中肌最多摄取葡萄糖50g,补糖的意义不大。在运动中,一次性补糖与多次性补糖相比,多次分量饮糖水效果较好,使糖入血后引起的各种激素反应小,运动结束时血糖浓度高,能量来源相对稳定。运动后补充糖,最好在运动结束后的2h以内,至多6h以内,因为在6h以内可使存入肌的糖达到最大量。

2. 运动与脂肪的补充　由于脂肪不容易消化,在胃内停留的时间长,而运动中机体的消化功能常处于抑制状态,因而不提倡在训练前食用高脂肪饮食。脂肪的代谢产物蓄积会降低机体的耐力并引起疲劳,过多食用脂肪食物会降低蛋白质和铁等其他营养素的吸收率,并带入外源性的食物胆固醇,引起高脂血症。因此,当患者进行运动训练前不主张摄取高脂肪食物,以免影响胃排空及增加肝、肾的负担。

3. 运动与蛋白质的补充　蛋白质对运动能力的影响主要表现在骨骼肌质量的增加、预防运动性贫血以及身体功能调节等方面。在力量运动项目中,较高的蛋白质膳食有助于肌纤维中蛋白质的合成,使肌纤维增粗,从而提高肌的收缩力量。

通常认为,平衡膳食中蛋白质的供给量应为总热能量的10%～15%。机体蛋白质的需要量受糖原储备的影响。比较3d无糖膳食和高糖膳食,在61%最大摄氧量（VO_{2max}）强度下,1h运动后血清和汗液尿素的结果:发现高糖膳食后血尿素氮无改变,但汗尿素氮丢失600mg/h,而无糖膳食后血清尿素氮显著增加和汗尿素氮丢失增加。过量补充蛋白质会引起一系列的不良反应。如蛋白质的酸性代谢产物会使肝、肾负担增加。大量蛋白质还会导致机体脱水、脱钙和痛风的发生。高蛋白对水和无机盐代谢不利,有可能引起泌尿系统结石和便秘,高蛋白食物常伴随高脂肪的摄入,会增加中年后形成动脉粥样硬化和高脂血症的危险性。

四、运动时能量消耗的规律和特点

运动时机体能量代谢具有强度大、消耗率高和伴有不同程度氧亏等特点。若以相对代谢率来比较,运动的能量消耗可达到安静的2～3倍甚至100倍以上。运动时的能量代谢受多种因素影响,如运动者的体重、年龄、营养状况、环境等,但主要取决于不同类型运动的强度、间隙时间及持续的总时间三要素。在运动过程中对能量消耗进行科学监测,对指导康复训练、预防和延迟运动疲劳、提高运动能力以及促进健康水平具有非常重要的意义。

（一）能量代谢的测定

1. 能量代谢的测定原理　机体的能量代谢遵循能量守恒定律,即在整个能量代谢过程中,机体摄入的蕴藏于食物中的化学能与最终转化的热能和所做的外功,按能量来折算是完全相等的。因此,要想测定整个机体的能量代谢率,即单位时间内所消耗的能量,可通过测定机体在一定时间内所消耗的食物,按照食物的热价计算出这些食物所包含的能量,也可测定机体一定时间内产生的热量与所做的外功。但实际上机体在一定时间内所消耗的食物量是很难测出的,所以通常是测定机体一定时间内所消耗的能量,再计算出机体的能量代谢率。如果排除机体所做的外功,则在一定时间内机体产生的热量即为机体消耗的全部能量。这样只要测量单位时间内机体的产热量,即可得到机体的能量代谢率。

2. 能量代谢测定的几个基本概念　利用单位时间内机体的产热量来测定能量代谢率,需了解与能量代谢测定有关的几个基本概念,主要包括食物的热价、氧热价和呼吸商。

(1) 食物的热价:1g 某种食物氧化时所释放的能量,称为这种食物的热价。食物的热价通常用焦耳(J)作为计量单位(1cal = 4. 187J)。食物的热价分为物理热价与生物热价。物理热价指食物在体外燃烧时释放的能量。生物热价指食物在体内氧化时释放的能量。糖和脂肪在体内氧化和体外燃烧所产生的能量是完全相等的。但是蛋白质在体内氧化和体外燃烧却不同,因为蛋白质在体内不能完全被氧化,有一部分包含在尿素、尿酸和肌酐等分子中的能量随尿排出体外,还有很少量含氮产物在粪便中排出。

(2) 食物的氧热价:某种食物氧化时消耗 1L 氧所产生的热量,称为这种食物的氧热价。由于各种营养物质中所含的碳、氢和氧等元素的比例不同,所以同样消耗 1L 氧,各种物质氧化时所释放的热量也不相同。

(3) 呼吸商:营养物质在细胞内氧化供能的过程中,需要消耗 O_2 并产生 CO_2。一定时间内机体呼出的 CO_2 量与吸入的 O_2 量的比值,称为呼吸商(respiratory quotient,RQ)。由于各种营养物质氧化消耗的 O_2 量与产生的 CO_2 量不同,其呼吸商也不同。

(二) 影响能量代谢的因素

1. 肌活动　骨骼肌的收缩与舒张都是主动耗能过程,其活动对于能量代谢的影响最为明显。由于肌活动的强度与机体耗氧量成正比关系,持续运动或劳动时的耗氧量可达安静时的 10~20 倍。运动强度越大,单位时间内的产热量越高,所以能量代谢水平可以反映运动强度(表6-2),而且运动停止后能量代谢仍维持在较高水平(用于偿还氧债)。

表6-2　常见活动的能量消耗

单位:kJ/(h·kg)

活动名称	能量消耗	活动名称	能量消耗
卧床休息	4. 2	采矿	26. 8
静坐	5. 4	跳舞中等强度	15. 5
办公室工作	7. 5	跳舞剧烈	20. 9
实验室工作	8. 8	骑车(不同速度)	15. 9~36. 0
烹调	8. 0	登山	36. 8
清洁工作	11. 3~12. 2	上下楼	24. 7~64. 1
走路(不同速度)	12. 2~15. 1	跑步(不同速度)	33. 9~47. 3
割草	17. 6	游泳(姿势和速度不同)	14. 2~43. 1

2. 环境温度　人体在安静状态下,环境温度为 20~30℃ 时的能量代谢较为稳定。当环境温度高于 30℃ 或低于 20℃ 时,能量代谢水平开始升高。低于 10℃ 以下,代谢率明显增加,这可能与酶的活性提高,加速体内化学反应以及寒冷刺激反射性引起肌紧张性升高有关。

3. 食物的特殊动力效应　进食后一段时间内(从进食后 1h 开始,延续到 7~8h),机体虽然处于安静状态,但机体产热量要比进食前有所增加。目前对食物特殊动力作用的确切机制尚不清楚,可能主要与肝脏处理氨基酸或合成糖原等过程有关。

4. 精神活动　精神和情绪活动对能量代谢有显著影响。在人们精神高度紧张时,如恐惧、愤怒、焦虑、运动比赛前紧张、兴奋或运动后情绪激动等,可使能量代谢明显增加。其原因可能与肌紧张增强、交感神经兴奋引起儿茶酚胺大量释放等有关。但在不同精神活动状态下脑组织的能量代谢率却变化不大。

（三）测量方法

测定整个机体能量代谢率通常有直接测热法、间接测热法、心率间接测定法和公式预测法4种方法。

1. 直接测热法 基本原理是在隔热条件下直接收集和测量人体整个能量代谢过程中散发出的全部热量。直接测热法需在严密特殊隔热环境中进行，由于所需设备复杂，操作烦琐，故其应用受到很大限制，一般主要用于科学研究。

2. 间接测热法 是实际中应用较普遍的一种方法，最常用的是气体代谢法。此法是将机体一定时间内的呼出气收集在橡皮气囊中，用气体流量计测量出气体的量，再分析气体中 O_2 及 CO_2 的成分，求出呼吸商，根据不同呼吸商的氧热价计算单位时间内运动的能量消耗。也可以直接采用氧消耗量计算能量消耗。

3. 心率间接测定法 该法是在采用间接测热法的同时，进行运动全过程的心率测定（可采用无线电遥测法记录心率）和能量消耗量的测定，从测出运动的能量消耗率与心率求出相关系数和回归方程式，以后则可用心率间接推算出能量消耗量。心率监测对受试者干扰小，但在实验室测试的数据与实际生活环境之间存在一定的差异，会造成一些误差，而且心率易受环境和心理因素的影响，所以在采用本方法进行能量消耗测量时，应尽可能控制有关的影响因素。

4. 公式预测法 利用人体能量消耗量与某些生理指标之间存在相关性，建立数学模型得出预测公式，多以性别、体重、身高、年龄等生理指标来预测能量消耗量。

5. 安静、运动时的能量代谢测定

（1）基础代谢：是指人体在基础状态下的能量代谢。基础状态为清晨、清醒、静卧、没有肌活动、测定时无精神紧张、禁食12h以上和室温20~25℃。基础代谢率（basal metabolism rate，BMR）是指基础状态下单位时间内的能量代谢。尽管人体处于基础状态下，但受不同年龄、性别及身材大小以及内分泌疾病的影响，基础代谢也各不相同。基础代谢率常作为评价机体能量代谢水平的指标。临床上在评价基础代谢率时，常将实测值和的正常平均值进行比较，即采用相对值来表示（表6-3）。如相差在±15%之内，视为属于正常范围；超过20%时，才有可能是病理性变化。

表6-3 中国人正常的基础代谢率平均值

单位:kJ/($m^2 \cdot h$)

年龄/岁	11~15	16~17	18~19	20~30	31~40	41~50	51以上
男性	195.5	193.4	166.2	157.8	158.6	154.0	149.0
女性	172.5	181.7	154.0	146.5	146.9	142.4	138.6

（2）安静时能量代谢：人体安静时，维持一定的姿势，其能量代谢水平比基础状态要高1.2倍。根据对人体安静时的不同姿势测定，如躯体髋、膝关节不同角度的姿势组合时，能量消耗不同。

（3）运动时能量代谢：人体运动或劳动时，由于骨骼肌的活动，使能量代谢率增加，其大小取决于肌活动的强度和时间。肌活动强度用单位时间内的机体产热量来表示。

（4）代谢当量（metabolic equivalent，MET）：音译为"梅脱"，是指运动时能量代谢与安静时能量代谢的比值。1 MET 活动强度相当于健康成人坐位安静时的代谢水平，是指每千克体重，从事1min活动消耗3.5ml的氧，其活动强度称为1 MET[1 MET=3.5ml O_2/（kg·min）]。人的活动强度可通过测定吸氧量[O_2/（kg·min）]，计算出 MET 值。MET 与热量的换算公式为:1 MET（静息坐位时的代谢水平）=3.5ml O_2/（kg·min）=0.0167kcal/（kg·min）=0.0699kJ/（kg·min）。如某患者体重70kg，进行功率自行车运动10min，吸氧量是18 865ml，那么18 865÷10÷70÷3.5=7.7。这位患者此时的运动强度就是7.7 MET。

现在广泛使用 MET 表示运动强度，并评价体力活动能力、预后，制订运动处方和区分残疾程度等。正常健康人的运动能力为10 MET，高水平运动员可达20 MET 左右。

代谢当量测定在康复医学中的意义在于，用于判断心功能及相应的活动水平和运动处方的制订等。如已测出某人的适宜运动强度相当于多少 MET，即可找出相同 MET 的运动项目。日常生活中不同运动强度的 MET 见表6-4。

表 6-4 日常生活中不同运动强度的 MET

活动项目	MET	活动项目	MET
穿衣	3.6	烹调	3.0
上下床	1.5	铺床	3.9
坐床边	1.2	扫地	4.5
坐椅子	2.0	拖地	7.7
站立	2.0	写作	1.6
洗手	1.0	打牌	1.5~2.0
修饰	1.0	弹钢琴	2.0
进食	1.4	交谊舞(慢)	2.9
淋浴	2.0	交谊舞(快)	5.5
步行 1.6km/h	1.5~2.0	有氧舞蹈	6.0
步行 2.4km/h	2.0~2.5	乒乓球	4.5
步行 4.0km/h	3.0	网球	6.0
上楼	9.0	跳绳	12.0
下楼	5.2	驾驶汽车	2.0~2.8
骑车(慢速)	3.5	园艺	5.6
骑车(中速)	5.7		

（赵忠海）

第四节 运动与激素

激素是内分泌细胞制造和分泌的经体液传递信息的一类高效活性物质,是控制人体物质代谢和生理功能的重要因子。在运动过程中,通过内分泌激素的调节,让机体适应运动状态,从而起到对内分泌系统功能的调整。

一、激素的作用方式

激素主要对靶细胞起作用以改变其特殊的细胞反应,从而通过影响细胞内蛋白的合成率、酶的活性、细胞膜的通透性和促进分泌等实现其功能。靶细胞应答能力依赖其特有的受体。如促肾上腺皮质激素受体只存在于肾上腺皮质的某些细胞中,而甲状腺素受体则几乎在体内所有细胞中均存在。激素接受刺激可有 3 条途径:

1. 激素刺激 一种激素可影响另一激素的分泌,如腺垂体分泌的激素可对其他靶内分泌腺产生刺激,而这些内分泌腺所分泌的激素量又可反馈至垂体,以维持体内合适的激素量。

2. 体液刺激 某些离子或血液、胆汁或其他体液内营养成分的改变可刺激某些激素的释放。如血糖增高可刺激胰岛分泌胰岛素,促使糖进入细胞内而降低血糖。

3. 神经刺激 如在运动中,激活了下丘脑和交感神经以阻抑胰岛分泌胰岛素,提高血液内血糖水平,以满足骨骼肌运动的需要。在应激时,通过交感神经兴奋激活肾上腺髓质分泌儿茶酚胺(肾上腺素和去甲肾上腺素)。

二、运动与激素变化

(一)儿茶酚胺

血浆中的儿茶酚胺除来自肾上腺髓质外,还来自交感神经节后纤维末梢释放的递质去甲肾上腺素。肾上腺素和去甲肾上腺素释放入血后迅速地被降解灭活,血浆儿茶酚胺在运动结束后 6min 左右即恢复到安静水平。

通常认为,中等强度运动时,血浆中儿茶酚胺浓度无明显变化,但如果运动时伴有情绪变化,则血浆儿茶酚胺将有升高的趋向;当运动强度≥60% VO_{2max} 时,血浆儿茶酚胺浓度随着运动强度的增大和运动持续时间的延长而升高。运动中去甲肾上腺素浓度升高的速率大于肾上腺素,这表明交感神经末梢释放的去甲肾上腺素是血浆儿茶酚胺升高的主要来源。

运动中儿茶酚胺增高有利于血流合理分布,提高心肌收缩力、能量底物利用、肝糖原分解和脂肪组织的脂肪分解。

(二)胰高血糖素和胰岛素

1. 胰高血糖素　进行长时间运动时,运动开始后的 60min 内血浆胰高血糖素的浓度无变化,60min 后逐渐升高。

2. 胰岛素　在进食后的吸收阶段,胰岛素分泌增多,这与消化道运动使肝脏释放葡萄糖增多有关。同时,使肌摄取的葡萄糖增加。在进行递增负荷的运动中,随着运动强度的增大和运动时间的延长,血糖和胰岛素浓度逐渐减低。在运动结束时,可下降到安静水平的50%以下。在 2h 或 3h 力竭性跑后,可有更大的下降。长期坚持运动对预防与治疗成人和老人高血糖综合征有良好作用。

(三)皮质醇

在进行剧烈运动时,血浆皮质醇浓度升高,这种升高可持续到运动结束后 2h。研究表明,60% VO_{2max} 的运动强度是引起血浆皮质醇浓度升高的强度阈。低于60% VO_{2max} 的运动使血浆皮质醇浓度下降。剧烈运动时,血浆皮质醇浓度升高是由于分泌量的明显增加,超过了它的清除量。这种分泌量的增加是由于剧烈运动时体温升高和精神紧张等应激因素对下丘脑的刺激增大的结果,进行大强度长时间的力竭性运动时,血浆皮质醇的浓度反而下降,这种现象是机体对极量运动的一种保护性反应。

(四)生长激素

生长激素具有广泛的生理活性。它促进细胞分裂、增殖,通过提高氨基酸的转运,加速蛋白质的合成,增加肌的体积和肌力,促进软骨形成,加速骨骼生长和细胞增生。生长激素还可降低糖类的利用,从而增加脂质作为能源。生长激素的数量对人的正常生长发育起关键作用。在安静时,生长激素受下丘脑的生长激素释放激素所调控;又因焦虑、应激、运动等因素,通过神经传入冲动对下丘脑产生调控。而生长激素的分泌除受生物节律影响外,还受体育锻炼的影响,持续 40min 左右的中等强度运动可增加血浆生长激素的分泌。因此,对于处于生长发育期的儿童青少年来说,保持经常性的体育锻炼、维持一定的血浆生长激素浓度就显得尤为重要。

运动训练时主要激素的分泌特点及对代谢的作用见表6-5。

表6-5 运动训练与主要激素变化

名称	一次运动引起血中激素的变化	长期运动引起血中激素的变化	对代谢的作用
儿茶酚胺	大强度时升高	安静时和相同运动强度的运动后数值降低	动员机体应付紧急情况 促进多种激素分泌,如胰高糖素、甲状腺素、降钙素、肾素等
胰高血糖素	升高	无论固定负荷还是相对体重的负荷运动后,均引起血糖水平升高	促进糖原、脂肪分解,糖异生加强
胰岛素	降低	训练使组织对胰岛素敏感性增加,明显减轻运动时胰岛素的降低	抑制糖、脂肪、蛋白质的分解 增加蛋白质合成及肌对葡萄糖的利用
糖皮质激素	大强度时升高	运动时轻度升高	提高血管对儿茶酚胺敏感性 促进糖异生 稳定溶酶体膜,减少其对细胞损害
生长激素	升高	安静值升高,运动后值升高	促进糖原、脂肪分解,蛋白质合成

(赵忠海)

第五节 制动对机体的影响

制动(immobilization)是指人体局部或全身保持固定或限制活动,是临床医学常用的保护性治疗措施。制动包括三种形式,即局部固定、卧床休息和神经性瘫痪。制动对机体的影响既有有利的一面,也有不利的一面。如骨折或关节脱位后的石膏固定,有助于减轻局部损伤所致的疼痛和肿胀,保证损伤组织的自然修复过程,减少在病情不稳定的情况下发生进一步损伤的危险;对于严重损伤患者,卧床休息有助于降低组织和器官的能量消耗,以保护受损的组织和器官,是保证患者度过伤病危重期的必要措施。但长期制动可引起废用综合征,增加并发症或新的功能障碍,不仅影响疾病的康复过程,甚至会加重功能障碍或导致残疾。正确认识制动对机体的不利影响,处理好制动与运动之间的关系,是康复实践工作中的重要内容之一。

一、制动对运动系统的影响

(一)制动对骨骼肌的影响

1. 肌代谢障碍 在制动的最初几小时内,肌蛋白质的合成速度便开始下降,肌细胞内脂肪、结缔组织和非收缩成分相对增加。超微结构表现为肌纤维间结缔组织增生、肌纤维变细、肌纤维结构排列紊乱、肌细胞线粒体明显肿胀、钙激活蛋白酶增高等改变。制动30d,肌细胞胰岛素受体对胰岛素的敏感性下降,导致肌细胞对葡萄糖利用障碍,产生葡萄糖耐量降低。制动45d,肌线粒体密度减小、氧化酶活性降低、总毛细血管密度降低、毛细血管长度缩短,导致肌局部的血流量减少,因缺血、缺氧而使肌有氧活动减弱,无氧酵解活动加强,又进一步影响了糖代谢过程。制动时,呼吸效率的下降,也是导致肌缺氧的主要原因。此外,糖皮质激素水平的增高可降低肌蛋白质的合成。由于ATP、CP和糖原储备降低以及肌利用乳酸和脂肪酸的能力降低,又增加了肌的易疲劳性。

2. 肌萎缩 全身或局部制动所造成的第一个变化是失用性肌萎缩,以神经性瘫痪引起的肌萎缩最为明显。肌萎缩速度为非线性的,即制动早期肌萎缩最快,呈指数下降趋势。石膏固定后,肌萎缩比卧床休息要明显得多。健康人石膏固定肘关节4周后,前臂周径减少5%。制动1个月,肌横截面积减少10%~20%;制动2个月,肌横截面积减少50%。快缩型肌纤维横截面积减少(14.7%)超过慢缩型肌纤维(7.5%)。正常人卧床时主要使用腰背肌和下肢肌翻身,制动后腰背肌和下肢肌的使用减少,故其萎缩最明显。伸肌萎缩的程度超过屈肌,如下肢悬吊6周,伸膝关节肌的萎缩几乎是屈膝关节肌的2倍。研究发现,卧床17周后,踝关节背伸肌横截面积降低为30%,股四头肌为16%~18%,腰背肌为9%。

3. 肌力下降 由于肌萎缩、支配肌运动的神经兴奋性下降、肌浆网对钙离子的摄取和释放减少、运动单元募集减少等因素,导致肌力下降。肌力下降的速度要比肌萎缩的速度快,肌力下降速度为(0.7%~1.5%)/d,(10%~15%)/周,3~5周内可达20%~50%。制动对姿势肌(腰背肌)和抗重力肌(下肢肌)的影响较大,对上肢肌力的影响较小。膝关节术后制动4~6周,股四头肌肌力下降40%~80%,腓肠肌肌力下降20.8%,胫前肌肌力下降13.3%,肩带肌肌力下降8.7%,肱二头肌肌力下降6.6%。肌力下降和神经功能障碍又是造成步态不稳和运动协调性下降的主要原因。

4. 肌性挛缩 肌纤维为肌的收缩成分,肌筋膜(肌内膜、肌束膜和肌外膜)是与肌纤维并联的弹性成分,对肌的长度有限制作用。若肌长期不活动,将会导致肌筋膜的胶原纤维发生改变,使肌筋膜硬化、弹性下降。由于肌筋膜的限制作用,将会使整块肌丧失其伸展性,造成肌性挛缩。

(二)制动对骨与关节的影响

1. 骨代谢异常

(1)骨钙负平衡:制动1~2d,尿钙即开始增高,5~10d内显著增高,7周时达到高峰。制动30~36周,骨钙丢失的总量约为4.2%。骨钙减少与胃肠道功能紊乱对钙的吸收减少也有一定关系。

(2)骨密度降低:维持正常骨质需要原有骨质的吸收和新骨质的形成达到动态平衡。制动会引起这种平衡发生紊乱,使相对或绝对骨质吸收超过骨质形成,特别是骨小梁和骨皮质的吸收增加,使骨密度(bone density)减低,表现为骨质疏松(osteoporosis)。施加在骨上的应力对骨的加压和牵拉作用对骨密度和形态起着重要的作用。太空飞行相关的研究证明,沿长骨纵轴压力的减小也是导致骨质疏松的主要原因。骨密度降低主要发生于身体承重的下肢骨和与维持躯干姿势相关的骨,以承重最大的跟骨骨密度减低最明显。神经性瘫痪引起的骨密度减低最为显著,如急性脊髓损伤后6个月,完全瘫痪肢体的跟骨骨密度丢失可达67%,而正常人卧床同样时间内跟骨骨密度丢失仅为1.5%。制动对年轻人的骨密度的影响更为明显。短期制动所致的骨密度减低可以较快逆转,但长期制动所致骨密度减低的恢复时间较缓慢,要比制动的时间长5~10倍。

2. 关节挛缩 长期制动可导致关节周围的软组织、韧带和关节囊的病变,会使关节活动范围严重受限,产生关节挛缩。临床上由于石膏固定造成非损伤关节发生关节挛缩畸形的情况屡见不鲜。急性关节挛缩时,关节囊壁的血管、滑膜增生,纤维结缔组织和软骨面之间发生粘连,出现疼痛。慢性关节挛缩时,关节软骨变薄,骨小梁吸收,肌纤维纵向挛缩,关节囊内和关节周围结缔组织重构,使关节囊变厚、弹性下降。关节挛缩的主要原因是关节囊的胶原纤维的结构和组合方式发生变化,造成结缔组织的性质改变而使关节囊硬化所致。制动后,下肢关节挛缩的典型改变是髋关节和膝关节的屈曲畸形、踝关节跖屈畸形,上肢骨关节挛缩的典型改变是指间关节、肘关节和腕关节屈曲畸形、肩关节内旋畸形。制动时间越长,关节挛缩越难以治愈。

3. 关节退行性变 长期制动还可促使关节退行性变,主要与骨承重应力改变而引起的关节囊挛缩、关节软骨面受压、关节软骨含水量下降、透明质酸盐和硫酸软骨素减少等一系列改变有关。退变的关节腔内可出现结缔组织纤维脂肪性增生、关节滑膜萎缩,关节软骨的承重面出现坏死和裂隙,老年人的关节边缘可出现骨赘。关节软骨除了结构改变外,其机械性能也受到损害,压缩时液体的流量和软骨变形增加。应用支具或绷带固定与强制固定相比,前者对关节软骨的损害较轻。

4. 异位骨化(heterotopic ossification) 是指在软组织中出现成骨细胞并形成骨组织,包括关节周围的异位骨质增生和肌中的骨化性肌炎,其发生机制尚不明了。其基本病理改变是在纤维结缔组织中原始细胞增殖活跃,伴有丰富的毛细血管网和钙盐沉积。成熟的异位骨化具有骨的结构,外层包裹纤维结缔组织,里面是成骨细胞,有骨小梁结构及类骨组织,中心是活跃的原始细胞。脊髓损伤后异位骨化的发生率为16%~58%,一般发生于伤后1~4个月。主要累及髋关节,其次为膝关节、肩关节、肘关节及脊柱。早期可出现关节明显肿痛、皮温升高和关节活动度减小;晚期由于骨组织形成,导致关节活动明显受限。脊髓损伤早期,不宜过度活动肢体,应采用循序渐进性运动练习,不当的治疗会使异位骨化加剧。

二、制动对心血管系统的影响

(一)血容量减少

人体从卧位到直立位有500~700ml血液从上身转移到下肢,称为外周转移,这是产生体位性低血压的生理基础。直立位时,由于胸腔血容量较低,对颈动脉窦、主动脉弓的压力感受器和心肺机械压力感受器的刺激减弱,从而导致心率增加、血管收缩与抗利尿激素分泌增加,使血容量增多。卧位时则相反,有500~700ml血液从下肢回到胸腔,称为中心体液转移。中心血容量的增加会使右心负荷增加,对压力感受器的刺激增强,从而导致抗利尿激素分泌减少,肾脏滤过率明显增加,使血容量减少。制动24h血容量减少5%,6d减少10%,14d减少15%,20d减少20%。血容量的减少对心肌梗死患者非常不利,可造成非心源性的循环功能以及相应的运动功能减退。

(二)心率增加

制动早期,基础心率每天约增加0.5次/min,3~4周后增加4~15次/min。卧床后进行直立位活动时,心率增加更显著,即使从事轻度体力活动也能导致心动过速,且心率的增加与卧床时间长短呈正相关。正常人卧床3周后,亚极量运动的心率增加30次/min,每搏量和心排血量均降低15%。心率增加与血容量减少、每搏量下降和自主神经功能失调(迷走神经张力下降或交感神经张力增加)等因素有关。由于基础心率对保持一定水平的冠脉血流量极为重要,若基础心率加快,心脏舒张期缩短,将使冠脉血流灌注减少而引发心肌缺血。

(三)心排血量下降

神经病变导致肌瘫痪时,由于肌泵作用降低,致使下肢静脉回流减少、静脉顺应性增加,加之循环血容量减少,导致心室充盈量下降,每搏量减少,在直立位时每搏量减少更为显著。虽然心率增加,但每搏量的减少抵消了心率增加的影响,最终使心排血量明显下降。制动20d,每搏量和心排血量下降6%~13%,左心室舒张末期容量下降6%~11%。心排血量下降是造成有氧运动能力降低的主要因素。

(四)有氧运动能力降低

最大摄氧量(VO_{2max})是综合衡量心血管功能的常用指标之一。它既能反映心排血量,又能反映氧的分配和利用情况。制动30d,VO_{2max}以每天0.9%的速度下降,这一速率与老年生理性衰退的年下降率相似。制动对VO_{2max}的短期影响主要与心排血量减少和血容量减少有关,长期影响则主要与肌萎缩、肌力和耐力下降等因素有关。

(五)血流速度减慢

由于制动后心排血量下降、血管外周阻力增加及血液本身理化特性的改变,从而引起血流动力学上的一系列变化。除冠状动脉血流速度基本不变外,其余各动脉血流速度均有所减慢,以腹主动脉、股动脉及大脑中动脉血流速度减少最为明显。动脉血流速度的下降及下肢静脉顺应性增加,导致下肢静脉血流阻力增加,这种血流动力学的变化为动静脉血栓形成提供了条件。

(六)血栓形成

由于制动后血容量减少,而血液中有形成分并不减少,故血细胞比容增高,血液黏滞度明显增加,血小板凝聚力和纤维蛋白原水平也有所增高,加之动、静脉血流速度减慢,以上因素均为血栓的形成提供了基础。卧床者血栓形成的概率明显增加,最常见的是深部静脉血栓、血栓性脉管炎和肺栓塞。不能步行的脑血管意外患者发生深静脉血栓的危险性是可步行者的5倍。病变累及肢体发生血栓的危险是未累及肢体的10倍。冠状动脉粥样硬化部位血栓形成的概率也会增加,容易诱发心绞痛和心肌梗死。

(七)体位性低血压

体位性低血压是指由卧位转换为直立位时出现血压显著下降,表现为头晕、恶心、出汗、心动过速甚至晕厥。即使是正常人,卧床休息数天也可产生体位性低血压,这种情况老年人尤其严重。体位性低血压的发生与交感-肾上腺系统反应不良、心脏压力反射能力障碍、有效循环血容量的外周转移及静脉回流不足等因素有关。

三、制动对呼吸系统的影响

(一)肺通气/血流比例失调

由于肺循环是低压系统,长期卧位时上肺部的血流量增加,但通气没有增加,所以上肺部的通气/血流比值减小,产生动静脉短路;而下肺部的血流量减少,但通气却没有减少,所以下肺部的通气/血流比值增加,使肺泡无效腔增加,从而影响正常的气体交换。

(二)肺通气效率降低

卧位时,膈肌上移,胸廓容积减小,膈肌的运动部分受阻,胸廓弹性阻力加大,导致胸廓扩张受限,肺扩张幅度减小。长期卧床,肺底部始终处于淤血状态,使肺部扩张受限;全身肌力减退的同时,呼吸肌肌力也随之下降。诸多因素导致肺的顺应性下降,肺活量减少,使肺通气效率降低,气体交换受阻。研究表明,年轻运动员卧床3个月后,其心肺功能可降至50~60岁的水平。

(三)坠积性肺炎发生率增加

长期卧床可导致支气管平滑肌收缩无力,支气管纤毛的摆动功能下降,不利于黏附于支气管壁的分泌物排出。由于制动后咳嗽反射减弱,加之咳嗽、咳痰无力,不能有效地清除呼吸道内的分泌物,使坠积性肺炎(hypostatic pneumonia)、支气管感染和支气管阻塞的发生率大大增加。若长期仰卧位,大量支气管分泌物沉积在背部肺叶;长期侧卧位,大量支气管分泌物沉积在下侧肺叶。

四、制动对泌尿系统的影响

由于制动时抗利尿激素分泌减少,尿量增加,故随尿液排出的钙、磷、钾、钠等电解质也随之增加,从而产生了高钙尿症、高磷尿症。高钙尿症和高磷尿症又促进了尿路结石的形成。卧位时由于排尿姿势的改变,使膈肌活动受限、腹肌收缩无力、盆底肌松弛,加之神经损伤患者神经支配异常等因素,使膀胱括约肌和逼尿肌活动不协调,机体对膀胱充盈的敏感性较差,不利于膀胱排空,从而导致尿潴留的发生。尿潴留和尿路结石的形成,导尿次数的增多,加之饮水不足、尿液浓缩,增加了尿路感染的发生率。尿潴留、尿路感染又促进了尿路结石的形成。尿路结石的形成可降低抗生素的疗效,使尿路感染易反复发作,严重者形成脓毒尿症。长期尿路感染和尿路结石均可导致肾衰竭,成为患者死亡的主要原因。

五、制动对消化系统的影响

制动及疾病的消耗对患者精神和情绪的影响造成消化系统功能的全面减退。胃内食物排空速率减慢,加之情绪的紊乱,造成食欲下降,甚至畏食。消化液分泌减少,造成蛋白质和碳水化合物吸收减少,产生一定程度的低蛋白血症,导致水肿和体重下降。交感神经张力增强,胃肠蠕动减弱,括约肌痉挛,食物残渣在肠道内停留时间过长,水分吸收过多,加之水分和纤维素的摄入减少,引起排便困难,造成便秘。腹肌和肛提肌无力又可进一步加重便秘,长时间便秘会引起粪便阻塞甚至肠梗阻。此外,卧床使用便盆排便及排便习惯的改变也是便秘的主要原因。

六、制动对代谢和水电解质的影响

由于制动期间抗利尿激素分泌减少,产生多尿,尿氮排出明显增加(平均丢失 2g/d)。氮排出增加开始于制动的第 4~5d,第 2 周达高峰,并一直持续下去。3 周卧床所造成的负氮平衡可以在 1 周左右恢复,但 7 周卧床造成的负氮平衡则需要 7 周才能恢复。食欲减退造成蛋白质摄入减少,不能满足机体需要,从而出现负氮平衡,甚至出现严重的营养不良。

高钙血症是制动后常见而又容易忽视的水电解质异常。因骨折固定或牵引导致长期卧床的儿童,其高钙血症的发生率可高达 50%。体钙丢失途径主要是尿,其次是粪便,与骨钙丢失程度一致。卧床休息 4 周左右可以发生症状性高钙血症,早期症状包括食欲减退、腹痛、便秘、恶心和呕吐,进行性神经症状如肌无力、肌张力降低、情绪不稳、反应迟钝,严重者发生昏迷。

七、制动对内分泌系统的影响

制动对内分泌系统的影响较迟缓,有时甚至在恢复过程中才表现出来。制动 2~3d 后,由于回心血量增加,胸腔血容量对压力感受器的刺激增强,导致抗利尿激素分泌减少,尿量增加。由于制动时机体的应激反应,故肾上腺皮质激素分泌增高,可达正常水平的 3 倍,以减少组织合成代谢,保证制动时能量代谢的需要。由于血容量减少,肾上腺素和去甲肾上腺素分泌增加,制动 14d 去甲肾上腺素分泌增加 35%;肾上腺素能受体的敏感性也增加,从而加快心率、升高血压。短期制动,血浆心钠素浓度增加,肾素活性下降;长期制动,心钠素浓度下降,肾素活性升高。由于胰岛素受体抵抗,血清胰岛素和前胰岛素 C 肽分泌增高,在制动 1 个月后达到高峰。短期制动,胰岛素敏感性降低,出现糖耐量异常;长期制动,由于胰岛素抵抗,最终使胰岛素分泌衰竭,导致高血糖,使成年人发生糖尿病的概率增加。雄激素分泌减少,使组织合成代谢下降。降钙素和催乳素的分泌量基本保持不变。

八、制动对皮肤的影响

制动可导致皮肤长时间受压,血液循环受阻,皮肤及其附属结构因持续缺血、缺氧而形成压疮。由于骨骼肌和脂肪组织耐受血液循环障碍的能力比皮肤差,在皮肤出现明显的变化之前,骨骼肌和脂肪组织已出现坏死状态,发生溶解并向皮肤表面破溃。一旦受压部位皮肤破损,便会很快呈现出溃疡的表现。若患者为老年人,由于其皮肤及皮下组织萎缩,皮肤弹性下降,皮脂腺及汗腺分泌减少,对触压的感觉功能降低,更易形成压疮,而且因皮肤损伤后修复能力差,压疮长时间难以愈合。食欲减退和营养不良又加速了皮下脂肪的减少、皮肤的老化,使皮肤变薄、弹力纤维变性。皮肤卫生状况的下降可导致细菌和真菌感染。大面积压疮使血清蛋白尤其是白蛋白减少,血清蛋白的减少使血浆胶体渗透压下降,液体向组织间隙的渗出,从而引起皮肤水肿。

九、制动对情感和认知能力的影响

短期制动可出现注意力下降。长期制动,因社交活动减少,会产生感觉剥夺和心理社会剥夺。长期与社会隔离,感觉输入减少,可出现感觉异常和痛阈下降,加之原发疾病带来的痛苦,可产生诸多复杂情感,如焦虑、抑郁、恐惧、情绪不稳、情感淡漠、胆怯畏缩、挫折感、自尊的改变、情绪波动、易怒,甚至产生攻击行为。严重者还可以产生异常的触觉、运动觉、幻视与幻听。还会出现认知能力、判断力、解决问题的能力、学习能力、记忆力、运动能力与警觉性等下降。此外,部分患者因身体残疾无法就业,面临经济困难,也会对心理状态产生重要影响。

（吴传勇）

第六节　运动训练基础

人体的基本运动能力表现为力量、速度、耐力、协调性、柔韧度与灵敏度。通过运动训练,可提高人体的适用能力。在康复医学中,运动治疗是康复治疗的重要手段之一,了解运动训练的生理基础,理解与掌握运动训练的原则与方法、运动处方的制订、运动性疲劳的预防、诊断与恢复手段以及运动心理等对提高运动训练效果是至关重要的。

一、体适能及训练

体适能是指人体所具备的有充足的精力从事日常工作生活并能够适应突发状况的能力。这是一种综合能力,不仅体现在神经系统对骨骼肌的活动协调控制,还表现在关节的活动幅度、能量供给、内脏器官活动等。

（一）力量素质及训练

力量是身体或身体某部分肌肉收缩克服阻力的能力。力量素质是人体运动的必备条件,人体运动几乎都是在对抗各种阻力。力量可分为静力性力量和动力性力量,静力性力量是维持躯体一定位置或姿势时产生的力量,动力性力量是躯体产生明显位移或推动别的物体运动时产生的力量。

1. 生理基础　力量素质的生理基础主要包括肌肉的形态结构、神经调节能力和年龄性别等三个方面。

（1）肌肉的形态结构:肌的生理横截面越大,肌肉收缩产生的力量越大。力量训练可以使肌肉体积增加,横截面增大;肌的慢肌纤维(红肌)与快肌纤维(白肌)在力量、收缩速度和抗疲劳性都有所不同(详见第三章)。

（2）神经系统的调节能力:运动中枢能够准确及时地协调各个肌群之间的工作,力量训练使运动中枢的调节能力得到改善,增加肌肉收缩效果。

（3）年龄性别:肌力的发展有明显的年龄特征,男性和女性大约在 10 岁前,肌力一直缓慢而平稳地增长;进入青春期,男女之间的肌力差异逐渐增大,男性增长快于女性;男性在 20~30 岁,女性约在 20 岁左右,达到最大肌力。通常女性上肢肌力量约为男子的一半,下肢肌力量约为男性的 70%;40 岁以后,人体肌力开始逐渐衰减;50 岁后,每 10 年肌力下降 12%~14%;约到 70 岁时,人体多数肌的力量只有其鼎盛期的一半左右(图 6-6)。

2. 训练方法

（1）动力性力量训练:方法主要有抗自身重力练习和抗外部阻力练习。前者如引体向上、双杠的双臂屈伸、俯卧撑和仰卧起坐等,后者如采用杠铃、哑铃、弹力带等器械进行练习。

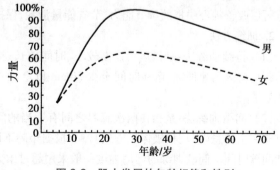

图 6-6　肌力发展的年龄规律和性别

（2）静力性力量训练：与动力性练习相比，静力性训练能更有效地提高肌肉张力与神经细胞功能水平。常见训练方法有单杠屈臂悬垂、蹲马步、平板支撑等。

在康复治疗中，可根据不同的治疗阶段，交替使用这两种训练方法。

3. 训练原则

（1）适宜负荷原则：在训练中根据个体当前身体状况、训练适应规律、提高训练者能力的需要，给予相应强度的负荷，以取得理想训练效果的训练原则。

（2）超负荷原则：力量训练承受的阻力负荷要超过原有已适应的负荷。超负荷训练能对肌肉产生较大刺激，使运动中枢与骨骼肌产生新的适应，以增加肌力。

（3）有效控制原则：要求对训练活动实施有效控制的训练原则。训练中应准确把握训练活动的各个方面和各个阶段，包括训练的内容、强度和实施，并对其进行及时和必要调整，保证训练目标的实现。

（4）练习顺序原则：力量训练中应考虑肌群的练习顺序，大肌群训练应先于小肌群。一般练习顺序：全身练习→下肢多关节练习→下肢单关节练习→上肢多关节→上肢单关节练习。另外，两个相继的练习不要安排同一肌群，以保证肌群有充分的恢复时间。

（5）全面训练原则：力量训练应全面协调地发展整体肌力，包括上下肢、左右侧、身体前后肌群的平衡发展。

4. 康复治疗中的应用

（1）肌力减退的预防和治疗：对失用性肌萎缩，如因伤病制动或固定后的肌萎缩起预防和治疗作用。有针对性地进行特定部位的肌力训练，不但能增强肌力，而且可以调整局部肌力平衡。

（2）促进关节活动与改善骨应力：对关节损伤患者，有针对性进行肌力训练，能增强肌力和改善拮抗肌的肌力平衡，加强关节的动态稳定性，避免损伤，防止负重关节的退行性改变；对脊柱侧凸等关节畸形起到矫正作用；对颈椎病及各种腰腿疼痛患者，通过增强躯干核心力量，以改善脊柱应力分布，增加脊柱的稳定性。

（二）耐力素质及训练

耐力是人体抵抗疲劳、进行长时间肌肉活动的能力。在康复训练和健身活动中，耐力素质一般指有氧耐力。

1. 生理基础　有氧耐力是指长时间进行有氧运动，依靠肌糖原、脂肪等有氧分解供能的能力。氧供充足是有氧工作的先决条件，而运动中的氧的供应受多种因素的制约。

（1）心肺功能：肺通气和换气功能是影响人体吸氧能力的因素之一，肺功能的改善为运动时氧的供给提供了先决条件。同时，血液载氧能力、心脏泵血功能与有氧耐力密切相关。长期的耐力训练能使心脏的形态与功能出现适应性改变，主要表现为心室容积增大，静息心率减慢，每搏输出量增加，心脏的泵血功能和效率提高。

（2）肌肉利用氧能力：肌组织从血液中获取和利用氧的能力与有氧耐力密切相关，肌组织利用氧的能力主要与肌纤维类型及其代谢特点有关。长期耐力训练可提高肌组织利用氧的能力，提高氧化酶的活性、毛细血管的数量和脂肪动员的能力。

（3）神经调节能力：耐力训练能提高运动中枢的稳定性，并能改善中枢间的协调关系。长期耐力训练可以改善神经中枢的调节能力，节省能量消耗，保持较长时间的肌活动。

2. 训练方法

（1）持续训练法：是指运动强度较小、时间较长、持续性的训练方法。在跑步和游泳训练中常采用长距离持续匀速训练，运动时间至少 30min 以上，心率控制在 120～150 次/min，一般每周进行 3～4 次为宜。

（2）间歇训练法：是指在两次练习之间有适当的间歇，并在间歇期进行强度较小的练习，即在间歇时非完全休息（采用积极休息方式）。要根据年龄不同、体能水平差异，科学合理安排每次训练的强度和间歇时间。间歇训练的运动强度一般采用超过本人最大摄氧量50%的运动强度才能显著提高有氧能力。

3. 康复治疗中的应用

（1）提高心肺功能：中小强度的持续训练能提高心肺功能,保证患者的基本体能,有效预防康复训练的疲劳反应,提高康复治疗效果。

（2）促进神经对内脏器官的调节能力：有节奏的持续运动训练能提高中枢神经系统的兴奋与抑制的均衡性以及兴奋与抑制的转化速率,从而提高神经系统对人体内脏器官的调节能力。

知识链接

游泳运动的效应

游泳是一项全身耐力运动,可有效增强四肢的肌力和关节活动,对心肺疾病、肢体瘫痪、软组织损伤、骨折和关节功能障碍等患者的康复训练十分有利。

1. 水的浮力可减轻体重。如体重 60kg 的人在水中体重可以减到 6.8kg。因此,水中运动可以减轻关节负荷和增加关节活动,减少关节损伤。

2. 游泳过程中要克服水的压力进行呼吸运动,呼吸肌得到锻炼,增加肺活量。

3. 游泳时大肌群运动,各组织器官血供增加,心血管系统功能得到锻炼。

4. 经常在水温较低的环境中游泳,有利于增强人的抗寒能力和适应能力。

5. 运动需要消耗大量能量,物质交换效率增加,人体代谢水平提高。

（三）柔韧素质及训练

柔韧性是指跨过关节的肌肉、肌腱、韧带等软组织的伸展能力,即关节活动幅度的大小。柔韧性可分为被动柔韧性和主动柔韧性,被动柔韧性是当肌松弛和身体某部被外力作用时可引起关节活动范围增大,主动柔韧性是由控制关节的肌肉主动收缩而产生关节活动范围增大。

1. 生理基础

（1）关节结构形态及其周围组织的伸展性：关节活动幅度的大小与关节的结构、周围组织的韧带、肌腱、骨骼肌和皮肤的伸展等因素有关。关节的活动范围与两个关节面的弧度差有关,差值越大,关节活动幅度也就越大,反之则小。关节稳定一方面靠韧带,骨骼肌则从关节外部补充加固关节、控制关节活动幅度。韧带和骨骼肌共同作用,限制关节在一定范围内活动。

（2）神经系统对骨骼肌的调节能力：神经系统兴奋与抑制过程转换的灵活性高,则支配骨骼肌收缩与放松的能力强,柔韧性就好,反之则差。提高主动肌与拮抗肌之间、肌肉收缩与舒张的协调能力,可减少由拮抗肌紧张而产生的阻力,有利于增大运动幅度,提高柔韧性。

2. 训练方法

（1）主被动的静态牵拉法：是缓慢地将肌肉、肌腱与韧带拉伸到有一定酸胀痛感觉的位置,并维持 30s 左右。每块肌肉的拉伸应连续重复 4~6 次为宜。这种方法可以较好地控制力量,避免过伸而引起损伤,适合活动少和未经训练的人。

（2）主被动的弹性牵拉法：是指有节奏、速度较快、幅度逐渐加大的多次重复动作的拉伸方法。主动弹性伸展是靠自己的力量拉伸,通过反复收缩主动肌拉伸软组织。被动弹性伸展是借助他人帮助或负重借助外力拉伸软组织。在运用该方法时不宜过猛用力,幅度一定要由小到大,循序渐进,避免拉伤。

（3）本体感受牵拉法：早前多用于神经损伤的瘫痪患者,近年来也多用于改善身体的柔韧性。本体感受牵拉法包括慢速牵拉-保持-放松法、收缩-放松法和保持-放松法等三种方法,这些方法实际上主要使主动肌和拮抗肌交替收缩与放松。

3. 康复治疗中的应用

（1）增加关节活动范围：对因制动、关节内外损伤、炎症、关节术后或关节囊、韧带、肌腱挛缩与粘连等患者,康复治疗师常采用主被动牵拉手法（徒手操、手法牵伸、机械牵引、重力摆动等）,改善患者的关节活动范围。

（2）增强人体姿势调整能力：运用本体感受伸展法,不仅可以改善肌痉挛,而且能够提高人体本体感觉的灵敏性,从而提高人体对姿势改变的感觉能力,增强控制姿势的能力。

知识链接

灵 敏 素 质

灵敏是指人体迅速改变体位、转换动作和随机应变的能力。它是运动者多种运动技能和整体素质在运动中的综合表现,是一种较为复杂的素质。灵敏的生理基础与大脑皮层神经过程的灵活性、分析综合能力和各感觉器官功能有关。大脑皮层神经过程灵活性好,兴奋与抑制转换快且准,才能保证机体在内外环境条件发生变化时迅速做出判断和反应。灵敏必须以力量、速度、柔韧及耐力为基础,才能对变化复杂的环境做出快速准确的反应。灵敏素质还受年龄、性别、体重、疲劳等因素的影响。

二、运动性疲劳与恢复

运动性疲劳是运动本身引起的机体功能暂时降低,经过适当休息和调整可以恢复的生理现象。恢复则是一个相对于运动消耗的过程,主要是指能源物质的恢复。

（一）运动性疲劳

1. 产生机制 产生运动性疲劳的主要机制包含几个方面:运动中因为高度紧张的精神活动,使中枢神经系统的功能降低;运动过程中大量的能量物质,如糖原、血糖、ATP、CP 等,趋于耗竭;由于出汗等原因,导致体内水盐代谢紊乱和血浆渗透压改变,破坏了内环境的平衡;运动过度产生氧亏的状态,代谢产生的乳酸、二氧化碳等酸性物质的积累,造成人体运动功能下降,出现肌无力、酸痛、关节僵硬、动作笨拙、反应慢、感觉劳累等现象。

2. 疲劳判断 运动性疲劳的表现形式多种多样,引起疲劳的原因和部位也不同,所以对疲劳的判断方法也不尽相同。

（1）主观感觉判断法:运动会刺激全身的各个系统。轻度疲劳时,无任何不适感;中度疲劳时,会有疲乏、四肢酸痛,甚至心悸的感觉;重度疲劳时,除疲乏、四肢酸痛和心悸外,还会出现头痛、胸痛、恶心甚至呕吐,以及面色过于发红,或苍白,或呈蓝紫色。出汗过多也是疲劳的表现。

（2）晨脉差判断法:清晨醒来尚未起身时的每分钟脉搏数称为晨脉。如果某一天的晨脉比前一天的晨脉多 10 次或 10 次以上,则提示前一天运动过量而产生疲劳。

（3）血压体位反射判断法:先测安静后的坐位血压,随即让受试者平卧 3min 后扶起呈坐位,立即再测血压,此时血压有所下降。连续每 30s 测一次,2min 内血压未恢复正常者,即为疲劳。其原理是自主神经系统对血管运动调节能力下降。

（4）生物电测定法:运动疲劳时,生物电表现出一定的变化。

1）心电图:运动后心肌疲劳,可使心电图出现异常变化,T 波下降或倒置,ST 段下移。

2）肌电图:疲劳时肌电中高频成分减少,低频成分增加,肌电图功率谱左移,肌电图振幅不规则等。

3）脑电图:一般安静状态下慢波极少,而在运动后出现疲劳时,由于神经细胞抑制过程的发展,可表现为慢波成分增加。

知识链接

主观体力感觉判断

人体运动时的主观体力感觉与运动负荷、心功能、耗氧量和代谢产物堆积等多种因素密切相关。因此,运动时的自我体力感觉是判断运动性疲劳的参考指标之一。瑞典生理学家鲍格(Guenzel Borg)制订了判断疲劳的主观体力感觉等级量表,使原来粗略的疲劳定性分析变为较精确的半定量分析(表6-6)。其方法为:受试者做递增性功率自行车或固定跑台运动,并观看主观体力感觉等级量表。受试者在运动过程中每增大一次强度或间隔一定时间,便指出自我感觉等级,量表中的等级乘以 10 即为受试者完成该负荷的心率。

表 6-6 主观体力感觉等量表

自我感觉	等级	自我感觉	等级
非常轻松	6	稍累	13
	7		14
	8	累	15
很轻松	9		16
	10	很累	17
稍轻松	11		18
	12	筋疲力尽	19
			20

（二）疲劳恢复

运动性疲劳恢复过程是指人体在运动结束后各种生理功能逐渐还原到运动前状态的过程。恢复过程包括三个阶段(图 6-7)：

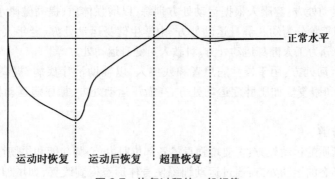

图 6-7 恢复过程的一般规律

1. 运动时恢复 运动时能量消耗大,消耗过程占据优势,体内能源物质逐渐减少,各器官系统功能逐渐下降。

2. 运动后恢复 运动停止后消耗过程减弱,恢复过程逐渐占优势,能量物质和各器官系统的功能逐渐还原到运动前的水平。

3. 超量恢复 运动停止后,当运动中所消耗的能源物质恢复到原来水平后,恢复过程并未停止,而是继续进行,一直持续到超过原来的水平,这种现象称为超量恢复。此后恢复过程又逐渐减弱,回落到原来水平。在一定范围内,消耗越多,超量恢复越明显。一般来说,超量恢复常在运动后 1~2d 内出现。

（三）促进疲劳恢复手段

运动性疲劳是体内多种因素综合变化的结果,必须采用多种科学手段才能加速机体功能的恢复。

1. 积极性休息 是指运动后采取低强度活动来消除乳酸的方法。如进行慢跑、放松或伸展性练习,以促进全身代谢,加速疲劳消除。与消极性休息相比,积极性休息可使人体内所积累的乳酸消除速度加快一倍。

2. 适当营养 运动后的合理膳食,如适当补充糖、脂肪、蛋白质、无机盐、维生素与水分是十分必要。没有充分的营养物质摄入,疲劳的消除和体力的恢复是不可能的。

3. 充足睡眠 运动后获得充足的睡眠时间是消除疲劳和促进恢复的重要保证。睡眠时,人体功能并非完全静止,而是处于一种合理的调整状态,脑细胞血氧供应充足,机体内分泌系统的激素调节,促使疲劳的缓解,加速各器官系统的恢复。大运动量活动后睡眠时间应适当延长。

4. **物理手段** 大强度训练后可采用按摩、理疗、吸氧、针灸、气功和温水浴等方法加速人体局部的血液循环,促使代谢产物的排出,能有效加速机体恢复。

5. **心理学手段** 能降低神经的紧张程度,减轻心理的压抑状态,加快神经能量的恢复,从而对身体其他器官、系统的恢复产生影响。心理学手段主要有暗示性睡眠、肌放松、心理调整训练等。不同的运动项目的运动心理效应也不尽相同。健身人群和疾病康复患者根据自身情况有针对性地选择运动方式,可有效地宣泄不良情绪,缓解抑郁、焦虑等心理障碍,调动患者的积极情绪,缓解心理压力、提高自信心,促进疾病康复。有氧运动是健身人群和康复患者适宜的运动方式。

三、运动处方

运动处方是指根据健身锻炼者或康复治疗患者的体质状况和运动目的,制订一种科学的与定量化的周期性训练计划,以处方的形式确定运动的类型、时间、强度、频率与注意事项。它与临床医生开方取药有相似之处,但不同的在于,临床处方以药物为主,而运动处方是以运动作为主要手段。按照运动处方进行科学的锻炼安全可靠,可以达到强身健体和治疗疾病的目的。

（一）运动处方分类

1. 按应用目的分类

（1）竞技训练运动处方:是针对从事专项运动的运动员,为其增强体能或提高运动技能水平而制订的运动处方。运动员根据运动处方进行科学训练,可以提高身体素质和运动技术水平。

（2）预防保健运动处方:健康人根据运动处方训练,以增强体质、提高健康水平为目的。这类运动处方可以根据不同年龄分为幼儿健身运动处方、中学生健身运动处方、老年人健身运动处方等,还可以根据不同的工种分为工人健身运动处方、科教人员健身运动处方等。

（3）康复治疗运动处方:用于慢性病患者和残疾人,以辅助治疗疾病、提高康复医疗效果为目的,对患者进行治疗和康复。如肥胖症运动处方、高血压运动处方、糖尿病运动处方、冠心病运动处方等。

2. 按运动作用分类

（1）发展身体素质的运动处方:主要增强身体各部位肌力、心肺功能和柔韧性等的运动处方。

（2）改善身体形态的运动处方:通过运动训练使身体形态得到改善,如增加身高运动处方、控制体重运动处方与改善胸围运动处方等。

（3）增强机体功能的运动处方:增强各器官与系统的功能,提高健康水平,如增强心血管功能运动处方、增强肺功能运动处方、促进消化功能运动处方等。

（4）调节心理状态的运动处方:通过运动训练增进心理健康,如培养意志品质运动处方、增进健康情感运动处方等。

（5）提高适应能力的运动处方:通过提高适应能力的运动训练,可以提高人体对内外环境各种变化的适应能力,增强对疾病和有害生物因素的抵抗能力,以及对各种社会心理性紧张刺激的应激能力。

（二）运动处方内容

运动处方一般包括六项内容,即运动目的、运动类型、运动强度、运动时间、运动频率和注意事项。其中,运动类型、运动强度、运动时间与运动频率为四大要素。

1. **运动目的** 运动处方的根本目的是通过科学、有序的身体活动,给人体一定负荷的运动刺激,使机体产生反应和适应性变化,从而增强身心健康。运动的目的主要有以下几方面:①促进生长发育,提高身体素质;②增强体质,延缓衰老;③防治某些疾病,保持健康,丰富生活,调节心理与提高生活质量;④掌握运动技能和方法,提高竞技水平。

2. **运动类型** 是指依据个体运动处方的目的而采用的专门运动种类。它将决定运动处方的运动效果。根据我国青少年与成年人的体质健康评价指标体系,将运动处方的运动类型分为以下6种:

（1）发展心肺功能的运动类型:通常采用大肌群参加的中小强度(低强度)的、长时间或长距离的周期性持续运动。

（2）发展肌力量的运动类型：主要采用器械或抗自身重力的力量练习。

（3）发展柔韧性的运动类型：常采用各种拉伸关节练习、舒展躯干的运动、广播体操、器械体操、武术、瑜伽及各种健身健美操等。

（4）发展灵敏性与协调性的运动类型：常通过身体多系统、多环节、多部位、多肌群同步参加的练习。

（5）发展速度的运动类型：常通过各种快速反应练习、短距快速折返跑、牵引跑、冲坡跑、下坡跑、逆风跑等。

（6）控制体重的运动类型：中小强度的有氧运动，如快走、慢跑、游泳等。增重运动除了需要进行力量练习外，还需配合营养摄入。

3. 运动强度 是运动处方定量化和科学性的核心问题。表示运动强度的常用指标如下：

（1）摄氧量：以运动 1min 耗氧量表示运动强度的方法，一般采用最大摄氧量的百分数表示运动强度的大小。

（2）心率：采用心率作为评定运动强度指标是通用的标准方法，一般用最大心率百分数作为衡量运动强度的指标。

1）年龄减算法：运动适宜心率＝180（或170）-年龄。此法适用于有运动习惯的人。如果没有运动习惯的人，则用170减年龄。

2）运动适宜心率（或称靶心率）：是指能获得最佳效果并能确保安全的运动心率。为了较精确地确定适宜心率，需作极限或症状限止性运动试验以确定最大心率，然后取最大心率的60%~85%为运动的适宜心率。通常，最大心率可用下列公式推定近似值，但是个人误差允许在±10次左右。

一般人：最大心率＝220-年龄。

经常运动的人：最大心率＝210-0.8×年龄。

（3）代谢当量（MET）：指单位时间内单位体重的耗氧量。

上述三种常用指标之间的关系见表6-7。

表 6-7 常用运动强度指标之间关系

强度种类	最大摄氧量/%	代谢当量/MET	各年龄组心率/（次·min⁻¹）				
			20~29 岁	30~39 岁	40~49 岁	50~59 岁	60 岁以上
较大	80	10	165	160	150	145	135
	70	7	150	150	140	135	125
中等	60	6.5	135	135	135	125	120
	50	5.5	125	125	125	110	110
小	40	4.5	110	110	110	100	100

4. 运动时间 按运动强度及身体条件决定必要的运动时间是运动处方的要点。运动时间是根据运动强度、频率、目的、年龄及身体条件等情况而定。如果运动强度较高，持续时间可较短；反之，运动强度较低，可做稍长时间的运动。根据研究，每次进行 20~60min 的有氧耐力性运动是比较适宜的。

5. 运动频率 是指每周的训练次数。应该根据运动目的以及身体情况，合理安排运动频率。研究表明，以增强心血管功能、提高有氧耐力为目标的运动，运动频率每周 3~4 次较适宜。如能养成良好的运动习惯，坚持每天运动 1 次更好，运动后次日应不感到疲劳。力量性运动的频率一般为每天或隔天练习 1 次，也可分上下肢或不同肌群进行训练。因力量性运动能量消耗较大，容易疲劳，初始练习者及体质较弱者隔天练习 1 次或每周练习 2 次较为合适，而伸展运动可坚持每天练习，效果更佳。研究表明，1 周运动 1 次时，运动效果不蓄积，肌肉疼痛和疲劳每次都发生；1 周运动 2 次，疼痛和疲劳减轻，效果蓄积不显著；1 周运动 3 次，效果可充分蓄积，而不产生疲劳；增加频率为每周 4 次或 5 次，效果也相当显著。

6. 注意事项

（1）医务监督，安全优先：运动前一定要认真进行身体检查，要掌握患者疾病特点及功能水平，尤其是患者的呼吸、循环系统和运动器官功能，并以此作为制订运动处方的重要依据。对心肺疾病患者，应在康复医师监督指导下进行训练，根据情况随时调整运动处方。

（2）循序渐进，量力而行：练习要从小量开始，逐渐适应后再增加运动负荷，或严格遵守运动处方中规定的运动项目、运动强度、运动时间和训练进度。

（3）个别对待，持之以恒：考虑患者的年龄、疾病特点、运动条件和运动习惯，制订个性化的运动处方，实施不同的运动方案。

（4）防止疲劳，科学运动：人进行有氧运动时，应防止运动过量和过度疲劳，以免发生运动损伤或意外；饭后及空腹时不应剧烈运动；运动后出汗较多，要预防感冒，运动后不宜立即洗热水澡；运动量发现不适，应停止运动及时就医。

（三）运动处方制订

1. 制订程序

（1）一般检查

1）询问、收集病史与运动史，了解运动的目的、运动爱好、现在运动情况等。

2）社会环境条件，如学历、职业、生活环境等，周围能够利用的运动设施，有无指导等。

（2）医学检查：目的在于掌握个人的健康状况，是制订运动处方的重要依据。

（3）运动试验：方法很多，根据检查目的和被检者的特点来选择适合的方法。现在常用的方法有递增负荷运动试验，即利用活动平板或功率自行车等，在试验过程中逐渐增加运动负荷强度，直到受试者达到一定力竭度，同时测定某些生理指标。

（4）制订运动处方：根据以上检查的结果，掌握个体的健康状况、心肺耐力水平及运动能力的限度等，制订运动处方。处方中要规定运动强度的安全界限和有效界限、一次必要运动量以及一周的运动频度等内容。

（5）注意事项：按运动处方进行宣教，提出运动中自我观察指标及出现指标异常时停止运动的标准，按照初定的运动处方试行训练，对不适当的地方进行调整，指出注意事项，待适合后坚持锻炼3个月，定期评价运动效果。

2. 制订原则

（1）个性化原则：运动处方的制订要突出个性化。应根据个体健康水平与所能接受的运动强度和运动量、运动项目和运动经历的具体情况制订运动处方。

（2）专门性原则：运动项目繁多，手段、方法各异。不同的训练方法和手段对个体产生的影响不同，所以要根据专门的目的来制订运动处方。

（3）适时调整原则：个体对运动负荷的承受能力会因时间、环境、身体状况等因素的变化而发生改变。因此，在实施运动处方过程中应及时评估，及时了解身体的反应，对运动处方进行调整。

（4）安全性原则：运动处方的目的是增强体质，防治疾病，提高身体的适应能力，必须保证安全。在实施运动处方时也要严格执行和遵守各项规定和要求。

3. 运动训练安排　一次运动训练通常分三部分进行，即准备部分、训练部分和结束部分。一般准备部分时间为10~15min，训练部分20~25min，结束部分5~10min。目的不同，这三个部分的时间划分也各不相同。

（1）准备部分：热身运动，逐渐适应运动训练，以免因心、肺等内脏器官和运动功能不相适应而增加意外发生风险。一般都采用活动强度小的快走或慢跑、伸展性体操等。

（2）训练部分：是运动处方的主要部分，一般是指耐力训练与肌力训练两种。运动强度一般定为最大摄氧量的40%~60%。同时还要有有效的肌力训练，其训练强度为最大摄氧量的80%左右。

（3）结束部分：是指在训练结束后通过整理活动，使高负荷的心肺和肢体活动逐渐安静下来。因为此时血液仍大量集中于四肢，若突然停止不动，使回心血量锐减，可能会发生休克（重力性休克）症状。

（董俞辰）

本章小结

　　运动训练不仅可以提高神经系统对骨骼肌的活动协调控制,还可以改善关节的活动幅度、能量供给、内脏器官活动等。对心血管疾病康复训练,要从提高心脏的泵血功能和肌利用氧的能力两个方面进行,长期坚持有氧运动对心血管中枢具有调整作用,可降低血压、改善心肌耗氧和供氧之间的平衡;对慢性阻塞性肺病,要从提高肺通气动力和降低肺的通气阻力入手,从而增强肺的通气量与气体交换,这对降低呼吸功、减少耗氧具有十分重要意义。

　　运动状态下的代谢原理指出,注重合理选择运动类型、运动强度、持续时间等对三大营养代谢有不同意义。在疾病康复运动训练过程中要充分利用其原理,对患者采用中小强度的有氧训练和循序渐进的原则,会收到事半功倍的效果。激素是控制人体物质代谢和生理功能的重要因子,长期运动训练可提高体内皮质醇的量以及胰岛素的敏感性。

　　同时,也应辩证地看待运动与制动的关系,全面熟悉制动对机体诸多系统的影响,特别是要认识到因疾病长期制动引起的并发症和废用综合征。在运动训练中,要遵循训练原则,依据个性化的运动处方,采用各种训练方法提高身体素质,避免运动疲劳与损伤,从而提高运动训练的效果。

扫一扫,测一测

思考题

1. 如何对心血管疾病患者进行康复训练?
2. 如何对慢性阻塞性肺疾病患者进行康复训练?
3. 为何长期制动会引起肌萎缩与关节活动受限?
4. 何为运动适宜心率(或靶心率法)?

思路解析

第七章　运动代偿

学习目标

1. 掌握:肩胛带、上肢及下肢的代偿运动。
2. 熟悉:头、颈、躯干的代偿运动。
3. 了解:常见运动损伤的代偿运动。
4. 能解释代偿运动的利弊。能根据运动代偿的特点,准确判断患者功能障碍的肌群,确定患者功能障碍的病因。能依据患者运动代偿的特点,制订有效的康复治疗方案,帮助其尽早恢复正常运动模式,满足患者重返家庭和社会的需求。

人体运动是在神经系统的统一调控下,通过运动系统各部分有序、协调、共同参与来完成的。其中,骨为运动的支架,关节为运动的枢纽,肌肉收缩为运动提供动力,肌腱、韧带等关节附属结构为运动提供保障,神经系统为运动的调控。只有上述各系统的密切配合,才能完成协调、稳定的运动。任何一个环节受损,均可导致运动障碍。而当运动障碍出现后,机体为完成某种特定运动,可利用某些健全的肌群来代偿完成,出现特定的不同于正常运动模式的代偿运动(compensatory movement)。人体的代偿运动是机体对运动障碍出现后为提高其机能而产生适应性改变的结果,这种适应性的改变可通过肌肉代偿、体位代偿、动作代偿和辅助装置代偿来完成。一方面,人体的代偿运动可通过运动代偿完成相应的肢体功能,以满足生活自理的需要;另一方面,代偿运动也会导致异常运动模式,出现运动器官的误用或废用,长时间的代偿运动将会造成姿势不良及运动不协调,最终影响靶器官的功能训练和恢复。

第一节　肩胛带与上肢代偿运动

一、肩胛骨代偿运动

（一）肩胛骨外展、上旋代偿运动

1. 运动学基础　肩胛骨的外展,是指躯干直立位,固定躯干,肩胛尽量往前伸(含胸动作),肩胛骨的内侧缘沿着胸廓向外前方滑动的运动。如人体在坐位或仰卧位下,从肩关节屈曲90°位向前方推出手臂的动作。在人体运动中,肩胛骨的外展常常伴随有肩胛骨的上旋。肩胛骨上旋是指肩胛骨上部保持不动而肩胛下角向外上方旋转的运动。

肩胛骨外展、上旋运动的原动肌是前锯肌,辅助肌是斜方肌上部肌纤维,拮抗肌是菱形肌。其原动肌前锯肌由胸长神经支配。

2. 代偿运动模式

（1）当前锯肌肌力减弱时,如在仰卧位下做肩胛骨外展及上方旋转,会见到以头部为支点,伸展颈椎,抬起胸廓的运动(图7-1)。

（2）当前锯肌瘫痪时,坐位时由于上肢的重力及三角肌的作用,可出现肩胛骨椎骨缘从胸廓浮起,形成翼状肩胛(winged scapula)（图7-2）。

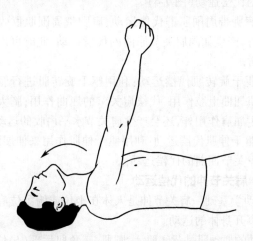
图7-1 肩胛骨外展、上方旋转代偿运动

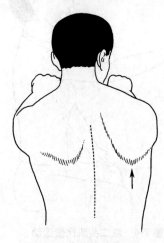
图7-2 翼状肩胛

（二）肩胛骨下降、内收代偿运动

1. 运动学基础 肩胛骨下降是人体在躯干直立位下,肩胛骨从抬高的位置向下滑动,即肩胛骨在胸部表面向下滑动的运动。肩胛内收（又称肩胛骨后缩）是肩胛尽量向后缩（扩胸动作）,肩胛骨的内侧缘沿着胸廓向后内方的滑动,向脊柱靠拢的运动。在人体运动中,肩胛骨下降、内收运动常伴随存在。如人体在俯卧位下,上肢伸出至头上方时形成肩胛骨的下降、内收。

此运动的原动肌是斜方肌下部纤维,辅助肌是背阔肌、胸大肌和胸小肌,拮抗肌是肩胛提肌、斜方肌上部纤维。其原动肌斜方肌下部纤维由副神经支配。

2. 代偿运动模式 当斜方肌肌肉力量减弱时,可通过辅助肌发挥作用来代偿,由躯干伸肌的作用使躯干展（图7-3）,形成类似肩胛骨的下降及内收的代偿运动;长时间代偿会形成从颈椎到胸椎的脊柱侧弯。

（三）肩胛骨上升代偿运动

1. 运动学基础 肩胛骨上升运动是上提一侧肩部的动作（耸肩动作）。

此运动的原动肌是斜方肌上部、肩胛提肌,辅助肌是菱形肌,拮抗肌是斜方肌下部纤维。其原动肌斜方肌上部纤维由副神经支配,肩胛提肌由肩胛背神经支配。

2. 代偿运动 当肩胛骨上升原动肌肌肉减弱或瘫痪时,可通过辅助肌（菱形肌）或颈、躯干侧屈动作来代偿。

（1）菱形肌代偿运动:可使肩胛骨内收,产生肩胛骨似乎上提的代偿运动,但实际上没有出现肩胛骨上提。

（2）颈及躯干的侧屈肌代偿运动:可通过对侧颈及躯干的侧屈,形成类似肩胛骨上提的代偿运动。

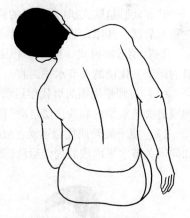
图7-3 躯干伸肌代偿运动

二、肩关节代偿运动

（一）肩关节屈的代偿运动

1. 运动学基础 肩关节屈是人体在坐位或卧位下,上肢从体侧向头前上方举起的运动。

此运动的原动肌是三角肌前部与中部、冈上肌,辅助肌是胸大肌、喙肱肌及肱二头肌,拮抗肌是背阔肌、大圆肌、三角肌后部。其原动肌三角肌由腋神经支配,冈上肌由肩胛上神经支配。

2. 代偿运动模式 当各种原因引起屈肩原动肌肌力减弱或瘫痪时,可通过辅助肌收缩或躯干后伸来进行代偿。

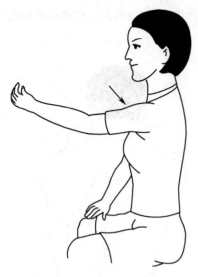

图7-4　肱二头肌代偿运动

（1）肱二头肌代偿运动：在肩关节外旋、前臂旋后位置上，可由肱二头肌长头的收缩来尝试屈曲肩关节，产生如同屈曲肩关节的代偿运动（图7-4）。

（2）肩胛带周围肌群代偿运动：肩胛带周围肌群收缩可上提肩胛骨，产生如同肩关节屈曲的代偿运动，此时可出现肩肱节律异常。

（3）躯干旋转肌代偿运动：利用躯干旋转肌进行躯干旋转和胸大肌屈曲上肢作用，代偿肩关节的屈曲作用；胸大肌代偿时除产生屈肩作用外，还会产生肩关节水平内收的运动。

（4）躯干伸肌代偿运动：利用躯干伸肌作用来伸展躯干，产生如同肩关节屈曲的代偿运动。

（二）肩关节伸的代偿运动

1. 运动学基础　肩关节伸是人体在坐位或俯卧位肩关节垂直向后离开身体的运动。

此运动的原动肌是背阔肌、大圆肌、三角肌后部（坐位时伸肩的原动肌为三角肌，俯卧位时的原动肌为背阔肌和大圆肌），辅助肌是肱三头肌，拮抗肌是三角肌前部与中部、冈上肌。原动肌背阔肌由胸背神经支配，大圆肌由肩胛下神经支配，三角肌由腋神经支配。

2. 代偿运动模式　三角肌和背阔肌肌力减弱，可通过肩胛带周围肌群和躯干旋转肌来代偿。

（1）肩胛带周围肌群代偿运动：在坐位下可由肩胛带周围肌群上提肩胛骨来代偿肩关节伸展。

（2）躯干旋转肌代偿运动：俯卧位下，主要由躯干旋转肌产生躯干旋转动作来代偿，随着躯干旋转而增强肩胛骨的上提与内收来补充肩关节伸的不足。

（三）肩关节水平内收的代偿运动

1. 运动学基础　肩关节水平内收是人体在坐位下肩关节外展90°位，保持上肢水平绕垂直轴沿水平面将上肢向前向对侧的运动，或者在仰卧位下从肩外展90°位开始向上向对侧做水平内收运动。

其原动肌是胸大肌（胸大肌的胸肋端与锁骨端均参与运动），辅助肌是三角肌前部纤维，拮抗肌是三角肌后部。其原动肌胸大肌由胸外侧神经支配。

2. 代偿运动模式　当各种原因造成胸大肌瘫痪或肌力减弱时，可通过肩胛带周围肌群、躯干旋转肌的运动来代偿肩关节水平内收。

（1）肩胛带周围肌群代偿运动：由肩胛带周围肌群（主要为肩胛提肌、斜方肌）上提肩胛骨，产生如同肩关节水平内收的代偿运动（图7-5）。

（2）躯干旋转肌代偿运动：坐位、仰卧位时通过躯干向对侧以及俯卧位时躯干向同侧旋转，产生如同肩关节水平内收的代偿运动（图7-6）。

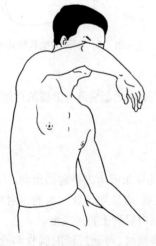

图7-5　肩胛带周围肌群代偿运动

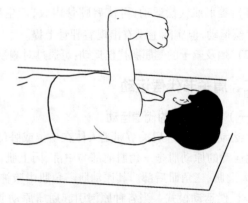

图7-6　仰卧位躯干旋转肌代偿运动

（四）肩关节水平外展的代偿运动

1. 运动学基础 肩关节水平外展是人体在坐位下肩关节外展90°位,保持上肢水平绕垂直轴沿水平面将上肢向后向对侧的运动,或者在俯卧位下从肩外展90°位开始向上向对侧做水平外展运动。

此运动原动肌是三角肌后部纤维,辅助肌是冈下肌、小圆肌,拮抗肌是胸大肌。其原动肌三角肌后部纤维由腋神经支配。

2. 代偿运动模式 当各种原因造成三角肌后部纤维瘫痪或肌力减弱时,可通过肱三头肌、躯干旋转肌的运动来代偿肩关节水平外展。

（1）肱三头肌代偿运动:肩关节外旋,肱三头肌强烈收缩使肘关节伸展,产生如同肩关节水平外展的代偿运动(图7-7)。

（2）躯干旋转肌代偿运动:通过躯干向对侧(坐位时)或同侧(俯卧位时)旋转,产生如同肩关节水平外展的代偿运动(图7-8)。

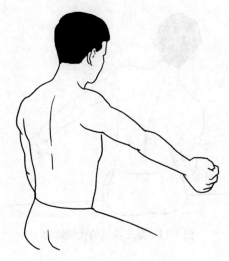

图7-7 肱三头肌代偿运动

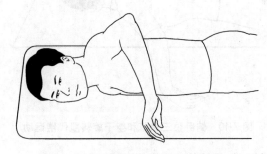

图7-8 俯卧位躯干旋转肌代偿运动

（五）肩关节外展代偿运动

1. 运动学基础 肩关节外展是人体在坐位或立位下手臂在肩关节处绕矢状轴在冠状面从中立位向侧方抬起的运动。

此运动的原动肌是三角肌中部纤维、冈上肌,辅助肌是肱二头肌,拮抗肌是胸大肌。其原动肌三角肌由腋神经支配,冈上肌由肩胛上神经支配。

2. 代偿运动模式 当各种原因造成三角肌中部纤维、冈上肌瘫痪或肌力减弱时,人体可通过肱二头肌、肱三头肌、肩胛带周围肌群及躯干旋转肌的运动来代偿肩关节外展运动。

（1）肱二头肌代偿运动:肩关节极度外旋位,通过肱二头肌的收缩屈肘、抬起手臂,产生如同肩关节外展的代偿运动。

（2）肱三头肌代偿运动:肩关节处于后伸位,伸肘,产生如同肩关节外展的代偿运动。

（3）肩胛带周围肌群代偿运动:由肩胛带周围肌群上提肩胛骨,抬高肩部,产生如同肩关节外展的代偿运动。

（4）躯干肌旋转肌代偿运动:躯干旋转肌使躯干向对侧屈,使上肢抬高,产生如同肩关节外展的代偿运动(图7-9)。

（六）肩关节内旋代偿运动

1. 运动学基础 肩关节内旋是人体在仰卧位下肩关节外展于体侧,手臂向后下旋转的运动,或坐位下肩关节外展90°,屈肘,手臂向后下

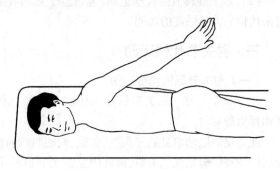

图7-9 躯干肌旋转肌代偿运动

的运动。

此运动的原动肌是肩胛下肌、胸大肌锁骨端、背阔肌、大圆肌,辅助肌是三角肌前部纤维,拮抗肌是冈下肌、小圆肌。其原动肌肩胛下肌、大圆肌由肩胛下神经支配,背阔肌由胸背神经支配,胸大肌由胸外侧神经支配。

2. 代偿运动模式 当各种原因导致肩关节内旋肌肉瘫痪或减弱时,可通过三角肌、躯干旋转肌及肱三头肌的运动来代偿肩关节内旋。

(1)三角肌及躯干旋转肌代偿运动:俯卧位下可通过肩关节的水平外展,使前臂在重力的作用下产生类似肩关节内旋的代偿动作,同时躯干向后向对侧旋转可增加肩关节内旋的效果(图7-10)。坐位或仰卧位下可通过三角肌前部纤维的收缩和躯干向前向对侧旋转来代偿肩关节内旋的功能。

(2)肱三头肌代偿运动:利用肱三头肌用力收缩使肘关节向后伸,用力伸的同时可产生如同肩关节内旋的代偿运动(图7-11)。

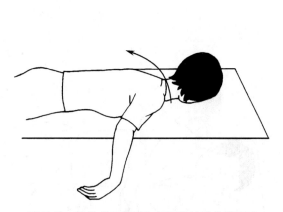

图7-10 俯卧位三角肌和躯干旋转肌代偿运动

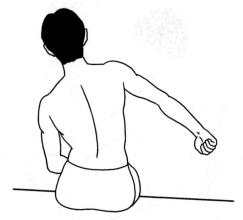

图7-11 肱三头肌的代偿运动

(七)肩关节外旋代偿运动

1. 运动学基础 肩关节外旋是人体在仰卧位下肩关节外展于体侧,手臂向前向上旋转的运动,或在坐位下肩关节外展90°,屈肘,手臂向后上的运动。

此运动的原动肌是冈下肌、小圆肌,辅助肌是三角肌后部纤维,拮抗肌是肩胛下肌、胸大肌锁骨端、背阔肌、大圆肌。其原动肌冈下肌由肩胛上神经支配,小圆肌由腋神经支配。

2. 代偿运动模式 当各种原因导致肩关节外旋肌肉瘫痪或减弱时,可通过肩胛带周围肌群、前臂旋后肌群和躯干旋转肌运动来代偿肩关节外旋。

(1)肩胛带周围肌群、前臂旋后肌群的代偿运动:可通过肩胛骨周围肌群收缩使肩胛骨外展,肩关节水平内收,前臂旋后肌群使前臂旋后,产生如同肩关节外旋的代偿运动(图7-12)。

(2)躯干旋转肌的代偿运动:通过躯干肌的收缩,使躯干向同侧旋转来代偿肩关节外旋的功能。

三、肘关节代偿运动

(一)肘关节屈的代偿运动

1. 运动学基础 肘关节屈是人体在手臂伸直状态下,肘关节两端互相接近的运动。

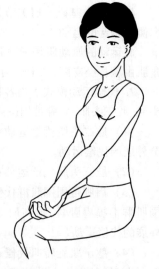

图7-12 肩胛带周围肌群代偿运动

此运动的原动肌是肱二头肌、肱肌、肱桡肌(前臂旋前位下屈肘的主要肌肉是肱肌,前臂旋后位下屈肘的主要肌肉是肱二头肌,前臂中立位下屈肘的主要肌肉是肱桡肌),辅助肌是指浅屈肌、掌长肌、桡侧腕屈肌和尺侧腕屈肌,拮抗肌是肱三头肌。其原动肌肱二头肌和肱肌由肌皮神经支配,肱桡肌由桡神经支配。

2. 代偿运动模式

（1）肱桡肌代偿：当各种原因（如肌皮神经损伤）引起肱二头肌和肱肌瘫痪或肌力减弱时，通过肱桡肌在相应体位下来代偿肘关节屈。前臂在中立位下由肱桡肌完成肘关节屈的代偿运动。

（2）肱二头肌和肱肌代偿：当各种原因（如桡神经损伤）引起肱桡肌瘫痪或肌力减弱时，通过肱二头肌和肱肌在相应体位下来代偿肘关节屈的运动。前臂在旋后位下由肱二头肌完成肘关节屈的代偿运动；前臂在旋前位下由肱肌完成肘关节屈的代偿运动。

（二）肘关节伸的代偿运动

1. 运动学基础　肘关节伸是人体从最大屈肘位使手臂完全伸直的运动。

此运动的原动肌是肱三头肌，辅助肌是肘肌，拮抗肌是肱二头肌、肱肌、肱桡肌。其原动肌肱三头肌由桡神经支配。

2. 代偿运动模式　当各种原因（桡神经损伤）造成肱三头肌瘫痪或肌力减弱时，通过减重体位下伸肘、前臂下落的重力作用来代偿肘关节伸的运动。

（1）肩关节屈代偿运动：把手掌置于桌面上消除前臂重力影响，通过肩关节屈曲而伸肘关节。

（2）前臂重力代偿运动：立位或坐位下，肩关节处于外展及外旋位，利用前臂下落的重力作用来完成肘关节伸的代偿运动（图7-13）。若肱三头肌肌力不足时，可伴肩胛骨下降与肩关节外旋。

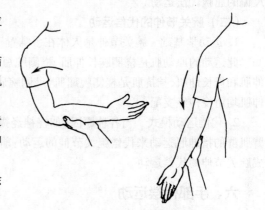

图 7-13　前臂重力代偿运动

四、前臂代偿运动

（一）前臂旋前代偿运动

1. 运动学基础　前臂旋前是人体在前臂处于中立位时，前臂向内侧旋转的运动。

此运动的原动肌是旋前圆肌、旋前方肌，辅助肌是桡侧腕屈肌，拮抗肌是肱二头肌、旋后肌。其原动肌旋前圆肌和旋前方肌由正中神经支配。

2. 代偿运动模式　当各种原因（如正中神经损伤）引起旋前圆肌和旋前方肌瘫痪或肌力减弱时，可通过三角肌和肩胛下肌的运动来代偿前臂旋前运动：肩关节处于外展位下，由三角肌和肩胛下肌作用使肩关节内旋带动整个上肢内旋，产生如同前臂旋前的代偿运动。

（二）前臂旋后代偿运动

1. 运动学基础　前臂旋后是人体在前臂处于中立位时，前臂向外侧旋转的运动。

此运动的原动肌是肱二头肌、旋后肌，辅助肌是腕桡肌、伸腕肌群、伸指肌群，拮抗肌是旋前圆肌、旋前方肌。其原动肌肱二头肌由肌皮神经支配，旋后肌由桡神经支配。

2. 代偿运动模式　当各种原因（如肌皮神经和桡神经损伤）引起肱二头肌、旋后肌瘫痪或肌力减弱时，可通过冈下肌、小圆肌、腕背屈肌及拇伸肌的运动来代偿前臂旋后运动。

（1）冈下肌和小圆肌代偿运动：由冈下肌和小圆肌作用，使肩关节外旋带动整个上肢外旋，产生如同前臂旋后的代偿运动。

（2）腕背伸肌和拇伸肌代偿运动：在前臂旋前、拇指对掌位下，利用腕背伸肌和拇伸肌的作用，由腕关节背伸和拇指伸来完成前臂旋后的代偿运动。

五、腕关节代偿运动

（一）腕关节屈的代偿运动

1. 运动学基础　腕关节屈是人在手背置于桌面，前臂旋后位置时，手掌向上方抬起的运动。

此运动的原动肌是桡侧腕屈肌和尺侧腕屈肌（伴尺侧屈的屈腕运动原动肌是尺侧腕屈肌，伴桡侧屈的屈腕运动原动肌是桡侧腕屈肌），辅助肌是掌长肌，拮抗肌是桡侧腕长伸肌、桡侧腕短伸肌、尺侧腕伸肌。其原动肌桡侧腕屈肌由正中神经支配,尺侧腕屈肌由尺神经支配。

2. 代偿运动模式

(1) 桡侧腕屈肌代偿运动:当各种原因(如尺神经损伤)造成尺侧腕屈肌瘫痪或肌力减弱时,通过桡侧腕屈肌的运动来代偿腕关节屈的运动。由指深屈肌、指浅屈肌、掌长肌、桡侧腕屈肌代偿,出现伴桡偏的屈腕代偿运动。

(2) 尺侧腕屈肌代偿运动:当种原因(如正中神经损伤)造成桡侧腕屈肌瘫痪或肌力减弱时,通过尺侧腕屈肌的运动来代偿腕关节屈的运动。由指深屈肌、指浅屈肌、掌长肌、尺侧腕屈肌代偿,出现伴尺偏的屈腕代偿运动。

(二) 腕关节伸的代偿运动

1. 运动学基础 腕关节伸是人体在手掌置于桌面,前臂旋前位置时,手背向上方抬起的运动。

此运动的原动肌是桡侧腕长伸肌、桡侧腕短伸肌和尺侧腕伸肌,辅助肌是指伸肌、小指伸肌、示指伸肌和拇长伸肌,拮抗肌是桡侧腕屈肌、尺侧腕屈肌。其原动肌桡侧腕长伸肌、桡侧腕短伸肌、尺侧腕伸肌均由桡神经支配。

2. 代偿运动模式 当各种原因(如桡神经损伤)造成腕关节伸肌群瘫痪或肌力减弱时,可通过前臂肌群的指伸肌运动来代偿腕关节伸的运动:前臂肌群的指伸肌使手指指间关节处于伸展状态,以完成腕关节伸的代偿运动。

六、手部代偿运动

(一) 拇指对掌代偿运动

1. 运动学基础 拇指对掌运动是拇指指腹与小指指腹相向接触的运动。

此运动的原动肌是拇指对掌肌、小指对掌肌,辅助肌是拇短展肌。其原动肌拇指对掌肌由桡神经支配,小指对掌肌由尺神经支配。

2. 代偿运动模式 当各种原因造成拇指对掌肌肌力减弱时,可由拇长屈肌和拇短屈肌进行代偿运动,也可由拇短展肌进行代偿。

(1) 拇长屈肌与拇短屈肌代偿运动:两者共同收缩可使拇指横过手掌面、对向小指,但只能使拇指与小指的指尖相接触。

(2) 拇短展肌代偿运动:拇短展肌使拇指向小指方向运动,但这种运动中没有拇指的旋转运动。

(二) 拇指掌侧外展代偿运动

1. 运动学基础 拇指掌侧外展是人体腕关节中立位下,手指伸展开,手掌朝上,拇指垂直于掌面向上抬起的运动。

此运动的原动肌是拇长展肌、拇短展肌,辅助肌是掌长肌和拇长屈肌。其原动肌拇短展肌由正中神经支配,拇长展肌由桡神经支配。

2. 代偿运动模式 当各种原因造成拇长展肌与拇短展肌肌力减弱,可由辅助肌掌长肌和拇长屈肌进行代偿:通过使拇指指间关节及掌指关节屈曲,产生如同拇指掌侧外展的运动。

(三) 拇指掌侧内收代偿运动

1. 运动学基础 拇指掌侧内收是人体拇指从掌侧外展位恢复原位的运动。

此运动的原动肌是拇收肌,辅助肌是第1掌间肌。其原动肌拇收肌由尺神经支配。

2. 代偿运动模式 当各种原因造成拇收肌肌力减弱,可有两种代偿运动。

(1) 由拇长屈肌、拇短屈肌来代偿,使拇指屈曲,横拉过掌面。

(2) 也可由拇长伸肌来代偿,此时出现腕掌关节的伸展。

(四) 拇指掌指关节、指间关节屈曲代偿运动

1. 运动学基础 拇指掌指关节屈曲:在手中立位,拇指指间关节伸展状态下,以拇指掌指关节为轴,顺势拇指弯向尺侧的运动。拇指指间关节屈曲:在手中立位,拇指掌指关节中立位下,以拇指指间关节为轴,顺势弯曲拇指末节的运动。

此运动的原动肌是拇短屈肌、拇长屈肌。两块肌肉均由正中神经支配。

2. 代偿运动模式

（1）若各种原因出现拇短屈肌肌力减弱时,可由拇长屈肌来代偿,使指间关节屈曲。

（2）若各种原因出现拇长屈肌肌力减弱时,当自行伸展开拇指末节后,放松后末节会向屈曲位恢复,但此时并非拇长屈肌的作用。

（五）拇指掌指关节、指间关节伸展代偿运动

1. 运动学基础 拇指掌指关节伸展:在拇指指间关节中立位,拇指掌指关节屈曲位下,将拇指伸平的运动。拇指指间关节伸展:在拇指指间关节处于屈曲位,其余关节处于中立位下,自然伸开拇指指间关节的运动。

此运动的原动肌是拇长伸肌、拇短伸肌,两者均由桡神经支配。

2. 代偿运动模式

（1）当各种原因引起拇短伸肌肌力减弱时,可由拇长伸肌来代偿,使腕掌关节处于内收位,伸展拇指指间关节,产生如同掌指关节伸展的运动。

（2）当各种原因引起拇长伸肌肌力减弱时,可由大鱼际肌群来代偿,主要是拇短展肌、拇短屈肌和拇收肌,通过屈曲腕掌关节而使指间关节伸展,也称伸肌腱固定效果。

（六）掌指关节屈曲的代偿运动

1. 运动学基础 掌指关节屈曲是手处于中立位下,保持手指伸展状态,以掌指关节为轴,示、中、环、小指向掌侧弯曲的运动。

此运动的原动肌是蚓状肌、骨间肌,辅助肌是指浅屈肌、指深屈肌。其原动肌蚓状肌由正中神经和尺神经支配,骨间肌由尺神经支配。

2. 代偿运动模式 当各种原因引起蚓状肌肌力减弱时,可由指浅、深屈肌代偿,在产生掌指关节屈曲的同时还可出现指间关节屈曲。

（七）掌指关节伸展代偿运动

1. 运动学基础 掌指关节伸展是从掌指关节屈曲位开始伸平手指的运动。

此运动的原动肌是指伸肌、小指伸肌和示指伸肌。其原动肌指伸肌由桡神经和尺神经支配,小指伸肌由尺神经支配,示指伸肌由桡神经支配。

2. 代偿运动模式 当各种原因引起伸指肌肌群肌力减弱时,可由腕关节掌屈利用肌腱固定作用（肌腱固定作用是指在腕关节掌屈时伴有指间关节伸展,腕关节背屈时伴有指间关节的屈曲）使伸肌群被牵张,指间关节伸展代偿。

（八）近端、远端指间关节屈曲代偿运动

1. 运动学基础 近端、远端指间关节屈曲是手指处于中立位,掌指关节固定,示、中、环、小指尽可能向手心弯曲的运动。

此运动的原动肌是指浅屈肌和指深屈肌。其原动肌指浅屈肌由正中神经支配,指深屈肌由正中神经和尺神经支配。

2. 代偿运动

（1）当各种原因引起指浅屈肌肌力减弱,出现近端指间关节屈曲障碍时,可由指深屈肌及肌腱固定作用来代偿。

1）指深屈肌代偿运动:在近端指间关节屈曲的同时会出现远端指间关节的屈曲。

2）肌腱固定作用代偿运动:腕关节背屈而加强指屈肌紧张,出现指间关节的被动屈曲,在近端指间关节伸展状态下,肌肉松弛后会出现相应的屈曲。

（2）而当各种原因引起指深屈肌肌力减弱,出现远端指间关节屈曲障碍时,可由肌腱固定作用来代偿:腕关节背屈时会出现远端指间关节屈曲,在远端指间关节伸展状态下,肌肉松弛后会出现相应的屈曲。

七、脑卒中后的上肢代偿运动

脑卒中患者上肢的代偿运动方式会依据病情的发展有所不同。在脑卒中早期,患者上肢处于软瘫模式,整个上肢肌群的收缩力较小,尚不具备通过运动辅助肌的代偿来完成运动,多以体位代偿（如

躯干的旋转和侧弯)和动作代偿(如肩部的抬高、后缩)来完成代偿运动。早期的代偿运动可使瘫痪的肌肉保持一定的张力,有利于患者偏瘫上肢肌力的恢复,也能够在一定程度上避免肢体的萎缩,维持其一定的关节活动度。而在脑卒中中后期,上肢往往处于屈肌痉挛的状态,上肢屈肌张力明显增高,此时患者上肢的代偿运动主要以异常运动模式(联合运动)的代偿和非受累侧肢体的代偿为主。这时持续的代偿运动会导致患者异常的病理运动模式,造成患者上肢运动功能的进一步下降。在这一时期,患者一方面需要利用非受累侧上肢帮助受累侧完成如穿衣、吃饭、洗漱等 ADL 的代偿运动,另一方面也需要避免受累上肢的废用和误用,必要时要强制使用受累侧上肢,尽最大可能通过分离运动诱发的康复训练来纠正异常运动模式代偿。

第二节　下肢代偿运动

一、髋关节代偿运动

(一)髋关节前屈的代偿运动

1. 运动学基础　髋关节前屈是人体在坐位时,膝上抬的运动。

此运动的原动肌是髂腰肌,辅助肌是股直肌、耻骨肌、缝匠肌、大内收肌、长内收肌、短内收肌、阔筋膜张肌,拮抗肌是臀大肌、半腱肌、半膜肌和股二头肌。其原动肌髂腰肌由腰丛神经支配。

2. 代偿运动模式　当各种原因(如腰丛神经损伤)引起髂腰肌肌力减弱或瘫痪时,可由辅助屈髋肌(缝匠肌和阔筋膜张肌)来进行代偿运动。

(1) 缝匠肌代偿运动:髋关节在外展位下出现髋关节外旋和屈曲,并可导致腰椎后弯和脊椎侧弯(图 7-14)。

(2) 阔筋膜张肌代偿运动:髋关节进行内旋、外展的同时可附带出现屈曲代偿动作(图 7-15)。

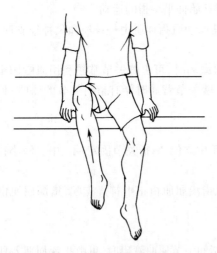

图 7-14　缝匠肌代偿运动

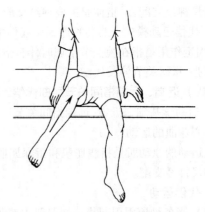

图 7-15　阔筋膜张肌代偿运动

(二)髋关节后伸的代偿运动

1. 运动学基础　髋关节后伸是人体在俯卧位下,下肢伸展状态下向上抬起的运动。

此运动的原动肌是臀大肌、半腱肌、半膜肌和股二头肌(屈膝状态下伸髋的原动肌是臀大肌),拮抗肌是髂腰肌。其原动肌臀大肌由臀下神经支配,半腱肌、半膜肌和股二头肌由坐骨神经支配。

2. 代偿运动模式

(1) 屈髋肌群代偿运动:俯卧位时由屈髋关节肌群代偿抬起骨盆,由腘绳肌抬起下肢,产生如同髋关节伸的代偿运动(图 7-16)。

(2) 腰方肌、背阔肌代偿运动:行走时由腰

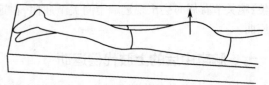

图 7-16　屈髋肌、腘绳肌代偿运动

方肌、背阔肌代偿使躯干后仰,重力线落在髋关节后方,以维持髋关节被动伸;站立中期时膝关节绷直,形成仰胸凸腹的臀大肌步态(图7-17)。

（三）髋关节内收的代偿运动

1. 运动学基础　髋关节内收是人体在仰卧位下,分开的下肢向中央靠拢的运动。

此运动的原动肌是大内收肌、短内收肌、长内收肌、耻骨肌、股薄肌,拮抗肌是臀中肌、臀小肌。其原动肌大内收肌、短内收肌、长内收肌、耻骨肌、股薄肌由闭孔神经支配。

2. 代偿运动模式　当各种原因引起(如闭孔神经和股神经损伤)大内收肌、长(短)内收肌、股薄肌和耻骨肌瘫痪或肌力减弱时,可通过屈髋关节肌及屈膝关节肌的运动来代偿髋关节内收运动。

（1）屈髋肌代偿运动:躯干后仰,骨盆后倾,髋关节内旋,通过屈髋关节、屈膝关节产生如同髋关节内收的运动。

（2）伸髋屈膝肌代偿运动:躯干前倾,骨盆前倾,髋关节外旋,通过伸髋屈膝关节而产生如同髋关节内收的代偿运动。

（四）髋关节外展的代偿运动

1. 运动学基础　髋关节外展是人体在仰卧位下,双下肢并拢,一侧下肢向外分开的运动。

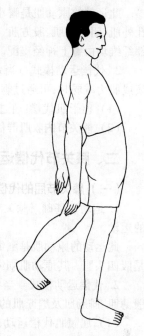

图7-17　臀大肌步态

此运动的原动肌是臀中肌、臀小肌,辅助肌是阔筋膜张肌、臀大肌上部纤维,拮抗肌是大内收肌、短内收肌、长内收肌、耻骨肌、股薄肌。其原动肌臀中肌、臀小肌由臀上神经支配。

2. 代偿运动模式　当各种原因引起(如臀上神经损伤)臀中肌和臀小肌瘫痪或肌力减弱时,可通过躯干侧屈肌、屈髋肌及阔筋膜张肌等的运动来代偿髋关节外展。

（1）躯干侧屈肌代偿运动:躯干侧屈,上提骨盆,产生如同髋关节外展的代偿运动。若双侧臀上神经受损,行走时靠双侧躯干侧屈肌代偿,躯干左右摇摆,形成臀中肌步态或鸭步(图7-18)。

（2）屈髋肌代偿运动:利用髋关节屈肌的斜方向作用,使髋关节外旋的同时外展,躯干和骨盆的后倾可增加屈髋肌作用力臂,增强髋外展的效果。

（3）阔筋膜张肌代偿运动:可起到使髋关节屈曲并外展的作用。

（4）伸髋屈膝肌代偿运动:髋关节极度内旋,利用伸髋屈膝肌群斜方向作用使髋关节后伸,产生如同髋关节外展的代偿运动。

（五）髋关节外旋代偿运动

1. 运动学基础　髋关节外旋是人体在自然坐位下大腿转向外侧的运动。

此运动的原动肌是闭孔外肌、闭孔内肌、股方肌、梨状肌、上孖肌、下孖肌、臀大肌,辅助肌是缝匠肌、股二头肌,拮抗肌是臀小肌、阔筋膜张肌、臀中肌前部纤维。其原动肌臀大肌由臀上神经支配,其余均由骶丛神经分支支配,闭孔外肌还受闭孔神经支配。

2. 代偿运动模式　当各种原因引起(如骶丛神经损伤)闭孔内、外肌、股方肌和梨状肌瘫痪或肌力减弱时,可通过躯干肌、髋关节外展肌的运动来代偿髋关节外旋运动。

（1）躯干肌代偿运动:通过上提对侧骨盆,侧屈同侧躯干,产生如同髋关节外旋的代偿运动。

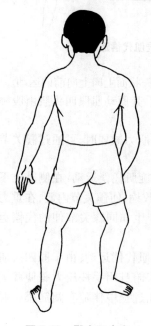

图7-18　臀中肌步态

（2）髋关节外展肌代偿运动:坐位下固定足跟部,通过髋关节外展,产生如同髋关节外旋的代偿运动。

（六）髋关节内旋代偿运动

1. 运动学基础　髋关节内旋是人体在自然坐位下大腿转向内侧的运动。

此运动的原动肌是臀小肌、阔筋膜张肌、臀中肌前部纤维,辅助肌是半腱肌、半膜肌,拮抗肌是闭孔外肌、闭孔内肌、股方肌、梨状肌、上孖肌、下孖肌、臀大肌。其原动肌臀小肌、阔筋膜张肌、臀中肌前部纤维均由臀上神经支配。

2. 代偿运动模式 当各种原因引起(如臀上神经损伤)臀小肌、阔筋膜张肌和臀中肌前部纤维瘫痪或肌力减弱时,可通过躯干肌和髋内收肌群的运动来代偿髋关节内旋运动。

(1) 躯干肌代偿:通过提起同侧骨盆,侧屈上提对侧躯干,完成髋关节内旋的代偿运动。

(2) 髋关节内收肌群代偿:坐位下固定足跟部,通过髋关节内收产生如同髋关节内旋的代偿运动。

二、膝关节代偿运动

(一)膝关节屈的代偿运动

1. 运动学基础 膝关节屈是人体下肢处于中立位下,下肢以膝关节为轴,使小腿向大腿后侧靠近的运动。

此运动的原动肌是腘绳肌(股二头肌的长短头、半腱肌、半膜肌),辅助肌是腘肌和腓肠肌,拮抗肌是股四头肌。其原动肌腘绳肌由坐骨神经支配。

2. 代偿运动模式 当各种原因引起(如坐骨神经损伤)腘绳肌瘫痪或肌力减弱时,可通过屈髋肌、股薄肌、腓肠肌及缝匠肌的运动来代偿膝关节屈的运动。

(1) 屈髋肌代偿运动:通过屈髋肌使大腿上抬,利用小腿重力作用或腘绳肌紧张牵张作用完成膝关节屈的代偿运动。

(2) 股薄肌代偿运动:通过使髋关节内收,以髌骨为支点产生如同膝关节屈的代偿运动。

(3) 腓肠肌代偿运动:以髌骨为支点产生小腿向大腿靠拢的屈膝关节代偿运动,并伴有较强的踝关节跖屈动作,但此代偿作用较弱。

(4) 缝匠肌代偿运动:俯卧位下通过缝匠肌使髋关节屈、外旋,并同时产生屈膝的代偿运动,在外旋位下不需抗重力就能较容易完成屈膝动作(图7-19)。

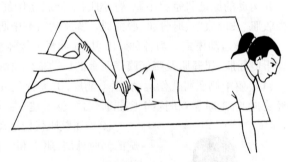

图7-19 缝匠肌代偿运动

(二)膝关节伸的代偿运动

1. 运动学基础 膝关节伸是人体在自然坐位下,小腿以膝关节为轴,在矢状面上向上向前的运动。

此运动的原动肌是股四头肌,辅助肌是阔筋膜张肌,拮抗肌是腘绳肌。其原动肌股四头肌由股神经支配。

2. 代偿运动模式 当各种原因引起(如股神经损伤)股四头肌瘫痪或肌力减弱时,可通过髋关节内旋肌、阔筋膜张肌的运动来代偿膝关节伸的运动。

(1) 髋关节内旋肌代偿运动:在侧卧位下通过髋关节内旋肌收缩,使髋关节内旋,在重力作用下小腿下坠,产生如同膝关节伸的代偿运动(图7-20)。

(2) 阔筋膜张肌代偿运动:由于股四头肌肌力减弱,行走时需俯身用手按压大腿使膝关节被动伸,在完成此过程中伴随有阔筋膜张肌

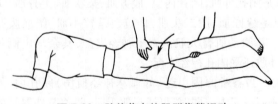

图7-20 髋关节内旋肌群代偿运动

的收缩来代偿膝关节伸的功能,形成股四头肌步态(图7-21)。

三、踝关节代偿运动

(一)踝关节跖屈代偿运动

1. 运动学基础 踝关节跖屈是踝关节中立位下,沿踝关节向正下方屈脚背的运动。

此运动的原动肌是腓肠肌、比目鱼肌,辅助肌是腓骨长肌、腓骨短肌、胫后肌、趾长屈肌、踇长屈

肌,拮抗肌是胫前肌。其原动肌腓肠肌、比目鱼肌由胫神经支配。

2. 代偿运动模式 当各种原因引起(如胫神经损伤)比目鱼肌和腓肠肌瘫痪或肌力减弱时,可通过腓骨长肌、腓骨短肌、腰方肌、胫后肌、跨长屈肌和趾长屈肌的运动来代偿踝关节跖屈运动。

(1) 腓骨长肌和腓骨短肌代偿运动:产生踝关节跖屈代偿运动的同时伴有足外翻,形成类似踝关节跖屈样的运动。

(2) 腰方肌代偿运动:站立位时由同侧腰方肌上提骨盆,髋关节外展,使足跟上抬,产生如同踝关节跖屈的代偿运动(图7-22)。

(3) 胫后肌代偿运动:产生踝关节跖屈代偿运动的同时伴有足内翻。

(4) 跨长屈肌和趾长屈肌代偿运动:通过使足趾关节屈,产生如踝关节跖屈的代偿运动,此时会伴有足前部的跖屈,但足跟的运动不充分。

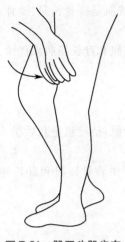

图 7-21　股四头肌步态

(5) 胫后肌、腓骨长肌和腓骨短肌代偿运动:由胫后肌、腓骨长肌和腓骨短肌一起代偿踝关节跖屈运动时,仅产生足前部的跖屈,看起来如同踝关节跖屈运动一样;此时脚前部的跖屈较仅由跨长屈肌、趾长屈肌代偿时的足前部的跖屈范围大。

(二)踝关节背伸代偿运动

1. 运动学基础 踝关节背伸是人体在坐位下踝关节处于中立位,以踝关节为轴,足向前上方向头侧抬起的运动。

此运动的原动肌是胫前肌,辅助肌是跨长伸肌、趾长伸肌及第三腓骨肌,拮抗肌是腓肠肌、比目鱼肌。原动肌胫前肌由腓深神经支配。

2. 代偿运动模式 当各种原因(如腓深神经损伤)造成胫前肌瘫痪或肌力减弱时,可通过踝背伸辅助肌跨长伸肌和趾长伸肌的运动来代偿踝关节背伸运动。通过使足趾关节伸,产生如踝关节背伸的代偿运动。但此时由于踝关节实际不能背伸,在下肢抬起时由于重力作用使足下垂,步行时往往出现过度屈髋、屈膝来代偿,如同跨越门槛,形成"足下垂步态"或"跨阈步态"(图7-23)。

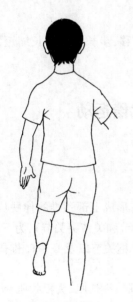

图 7-22　腰方肌的代偿运动

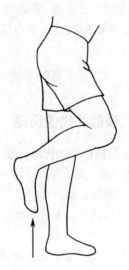

图 7-23　足下垂步态

四、足部代偿运动

(一)足内翻代偿运动

1. 运动学基础 足内翻是足在中立位下,向内上方翻转、抬起的运动。

此运动的原动肌是胫后肌,辅助肌是蹬长屈肌、腓肠肌、趾长屈肌,拮抗肌是腓骨长肌、腓骨短肌。原动肌胫后肌由胫神经支配。

2. 代偿运动模式 当各种原因引起胫后肌无力时,可由辅助肌蹬长屈肌和趾长屈肌来代偿,此时在足内翻的同时出现足趾的屈曲。

（二）足外翻代偿运动

1. 运动学基础 足外翻是足在中立位下,向外上方翻转、抬起的运动。

此运动的原动肌是腓骨长肌、腓骨短肌,辅助肌是趾长伸肌、第三腓骨肌,拮抗肌是胫后肌。原动肌腓骨长肌、腓骨短肌均由腓浅神经支配。

2. 代偿运动模式 当各种原因引起腓骨长肌肌力减弱或瘫痪时,可由腓骨短肌和趾长伸肌来代偿。

（1）趾长伸肌代偿运动:使足外翻的同时出现足背伸。

（2）腓骨短肌代偿运动:使足外翻的同时出现足跖屈。

五、中枢运动神经系统损伤的下肢代偿运动

（一）脑卒中后的下肢代偿运动

由于脑卒中患者下肢处于伸肌痉挛状态,步行时尽量抬高患侧骨盆,患肢外展,经外侧划一半弧再向前摆动,以避免下垂足拖地,采用划圈步态代偿。

（二）脊髓后索损害的下肢代偿运动

由于脊髓后索损害患者深感觉传导障碍,步行时两脚间距增宽,一脚高抬,骤然垂落,且双目向下注视,以防身体倾斜,采用共济失调步态代偿。

（三）小脑损害的下肢代偿运动

由于小脑损害患者协调、平衡能力障碍,行走时两上肢外展,躯干重心不稳,身体摇晃不定,步态紊乱,采用共济失调步态(醉酒步态)代偿。

（四）脑性瘫痪的下肢代偿运动

由于脑性瘫痪患者双下肢肌张力增高,尤以伸肌和内收肌肌张力增高明显,行走时下肢内收过度,两腿交叉,身体重心前移,以足前部着地,采用剪刀步态代偿。

（五）帕金森病的下肢代偿运动

由于帕金森病患者协调、平衡能力障碍,行走时身体重心前移,步长和跨步长缩短,小步极速趋行,一旦步行启动又难以止步,采用慌张步态代偿。

第三节 头、颈、躯干的代偿运动

一、头、颈部的代偿运动

（一）头、颈部伸展的代偿运动

1. 运动学基础 头部伸展运动产生于寰枕关节和寰枢关节,形成上部颈椎的伸展从点头位置仰起的运动。颈部伸展运动产生于 $C_2 \sim T_1$ 椎体间关节(包括椎间关节和关节突关节),为下颌不上抬,仅颈部向后方运动的动作。头颈部联合伸展运动时,在寰枕关节、寰枢关节以及 $C_2 \sim T_1$ 椎体间关节均出现伸展运动。

头部伸展的原动肌是枕大直肌、枕小直肌、头上斜肌、头下斜肌、头长肌、头板状肌、头半棘肌。颈部伸展的原动肌是颈最长肌、颈半棘肌、颈髂肋肌、颈板状肌。拮抗肌是头颈屈肌群,固定肌是颈及躯干伸肌。所有原动肌均由颈丛神经支配。

2. 代偿运动模式 当各种原因引起颈伸肌群肌力减弱时,可由胸锁乳突肌来进行代偿运动。胸锁乳突肌代偿时,需使胸锁乳突肌的肌拉力线处于后伸运动支点的后方,此时可加强头颈部伸展运动(图 7-24)。

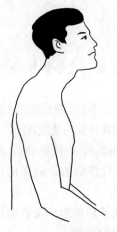

图 7-24　伸颈代偿运动

（二）头部屈曲的代偿运动

1. 运动学基础　点头动作即是头部屈曲运动。

此运动的原动肌是额直肌、外侧头直肌、头长肌，拮抗肌是头部伸展肌群。其原动肌额直肌、外侧头直肌、头长肌由颈丛神经支配。

2. 代偿运动模式　当各种原因引起（如颈丛神经损伤）额直肌、外侧头直肌和头长肌瘫痪或肌力减弱时，可通过舌骨肌的运动来代偿头部屈的运动。通过舌骨肌使口张开，下颌接近胸部，来完成头部屈曲的代偿运动。

（三）颈部屈曲的代偿运动

1. 运动学基础　颈部屈曲运动产生于 $C_2 \sim T_1$ 椎体间关节，没有点头样运动，仅是下部颈椎前屈。

此运动的原动肌是前斜角肌、中斜角肌、后斜角肌、胸锁乳突肌，辅助肌是颈长肌、舌骨下肌群，拮抗肌是颈伸肌群。其原动肌由副神经（胸锁乳突肌）和颈丛神经支配。

2. 代偿运动模式　当各种原因引起（如副神经和颈丛神经损伤）胸锁乳突肌、前斜角肌、中斜角肌和后斜角肌瘫痪或肌力减弱时，可通过颈阔肌的运动来代偿颈部屈的运动。通过使口角下拉，颈部产生皱褶，产生类似屈颈的代偿运动。

（四）头颈部联合屈曲的代偿运动

1. 运动学基础　头颈部联合屈曲运动产生于寰枕关节、寰枢关节、$C_2 \sim T_1$ 椎体间关节。

此运动的原动肌是头部屈曲的原动肌加上颈部屈曲的原动肌，拮抗肌是头颈部联合伸展肌群。其原动肌由副神经和颈丛神经支配。

2. 代偿运动模式　当各种原因引起（如副神经和颈丛神经损伤）头部和颈部屈曲的主动肌瘫痪或肌力减弱时，可通过头颈伸的运动来代偿头颈部联合屈曲运动。头部向前方突出，头颈伸，上部胸椎屈，产生如同头颈部前屈的代偿运动。

（五）颈部旋转的代偿运动

1. 运动学基础　颈部旋转运动产生于水平面上的寰枢关节及 $C_2 \sim T_1$ 椎体间关节旋转。

此运动的原动肌是枕大直肌、头下斜肌、头最长肌、头板状肌、头半棘肌、颈半棘肌、颈板状肌、头长肌、颈长肌、前斜角肌、胸锁乳突肌、后斜角肌，辅助肌是颈髂肋肌。其原动肌由副神经（胸锁乳突肌）和颈丛神经支配。

2. 代偿运动模式　当各种原因引起颈部旋转运动障碍时，可由躯干的旋转代偿颈部的旋转功能。

（六）颈部侧屈的代偿运动

1. 运动学基础　颈部侧屈运动是人体头颈部中立位下，保持头部不旋转的情况下使耳朵向同侧肩部靠近的运动。

此运动的原动肌是同侧胸锁乳突肌、颈长肌、外侧头直肌、前斜角肌、中斜角肌、后斜角肌、头上斜肌，辅助肌是肩胛提肌，拮抗肌是对侧颈部侧屈肌群。其原动肌由副神经（胸锁乳突肌）和颈丛神经支配。

2. 代偿运动模式　当各种原因引起（如副神经、颈丛神经和枕下神经损伤）颈部侧屈肌群瘫痪或肌力减弱时，可通过躯干侧屈及上颈椎向对侧旋转的运动来代偿颈部侧屈运动。

（1）躯干侧屈代偿运动：通过躯干侧屈及上提同侧肩胛骨来代偿，产生如同头接近肩关节的颈部侧屈代偿运动（图 7-25）。

（2）上颈椎旋转代偿运动：通过上颈椎向对侧旋转，完成伴旋转的颈部侧屈代偿运动。

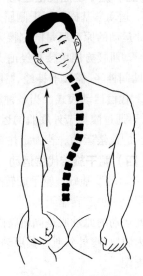

图 7-25　躯干侧屈及上提肩胛骨代偿运动

二、躯干代偿运动

（一）躯干伸展代偿运动

1. 运动学基础 躯干伸展是人体在俯卧位下躯干向后上挺起的运动。这是胸椎及腰椎的运动。

此运动的原动肌是胸髂肋肌、腰髂肋肌、胸最长肌、胸棘肌、胸半棘肌、多裂肌、胸旋转肌、腰旋转肌,辅助肌是伸髋关节肌,拮抗肌是躯干屈曲肌群。其原动肌由相应节段的脊神经后支支配。

2. 代偿运动模式 当各种原因引起(如相应节段的脊神经后支损伤)胸髂肋肌、腰髂肋肌、胸最长肌、多裂肌、胸棘肌和胸半棘肌瘫痪或肌力减弱时,可通过伸髋关节肌及脊柱伸肌的运动来代偿躯干伸展的运动。

（1）伸髋肌代偿运动:当躯干伸肌肌力减弱时,在俯卧位下通过伸髋关节肌的远固定收缩代偿使上半身抬起,腰椎前屈弧度会减小(图7-26)。若固定住骨盆,则无法完成代偿运动。

（2）脊柱伸肌代偿运动:当伸髋肌肌力减弱时,可通过脊柱伸肌使腰背部过度伸展,腰椎前屈弧度增加,产生躯干伸展的代偿运动(图7-27)。

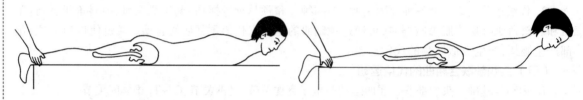

图 7-26 伸髋肌代偿运动 　　　　　　　图 7-27 脊柱伸肌代偿运动

（二）躯干屈曲代偿运动

1. 运动学基础 躯干屈曲运动产生于胸椎及腰椎,是仰卧位下躯干向上抬起、肩胛骨离开床面的运动。

此运动的原动肌是腹直肌,辅助肌是腹内斜肌、腹外斜肌、髂腰肌,拮抗肌是躯干伸肌。其原动肌腹直肌由第5~12对肋间神经、髂腹下神经、髂腹股沟神经支配。

2. 代偿运动模式 当各种原因引起(如髂腹下神经损伤)腹直肌瘫痪或肌力减弱时,通过髋关节屈肌的远固定运动来代偿躯干屈的运动。通过髋关节屈肌使腰椎前屈弧度增加,产生类似躯干屈曲的代偿运动。

（三）躯干侧屈代偿运动

1. 运动学基础 躯干侧屈是人体在侧卧位下躯干向上方抬起的运动。

此运动的原动肌是同侧腰方肌、腹内斜肌、腹外斜肌、腹直肌、背阔肌,拮抗肌是对侧躯干侧屈肌群。原动肌腰方肌由腰神经前支支配,背阔肌由胸背神经支配,腹内斜肌、腹外斜肌、腹直肌由第5~12对肋间神经、髂腹下神经、髂腹股沟神经支配。

2. 代偿运动模式 当各种原因引起(如腰丛神经和胸背神经损伤)躯干侧屈肌群瘫痪或肌力减弱时,可通过髋关节外展肌的运动来代偿躯干侧屈运动。通过髋关节外展肌的远固定作用来完成躯干侧屈的代偿运动。若固定住骨盆和下肢,则上半身无法完成侧屈运动。

（四）躯干旋转代偿运动

1. 运动学基础 躯干旋转是躯干转动的运动。正常状态下,由于脊柱共轭运动存在,会出现一边屈曲躯干一边旋转躯干。

此运动的原动肌是同侧腹内斜肌、腹外斜肌,辅助肌是背阔肌、腹直肌、背部深肌群,拮抗肌是对侧腹内斜肌、腹外斜肌。其原动肌腹内斜肌、腹外斜肌由第5~12对肋间神经、髂腹下神经、髂腹股沟神经支配。

2. 代偿运动模式 当各种原因引起(如腰丛神经损伤)腹内斜肌、腹外斜肌瘫痪或肌力减弱时,通过胸大肌、前锯肌的运动来代偿躯干旋转运动:仰卧位下对侧胸大肌、前锯肌收缩代偿躯干旋转时,会出现肩胛骨前伸、肩关节内收而表现有限的旋转运动。若腹外斜肌肌力减弱,会出现胸廓膨起。

（五）骨盆上提的代偿运动

1. 运动学基础　骨盆上提是在腰椎及髋关节处于伸展位下骨盆向上提起、骨盆靠近肋骨的运动。

此运动的原动肌是腰方肌,辅助肌是腹内斜肌、腹外斜肌、背阔肌、腰髂肋肌。原动肌腰方肌由腰神经前支支配。

2. 代偿运动模式　当各种原因引起(如腰丛神经损伤)腰方肌瘫痪或肌力减弱时,通过腹肌及脊柱伸肌的运动来代偿骨盆上升。

（1）腹肌代偿:通过使躯干向对侧屈曲来完成骨盆上提的代偿运动。

（2）脊柱伸肌代偿:通过使躯干向侧方伸展来完成骨盆上提的代偿运动。

病例分析

患者,男性,58 岁,搬重物后出现腰痛伴右下肢疼痛 3d,咳嗽、喷嚏时加重,卧床后缓解。查体:$L_3 \sim L_5$ 棘突及其右侧压痛,右侧直腿抬高试验阳性(40°),右小腿外侧痛觉减退,双侧膝腱反射和跟腱反射正常对称,弯腰活动明显受限。腰椎 CT:$L_4 \sim L_5$ 椎间盘突出。诊断:腰椎间盘突出症($L_4 \sim L_5$ 椎间盘)。

请问:

1. 该病的临床诊断依据是什么?

2. 该患者会出现哪些代偿运动?

病例分析题解析:

临床诊断依据为腰椎间盘突出症好发年龄及性别;有确切发病诱因,即搬重物时发作;典型的坐骨神经受压迫症状:腰痛伴右下肢疼痛,且有腹压增加(咳嗽、喷嚏)时疼痛加重,卧床后缓解;明显的体征:右侧直腿抬高试验阳性(40°),右小腿外侧痛觉减退;影像学依据:腰椎 CT 可见有 $L_4 \sim L_5$ 椎间盘突出,与体征相符。

本病会引起患者腰椎失稳及腰肌肌力减弱。当患者俯卧位无法抬起上半身时,可通过伸髋肌来代偿;若伸髋肌肌力较弱,脊柱伸肌肌力较强时,可通过脊柱伸肌来代偿。

本章小结

运动代偿有利有弊,在康复初期可适当指导患者通过运动代偿完成相应的肢体功能,以满足生活自理的需要;但如果运动代偿过度,会导致异常运动模式,造成姿势不良及运动不协调,从而影响靶肌群的正常功能恢复。通过本章内容的学习,学生应全面熟悉不同主动肌瘫痪或肌力下降而出现的与之相应的运动代偿模式,以便在临床康复治疗中能根据患者运动代偿的特点,准确判断其出现功能障碍的肌群,为康复评定提供有价值的信息,使康复治疗更有针对性,从而更好地提高康复治疗的效果。

（任　凯）

扫一扫,测一测

思考题

1. 肩胛上神经损伤后机体会出现怎样的运动障碍? 为了完成其运动,机体将如何进行运动代偿?

2. 病例分析 患者,女性,41 岁,因情绪激动突然倒地不省人事、大小便失禁 2h 入院。经住院治疗 1 个月后,患者神志清楚,语言清晰,右侧鼻唇沟变浅,口角歪向左侧,右侧肢体功能 Brunnstrom 分期:右手Ⅱ期、右上肢Ⅲ期、右下肢Ⅲ期,腱反射亢进,病理反射阳性。此患者的上肢和下肢运动代偿方式是什么?

思路解析

实验指导

实验一　平衡能力测试

【实验目的】

1. 掌握静态平衡和动态平衡的测试方法,学习平衡测试仪的正确使用方法;平衡测试的程序,明确平衡测试的注意事项。

2. 分析影响人体平衡能力的因素,对测试结果做出评价。

【实验原理】　根据平衡的稳定程度,可将人体的平衡分为稳定平衡、有限稳定平衡、不稳定平衡和随遇平衡四种。神经系统锥体系和锥体外系、肌力、本体感觉传导通路等决定人体静态平衡和动态平衡能力以及保持平衡的能力——稳定性。支撑面的大小和重心高低是人体平衡稳定性的影响因素。

人体平衡功能测试仪在测试平台下面安装了压力传感器,当测试者站在测试平台上时,压力传感器会输出相应电压信号,经过电压信号调整电路并将数据放大采集后传给目标板,目标板根据力矩平衡原理对数据进行实时处理,并获得人体重心在平面上的投影坐标,绘制出重心移动轨迹。

【实验对象】　人。

【实验器材】　平衡仪、秒表、有色胶带、米尺、角度测量仪。

【实验内容与步骤】

1. 测试环境　实验室内温度、湿度适宜,通风良好,无干扰,环境安全。

2. 检查仪器　是否能正常运行,向受试者传授测试的详细过程和运动时的注意事项,讲清测试结束后的整理工作。安排好保护人员、记录人员、仪器操作人员等。

3. 测试基础健康状况　如心率、呼吸、血压、心理等,对受试者进行平衡功能测试过程中涉及的关节活动范围、肌力、柔韧性等进行评定。记录受试者基本信息。

4. 静态平衡测试　分别对双腿进行单腿支撑站立计时。测试者给出"开始"的口令,受试者单腿站立,双手自然放松垂于体侧。提膝上抬左腿或右腿,尽量将髋关节屈曲90°,小腿放松下垂,以支撑脚移动或抬起的脚落地为动作的结束。测试者记录站立时间。

5. 动态平衡测试　用平衡仪测试时,受试者做好准备动作后开始测试。按下仪器显示屏开始按钮,受试者单腿站立,目光平视仪器显示屏,使重心移动的轨迹尽量保持在中心。左、右腿各进行3次,每次持续测试2min。测试结束后,正确操作仪器调出测试结果并做好记录。用直线行走测试时,测试者给出"开始"的口令,受试者站在直线的一端向另一端双脚交替行走,双脚均需踩在直线上方为有效。记录行走5m所需的时间及双脚分别偏离直线的次数,如中途完全离开直线前进,记录偏离角度。

【实验结果与分析】

1. 静态平衡评价(实验表1-1)。

实验表 1-1　静态平衡评价

分级	动作
1	单腿几乎不能站立
2	单腿基本平衡站立,但身体严重晃动并需要上肢伸展保持平衡
3	单腿基本保持平衡站立,身体晃动较少,偶尔需要上肢辅助平衡
4	单腿能够完全平衡站立,但维持时间较短
5	单腿能够完全平衡站立,维持时间较长

2. 动态平衡评价(直线行走)(实验表 1-2)。

实验表 1-2 动态平衡评价

分级	动 作
1	不能安全独立行走
2	能安全独立行走,但身体严重晃动,踩偏现象严重,方向严重偏离直线
3	能安全独立行走,身体稍有晃动,无方向偏离,偶有踩偏现象
4	能安全独立行走,身体无晃动,无方向偏离,偶有踩偏现象
5	能安全独立行走,身体无晃动,无方向偏离,无踩偏现象

【思考题】

1. 为什么单腿站立维持的时间比双腿站立维持的时间短?

2. 当身体晃动时,伸展上肢起什么作用?

(孟宪国)

实验二 肌力检测

【实验目的】

1. 测量上肢和下肢的肌力。

2. 理解肌初长度对力量的影响;肌疲劳对力量输出的影响。

3. 比较拮抗肌组之间的力量。

【实验原理】

1. 肌力是肌收缩时所表现出来的能力,以肌最大兴奋时所能负荷的重量来表示。肌力体现肌主动收缩或对抗阻力的能力,反映肌最大收缩水平。

2. 肌在最适初长度时能产生最大张力的原因是,粗细肌丝处于最理想的重叠状态,即此时起作用的横桥数目达到最大。肌的初长度超过或明显小于最适初长度时肌产生的张力(主动张力)减小。一般认为,骨骼肌的最适初长度要稍长于自然长度,预先增加肌的初长度可增大肌收缩的力量。

【实验对象】 人。

【实验器材】 手持式电子肌力测定仪、量角器、秒表、绑式沙袋(2kg)、检查床、稿纸。

【实验方法与步骤】 本次实验学生应穿着易暴露上肢和下肢的合适的衣服。实验分组以 4~6 人(男女搭配)为一小组,轮流作为测试者和受测者。

1. 肌疲劳的影响

(1) 两腿分开站立暴露左肩关节,从肩后方用量角器测量盂肱关节的角度。

(2) 左手腕处加载一个 2kg 沙袋并保持左肩外展 90°的姿势。

(3) 通过观察背后量角器的读数和秒表来记录手臂在水平面上保持的时间。

(4) 要求在受试对象的肩外展角度下降至 80°时停止。

(5) 休息 2min 后让受试者重复此测试。

2. 肌长度对力量输出的影响

(1) 受测者坐于检查床上,膝关节在床的边缘使双下肢悬空无支撑,在右侧髋关节外侧放置量角器,使右髋关节及右膝关节保持 90°屈曲,记为初始体位。在踝关节上方缚绑带紧贴小腿,并用手持式电子肌力测定仪测力。端钩于跟腱处的绑带上,然后嘱受测者用最大力量缓慢伸膝,在伸膝 45°时维持,保持测力仪纵轴垂直于胫骨,观察测力仪的测试结果并记录。

(2) 受测者仰卧位,膝关节在床的边缘使双下肢悬空无支撑,腘窝靠近床沿,在右侧髋关节外侧放置一个量角器,使髋关节保持在 0°屈曲,手持测力仪放置于胫骨前方接近内外踝连线处,令被测者伸膝。

(3) 受测者仰卧位,用楔形垫调整髋关节屈曲角度。在髋关节屈曲每增加 15°后,用手持测力仪分别测量等长屈膝和伸膝的肌力。

3. 拮抗肌组的肌力比

(1) 受试者采取屈髋屈膝 90°的坐位。

(2) 在此体位下测量屈膝和伸膝等长收缩的肌力。

(3) 重复测量同组的其他几位同学。

【实验结果与分析】 （实验表 2-1~实验表 2-3）

活动 1：

实验表 2-1　活动 1 实验结果与分析

实训次数	肩外展保持的时间/s	
	男	女
第 1 次		
第 2 次		

活动 2：

实验表 2-2　活动 2 实验结果与分析

髋屈曲角度	屈膝肌力/kg		伸膝肌力/kg	
	男	女	男	女
0°				
15°				
30°				
45°				
60°				
75°				
90°				

注：生理学实验中，常规以实验对象的质量为单位代替作用力单位。

活动 3：

实验表 2-3　活动 3 实验结果与分析

受试者	屈膝肌力/kg		伸膝肌力/kg	
	男	女	男	女
1				
2				
3				
4				

注：生理学实验中，常规以实验对象的质量为单位代替作用力单位。

【思考题】

1. 从活动 1 中，你学习到什么？

2. 在活动 2 中，髋关节处于不同位置时屈膝肌与伸膝肌力是否改变？为什么？

3. 在活动 3 中，伸膝肌和屈膝肌所产生的肌力比是多少？

4. 肌力比的临床意义是什么？

（马　萍）

实验三　骨骼肌运动的力学分析

【实验目的】　观察前、后负荷对骨骼肌运动力学特征的影响,了解负荷与肌收缩效果的关系。

【实验原理】　骨骼肌收缩做功的力学特征表现为肌收缩时的长度、张力与速度变化,影响骨骼肌收缩做功的重要因素是收缩前与收缩开始后所承受负荷的大小。

1. 增加前负荷,肌初长度与张力增加,当肌的初长度增加到某一长度时,使产生的肌张力达到最大,如果此时再继续增加肌的初长度,肌张力则减小,由此得到骨骼肌的长度-张力关系曲线。使骨骼肌张力达到最大时的初长度称为最适初长度,其负荷称最适前负荷。肌在最适初长度时能产生最大张力,原因是粗细肌丝处于最理想的重叠状态,使可结合于肌原纤维蛋白上的横桥数目达到最大。

2. 增加后负荷,肌收缩产生的张力逐渐增大,但肌收缩的速度和缩短的长度逐渐减小。当负荷增加到超过某一数值时,肌已不能再缩短,出现等长收缩。此时肌缩短的速度等于零,但肌所产生的张力达到最大。由于肌缩短的距离为零,故从理论上说,肌是没有做功的。反之,当逐渐减小肌的后负荷时,肌收缩的速度和缩短的长度逐渐增大,但张力则逐渐减小。当负荷减小到零时,肌缩短的速度达到最大。肌在后负荷作用下表现的张力与速度的关系可见骨骼肌的张力-速度关系曲线。骨骼肌在中等负荷下进行缩短时可得到最大功。

【实验对象】　蟾蜍。

【实验器材】　生物信息记录系统、万能支架、张力换能器、刺激电极、蛙解剖器具一套和任氏液。

【实训方法与步骤】

（一）制备腓肠肌标本

1. 破坏蟾蜍脑和脊髓。

2. 去除头部、躯干上部和内脏。

3. 剥去保留部分的皮肤,平分两大腿。

4. 结扎腓肠肌,在小腿后面用玻璃分针将腓肠肌两端肌腱分离并用线结扎后,游离腓肠肌。

（二）固定腓肠肌标本

腓肠肌标本的一端结扎线与换能器连接,另一端结扎线与前负荷调节棒连接（实验图 3-1）。

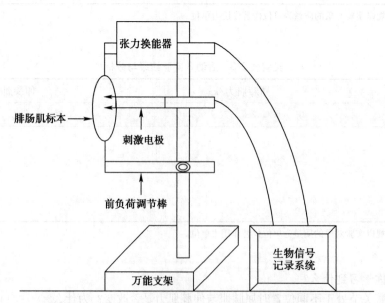

实验图 3-1　前负荷与肌初长度对肌收缩的影响实验装置示意图

（三）仪器装置

1. 将刺激电极与生物信息记录仪输出端连接,针形刺激电极刺入腓肠肌内。

2. 调节刺激强度（波宽 0.5ms,强度 0.1~1V）,手动触发单个方波刺激,使腓肠肌产生最大张力。刺激参数确定后这组实验不再改动。

（四）观察骨骼肌前后负荷对肌收缩张力的影响

1. 观察前负荷与肌初长度对肌收缩的影响

（1）固定前负荷：调节腓肠肌牵引线长度松紧，保持合适。记录被动张力曲线后，在此基础上给予刺激，记录得到肌收缩曲线，即为被动张力基础上的主动张力曲线。

（2）改变前负荷：通过改变前负荷调节棒，调节结扎线长度松紧，观察与记录不同前负荷（5g、10g、15g、20g等）时的主动张力变化曲线。

2. 观察后负荷对肌收缩的影响

（1）固定前负荷：将腓肠肌标本一端结扎线与换能器连接，另一端结扎线悬吊砝码盘（10g），调节砝码架螺丝，正好托起砝码架，确保不改变前负荷（实验图3-2）。

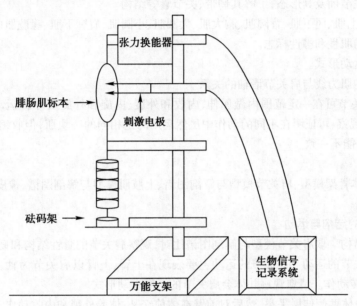

实验图 3-2　后负荷对肌收缩的影响实验装置示意图

（2）改变后负荷：依次递增砝码重量，重复上述刺激方法，观察与记录不同后负荷对肌收缩的影响曲线。

【实验结果与分析】

1. 绘制长度-张力关系曲线　将曲线时间轴压缩，得到阶梯样曲线。以张力为纵坐标，长度以被动张力表示为横坐标，描绘长度-张力关系曲线，分析找出最适前负荷（实验表3-1）。

实验表 3-1　长度-张力关系曲线

被动张力/g	5	10	15	20	25	30	35	40	45	50
张力/g										

注：表中记录不同前负荷（5g、10g、15g、20g 等）时的主动张力，以实验对象的质量为单位代替作用力单位。

2. 绘制张力-速度关系曲线　以后负荷为横坐标，以曲线上升斜率所换算的速度为纵坐标，绘制张力-速度关系曲线，分析找出最适宜后负荷（实验表3-2）。

实验表 3-2　张力-速度关系曲线

后负荷重量/g	5	10	15	20	25	30	35	40	45	50
肌缩短速度/($m \cdot s^{-1}$)										

【实验注意事项】

1. 制备坐骨神经腓肠肌标本时，结扎线要扎紧，防止负荷重时脱落。

2. 采用单个最大刺激后，不要改变刺激参数。

3. 每次刺激后让腓肠肌休息 2min。

4. 经常用任氏液湿润标本。

【思考题】

1. 为什么在一定范围内增加骨骼肌的初长度,肌收缩力会增加?

2. 为什么后负荷增至一定程度时,肌收缩力不再增加或下降?

(马　萍)

实验四　肩关节运动

【实验目的】

1. 掌握肩关节的关节面及其形态,了解其韧带、关节囊等结构。

2. 掌握三角肌、冈上肌、冈下肌、背阔肌、胸大肌、大圆肌、小圆肌、肩胛下肌、喙肱肌的位置、形态及起止点。

3. 掌握上述诸肌的肌性和腱性标志。

4. 掌握肩关节的运动形式。

5. 掌握上述诸肌的肌力线与肩关节诸轴的关系。

【实验原理】　肩关节可在一定范围内做屈伸、内收和外展、内旋和外旋及环转运动。在开链或闭链运动中,通过对肌的触诊和观察,可证明在不同的动作中虽然运用的是相同的一块肌,但收缩类型却可能不同,这些收缩可能与肌的解剖功能不一致。

【实验对象】　人。

【实验器材】　人体骨架模型、肩关节模型与解剖图谱、上肢肌模型与解剖图谱、橡皮筋。

【实验方法与步骤】

(一)观察肩关节的结构与运动

1. 观察肩关节的结构　取肩关节模型与解剖图谱比对,观察肩关节的骨性结构和韧带组织。

2. 观察和体验肩关节的运动　肩关节的运动主要表现在上臂,上臂以肩关节为轴,可以产生屈伸、内收和外展、内旋和外旋及环转动作。请您观察并体会肩关节的不同运动形式。

(1) 双侧上肢向身体两侧伸展平举,然后双前臂在体前交叉,体验外展和内收动作。

(2) 模拟低头快跑用力快速摆臂动作,体验屈伸动作。

(3) 手臂伸直作手心左右翻转动作,体验内旋外旋动作。

(二)观察肩周肌(群)的位置、形态和起止点

取上肢肌模型与解剖图谱比对,观察三角肌、冈上肌、冈下肌、背阔肌、胸大肌、大圆肌、小圆肌、肩胛下肌、喙肱肌的位置、形态及起止点。用橡皮筋代替上述诸肌的肌拉力线,在人体骨架模型上进行模拟,并说出该肌的肌力线(主要部分)与肩关节诸轴的位置关系。

【实验结果与分析】

1. 指出下列诸肌的肌力线(主要部分)与肩关节各轴的空间位置关系(实验表4-1)。

实验表4-1　诸肌的肌力线(主要部分)与肩关节各轴的空间位置关系

诸肌名称	肩关节诸轴		
	冠状轴	矢状轴	垂直轴
三角肌	前部(前部纤维)/屈 后部(后部纤维)/伸	外侧(中部纤维)/外展	后外侧(后部纤维)/旋外
冈上肌			
冈下肌			
背阔肌			
胸大肌			
大圆肌			
小圆肌			
肩胛下肌			
喙肱肌			

2. 肩周肌活动的分析（实验表 4-2）。

实验表 4-2　肩周肌活动分析

名称	关节运动方向	原动肌	肌收缩类型
上肢两侧外展平伸放下	上肢平伸 缓慢放下		
梳头	从后向前梳头 从前向后梳头		
俯卧撑	撑起 缓慢落下		

【思考题】　请说出蛙泳、自由泳中包括肩关节的运动形式。

（盛胜兰）

<h1 align="center">实验五　肘关节运动</h1>

【实验目的】
1. 掌握肘关节的关节面及其形状，了解其韧带、关节囊等结构。
2. 掌握肱肌、肱二头肌、肱三头肌、肘肌、旋前圆肌、旋前方肌、旋后肌的位置、形态及起止点。
3. 掌握上述诸肌的肌性和腱性标志。
4. 掌握肘关节的运动形式。
5. 掌握上述诸肌的肌力线与肘关节诸轴的关系。

【实验原理】　肘关节可在一定范围内做屈伸运动及参与前臂的旋转运动。在开链或闭链运动中，通过对肌的触诊和观察可见，肌群收缩与肌拉力线跨过关节运动轴的空间方位不同，引起的关节活动环节也不同。

【实验对象】　人。

【实验器材】　人体骨架模型、肘关节模型与解剖图谱、上肢肌模型与解剖图谱、橡皮筋。

【实验方法与步骤】

（一）观察肘关节的结构与运动

1. 观察肘关节的结构　取肘关节模型与解剖图谱比对，观察肘关节的骨性结构和韧带组织。

2. 观察和体验肘关节的运动　2 人一组，相互观察并体会肘关节的不同运动形式。肘关节的运动主要表现在前臂，以肘关节为轴，可以做屈伸、旋前、旋后运动。

（1）手握哑铃手心向上，以肘关节为中心做上下运动哑铃的动作，体验屈伸动作。

（2）上下翻转手心动作，体验前臂旋前旋后的动作。

（二）观察肘关节运动肌（群）的位置、形态和起止点

取上肢肌模型与解剖图谱比对，观察肱肌、肱二头肌、肱三头肌、肘肌、旋前圆肌、旋前方肌、旋后肌的位置、形态及起止点。用橡皮筋代替上述诸肌的肌拉力线，在人体骨架模型上进行模拟，并说出该肌的肌拉力线（主要部分）与肘关节诸轴的位置关系。

【实验结果与分析】

1. 指出下列诸肌的肌拉力线（主要部分）与肘关节各轴的空间位置关系（实验表 5-1）。

实验表 5-1　诸肌的肌力线（主要部分）与肘关节各轴的空间位置关系

诸肌名称	肘关节诸轴		
	冠状轴	矢状轴	垂直轴
肱二头肌			
肱三头肌			
肘肌			
旋前圆肌			
旋前方肌			
旋后肌			

2. 肘关节活动分析(实验表 5-2)。

实验表 5-2　肘关节活动分析

名称	关节运动方向	原动肌	肌收缩类型
屈伸肘练哑铃	屈肘		
	轻放		
梳头	向前梳头		
	向后梳头		
喝水(杯子内半杯水)	喝水		
	缓慢放下		

【思考题】　掀开锅盖的动作包括肘关节的哪些运动形式?

(盛胜兰)

实验六　髋关节运动

【实验目的】
1. 掌握髋关节的关节面及其形状,了解其韧带等结构。
2. 掌握髂腰肌、股四头肌、臀大肌、臀中肌、阔筋膜张肌、缝匠肌、梨状肌、半腱肌、半膜肌、股二头肌、大收肌和股薄肌的位置、形态及起止点。
3. 掌握上述诸肌的肌性和腱性标志。
4. 掌握骨盆和髋关节的运动形式。
5. 掌握上述诸肌的肌力线与髋关节诸轴的关系。

【实验原理】　髋关节主要功能为负重,可在一定范围内绕 3 个轴在 3 个面上做屈伸、收展、旋转及环转运动。在闭链运动中,通过对肌的触诊和观察,可证明在抬高或降低重心的时候,虽然运用的是相同的一块肌,但收缩类型却不同。

【实验对象】　人。

【实验器材】　人体骨架模型、骨盆模型与解剖图谱、髋关节模型与解剖图谱、下肢肌模型与解剖图谱、橡皮筋。

【实验方法与步骤】
(一)观察骨盆的结构与运动
1. 观察骨盆的结构和性别差异　取骨盆模型与解剖图谱比对,观察骨盆的骨性结构和韧带组织,说出男性和女性骨盆的差异点。
2. 观察骨盆的运动　骨盆以髋关节为轴,可以产生各向倾斜、旋转和环转动作。请观察并体会骨盆的各种运动形式。
(1)体前屈触趾和向后展体(即向后下腰):当体前屈触趾时,骨盆绕髋关节冠状轴向前运动称前倾;向后展体时称后倾。
(2)体侧屈运动:当躯干向左、右两侧屈曲运动时,骨盆绕髋关节矢状轴向左、右运动称左、右侧屈。
(3)转体运动:当躯干作左、右转体运动时,骨盆绕髋关节垂直轴向左、右转动称左、右回旋。
(4)腰部的体绕环运动:骨盆带动躯干绕髋关节诸轴作圆周运动称环转。
(二)观察髋关节的结构与运动
1. 观察髋关节的结构　取髋关节模型与解剖图谱比对,观察髋关节的骨性结构和韧带组织,说出诸条韧带的解剖功能。
2. 观察髋关节的运动　髋关节的运动主要表现在大腿,大腿以髋关节为轴,可以产生屈伸、收展、旋转和环转动作。观察并体会髋关节的各种运动形式。

（1）大腿前后摆动：当大腿绕髋关节冠状轴向前摆动时称屈；向后摆动时称伸。

（2）大腿左右侧摆动：当大腿绕髋关节矢状轴向外侧摆动或远离身体正中线时称外展；向内侧摆动或靠近身体正中线时称内收。

（3）外脚背踢球与内侧足弓踢球：外脚背踢球时，大腿（左侧）绕髋关节垂直轴顺时针转动称旋内；当用内侧足弓踢球时，大腿（左侧）绕髋关节垂直轴逆时针转动称旋外。

（4）站立位用足在地上画圈动作：站立位时，用足在地上画一个圆圈，大腿绕髋关节混合轴做圆周运动称环转。

（三）观察髋周肌（群）的位置、形态和起止点

取下肢肌模型与解剖图谱比对，观察髂腰肌、股四头肌、臀大肌、臀中肌、阔筋膜张肌、缝匠肌、梨状肌、半腱肌、半膜肌、股二头肌、大收肌和股薄肌的位置、形态及起止点。用橡皮筋代替上述诸肌的肌拉力线，在人体骨架模型上进行模拟，并说出该肌的肌力线（主要部分）与髋关节诸轴的位置关系。

【实验结果与分析】

1. 请指出下列诸肌的肌力线（主要部分）与髋关节各轴的空间位置关系（实验表6-1）。

实验表 6-1　诸肌的肌力线（主要部分）与髋关节各轴的空间位置关系

诸肌名称	肘关节诸轴		
	冠状轴	矢状轴	垂直轴
髂腰肌			
股四头肌			
臀大肌			
臀中肌			
阔筋膜张肌			
缝匠肌			
梨状肌			
半腱肌、半膜肌			
股二头肌			
大收肌			
股薄肌			

2. 在矢状面闭链运动中髋周肌活动的分析（实验表6-2）。

实验表 6-2　在矢状面闭链运动中髋周肌活动的分析

名称	关节运动方向	原动肌	肌收缩类型
从凳子上站起			
坐回凳子			
蹲下			
站起			
提踵（抬起足跟）			

【思考题】

1. 男女骨盆有哪些差异？

2. 骨盆有哪些运动形式？

3. 说出髋关节三条韧带的作用。

4. 髋关节有哪些运动形式?

(许 萍)

实验七 膝关节运动

【实验目的】

1. 掌握膝关节的关节面及其形状,了解其韧带等结构。

2. 掌握股四头肌、阔筋膜张肌、缝匠肌、半腱肌、半膜肌、股二头肌和股薄肌的位置、形态及起止点。

3. 掌握上述诸肌的肌性和腱性标志。

4. 掌握膝关节的运动形式。

5. 掌握上述诸肌的肌力线与膝关节诸轴的关系。

【实验原理】 膝关节可在一定范围内做屈伸和旋转运动。在闭链运动中,通过对肌的触诊和观察,可证明在抬高或降低重心的时候,虽然运用的是相同的一块肌,但收缩类型却不一样,这些收缩与肌的解剖功能无关,因为解剖功能仅运用于开链运动中。

【实验对象】 人。

【实验器材】 人体骨架模型、膝关节模型与解剖图谱、下肢肌模型与解剖图谱、橡皮筋。

【实验方法与步骤】

(一) 观察膝关节的结构与运动

1. 观察膝关节的结构 取膝关节模型与解剖图谱比对,观察膝关节的骨性结构和韧带组织,说出诸韧带的解剖功能。

2. 观察膝关节的运动 膝关节的运动主要表现在小腿,小腿以膝关节为轴,可以产生屈伸、旋转动作。观察并体会膝关节的不同运动形式。

(1) 小腿前后摆动:当坐在椅子上,小腿绕膝关节冠状轴向前摆动时称伸膝;向后摆动时称屈膝。

(2) 膝屈曲90°,大腿固定时,足内外侧踢球:当用右足内脚背(趾内侧部)踢球时,小腿绕膝关节垂直轴逆时针转动称膝关节内旋;而用右足外脚背踢球时,小腿绕膝关节垂直轴顺时针转动称膝关节外旋。

(二) 观察膝关节周围肌(群)的位置、形态和起止点

取下肢肌模型与解剖图谱比对,观察股四头肌、阔筋膜张肌、缝匠肌、半腱肌、半膜肌、股二头肌和股薄肌的位置、形态及起止点。用橡皮筋代替上述诸肌的肌拉力线,在人体骨架模型上进行模拟,并说出该肌的肌力线(主要部分)与膝关节诸轴的位置关系。

【实验结果与分析】

1. 请指出下列诸肌的肌力线(主要部分)与膝关节各轴的空间位置关系(实验表 7-1)。

实验表 7-1 诸肌的肌力线(主要部分)与膝关节各轴的空间位置关系

诸肌名称	肘关节诸轴		
	冠状轴	矢状轴	垂直轴
股四头肌			
阔筋膜张肌			
缝匠肌			
半腱肌			
半膜肌			
股二头肌			
股薄肌			

2. 在矢状面的闭链运动中分析膝关节周围肌(群)的活动(实验表 7-2)。

实验表 7-2　在矢状面的闭链运动中分析膝关节周围肌(群)的活动

名称	关节运动方向	原动肌	肌收缩类型
从凳子上站起			
坐回凳子			
蹲下			
站起			
提踵(抬起足跟)			

【思考题】

1. 说出膝关节内、外侧副韧带的位置和作用。

2. 膝关节有哪些运动形式?

(许　萍)

实验八　筋膜的连续性

【实验目的】

1. 学习全身筋膜的连续性特点。

2. 学习筋膜在全身所起的重要作用。

【实验原理】　筋膜是指包裹在肌纤维、肌束、骨骼肌、肌群、血管、神经等的外表面,起着束缚、连接、分隔等作用的致密结缔组织,分为浅筋膜、深筋膜和内脏筋膜。筋膜对人体的运动系统、心血管系统等都有较大的影响。人体筋膜是相互联系的整体,部分筋膜的延长也会延长整体筋膜的长度。人体姿势、脊柱形态或内脏功能变化时,常需对筋膜进行一定牵拉及放松治疗。

【实验对象】　人。

【实验器材】　网球。

【实验方法与步骤】

1. 坐位姿势,双腿伸直,俯身用指尖触脚尖,先记录静止时指尖与脚尖的距离,再记录移动后的最大距离并标记为 P_1。

2. 直立位姿势,把一个网球放在右脚足弓下方使网球在右脚下方滚动,持续 30s,然后换左脚再持续 30s。

3. 重复步骤1,记录指尖最大移动距离并标记为 P_2。计算 P_1 与 P_2 距离 D(实验表8-1)。

实验表 8-1　记录距离表

姓名	性别	年龄/岁	P_1/m	P_2/m	D/m

【思考题】

1. 通过步骤 2 放松足底筋膜后,重复步骤 1 时,指尖最大移动距离为何会有所下降?

2. 人体哪些疾病会造成筋膜的改变?哪些锻炼有改变筋膜的作用?

(许　萍)

实验九　颈椎关节活动度测量

【实验目的】

1. 学习颈椎活动度的测量方法。

2. 加深记忆颈椎关节活动的正常范围。

【实验原理】　颈椎是活动非常灵活的脊柱节段。正常的颈椎运动有前屈、后伸、侧屈和旋转,其主动肌各不相同。如前屈、旋转时以胸锁乳突肌为主,后伸则以斜方肌为主。正常人颈椎活动不受限,但某些病理情况下,如颈椎病、落枕,此时因椎体骨质增生、颈部疼痛或肌肉痉挛等导致活动受限。

【实验对象】 人。

【实验器材】 关节活动度量尺、PT床、PT凳。

【实验方法与步骤】

1. 以2人为小组,互为患者和治疗师。

2. 测量颈椎前屈、后伸时,取坐或立位,以肩峰为轴心,固定臂平行于前额面中心线,移动臂为头顶与耳孔连线,在最大范围前屈或后伸时记录角度。

3. 测量颈椎旋转时,取坐位,于头顶测量,轴心为头顶后方,固定臂为头顶中心矢状面,移动臂为鼻梁与枕骨结节的连线,在最大左旋或右旋时记录角度。

4. 测量颈椎侧屈时,取坐或立位,于后方测量,以第7颈椎棘突为轴心,第7颈椎与第5腰椎棘突的连线为固定臂,头顶中心与第7颈椎棘突的连线为移动臂,在最大侧屈时记录角度。

【实验结果与分析】 分别将记录的各个角度填入表内(实验表9-1)。

实验表9-1 记录角度表

姓名	性别	年龄/岁	前屈/°	后伸/°	旋转/°	侧屈/°	分析

【思考题】

1. 哪些情况可能导致颈椎关节的活动度受限?

2. 关节活动度测量时要注意什么?

（张家梁）

实验十 脊髓反射的基本特征与反射弧的分析

【实验目的】

1. 观察脊髓反射中枢活动的某些基本特征,并分析其产生机制。

2. 通过对脊蟾蜍屈肌反射的分析,验证反射弧的完整性与反射活动的关系。

3. 学习反射时的测定方法,了解刺激强度和反射时的关系。

【实验原理】 在中枢神经系统的参与下,机体对内、外环境刺激所产生的适应反应过程称为反射。反射活动的结构基础是反射弧,典型的反射弧由感受器、传入神经、神经中枢、传出神经和效应器五个部分组成,反射弧任何一个环节的解剖结构或生理完整性受到破坏,反射活动都无法实现。

复杂的反射需要由中枢神经系统较高级的部位整合才能完成,而简单的反射只需通过较低级的部位就能完成。为便于观察和分析脊髓反射过程的某些特征,将动物的高位中枢切除仅保留脊髓的动物称为脊动物。脊髓失去了高级中枢的正常调控,此时动物产生的各种反射活动为单纯的脊髓反射。

从接受刺激至机体出现反应的时间为反射时,是反射通过反射弧作用的时间。反射时受刺激强度、反射弧在中枢交换神经元的多少及有无中枢抑制存在等因素的影响。

【实验对象】 蟾蜍。

【实验药品】 硫酸溶液(0.1%、0.3%、0.5%、1%),1%可卡因或普鲁卡因溶液。

【实验器材】 蛙类手术器械、铁支柱、玻璃平皿、烧杯(500ml或搪瓷杯)、小滤纸(约1cm×1cm)、纱布、秒表、电刺激器(1台)、通用电极(2个)。

【实验方法与步骤】

(一)标本制备

取一只蟾蜍,用组织剪由两侧口裂剪去上方头颅,制成脊蟾蜍。将动物俯卧位固定在蛙板上,于右侧大腿背部纵行剪开皮肤,在股二头肌和半膜肌之间的沟内找到坐骨神经干,在神经干下穿一条细线备用。用蛙嘴夹夹住蟾蜍下颌,将脊蟾蜍悬挂在铁支柱上。

(二)内容

1. 脊髓反射的基本特征

（1）搔扒反射：将浸有1%硫酸溶液的小滤纸片贴在蟾蜍的下腹部，可见四肢向此处搔扒。之后将蟾蜍浸入盛有清水的大烧杯中，洗掉硫酸滤纸片。

（2）反射时的测定：在平皿内盛适量的0.1%硫酸溶液，将蟾蜍一侧后肢的一个足趾浸入硫酸溶液中，同时按动秒表开始记录时间，当屈肌反射一出现立刻停止计时，并立即将该足趾浸入大烧杯水中浸洗数次，然后用纱布擦干。用上述方法重复3次，注意每次浸入趾尖的深度要一致，相邻两次实验间隔至少要2~3s。3次所测时间的平均值即为此反射的反射时。

（3）按步骤（2）所述方法，依次测定0.3%、0.5%、1%硫酸刺激所引起的屈肌反射的反射时。比较四种浓度的硫酸所测得的反射时是否相同。

2. 反射弧的分析

（1）分别将左右后肢趾尖浸入盛有1%硫酸的平皿内（深入的范围一致），观察双后肢是否都有反应。实验完后，将动物浸于盛有清水的烧杯内洗掉滤纸片和硫酸，用纱布擦干皮肤。

（2）在左后肢趾关节上做一个环形皮肤切口，将切口以下的皮肤全部剥除，再用1%硫酸溶液浸泡该趾尖，观察该侧后肢的反应。实验完后，将动物浸于盛有清水的烧杯内洗掉滤纸片和硫酸，用纱布擦干皮肤。

（3）将浸有1%硫酸溶液的小滤纸片贴在蟾蜍左后肢的皮肤上。观察后肢有何反应，待出现反应后，将动物浸于盛有清水的烧杯内洗掉滤纸片和硫酸，用纱布擦干皮肤。

（4）提起穿在右侧坐骨神经下的细线，剪断坐骨神经，用连续阈上刺激，刺激右后肢趾，观察有无反应。

（5）分别以连续刺激，刺激右侧坐骨神经的中枢端和外周端，观察该后肢的反应。

（6）以探针捣毁蟾蜍的脊髓后再重复上步骤，观察有何反应。

【实验结果与分析】　描述各项实验结果，分析探讨形成的机制。

1. 反射弧的分析。

2. 脊髓反射的基本特征，3次所测时间的平均值即为此反射的反射时。

3. 测定引起屈肌反射的阈刺激。

【实验注意事项】

1. 制备脊蟾蜍时，颅脑离断的部位要适当，太高因保留部分脑组织而可能出现自主活动，太低又可能影响反射的产生。

2. 用硫酸溶液或浸有硫酸的纸片处理蟾蜍的皮肤后，应迅速用自来水清洗，以清除皮肤上残存的硫酸，并用纱布擦干，以保护皮肤，并防止冲淡硫酸溶液。

3. 浸入硫酸溶液的部位应限于一个趾尖，每次浸泡范围也应一致，切勿浸入太多。趾尖皮肤一定要剥除干净。

【思考题】

1. 为什么反射活动与反射弧的完整性有关？

2. 反射时的长短说明什么？

（肖　波）

实验十一　去大脑强直

【实验目的】　观察高位中枢对伸肌紧张度的易化和抑制作用。

【实验原理】　中枢神经系统对伸肌的紧张度具有易化和抑制作用，通过两者的作用使骨骼肌保持适当的紧张度，以维持机体的正常姿势。在中脑上、下丘之间离断动物的脑干，则抑制伸肌紧张的作用减弱而易化作用相对加强，动物出现伸肌紧张增强的表现。

【实验对象】　健康家兔，体重2.0~3.0kg，雌雄不拘。

【实验材料】　哺乳动物手术器械一套、骨钻、咬骨钳、竹刀、骨蜡或止血海绵、纱布、脱脂棉、3%戊巴比妥钠、生理盐水。

【实验方法与步骤】

1. 手术操作

（1）从兔耳缘静脉按1ml/kg体重的量缓慢注入3%戊巴比妥钠溶液。

（2）动物麻醉后，将兔仰卧固定于手术台上，减去颈部及头顶的毛，于颈部正中线切开皮肤，分离肌肉、暴露气管后做气管插管；找出气管左、右两侧的颈总动脉，均穿线以备结扎。

（3）将兔转为俯卧位，四肢固定。用手托住头部，由两眉连线中点上方至枕部将头皮纵行切开，用刀柄向两侧剥离肌肉与骨膜；兔头水平放置，在旁开矢状缝 0.5mm 左右的颅顶处用骨钻钻孔，再以咬骨钳将创口扩大，暴露整个大脑上表面。手术过程中，若颅骨出血可用骨蜡止血，特别是向对侧扩展时，要注意勿伤及颅骨内壁的矢状窦，以免大出血。剪开硬脑膜，结扎两侧颈总动脉。将动物的头托起，用切脑刀柄从大脑半球后缘轻轻翻开枕叶，即可见到四叠体（上丘较大，下丘较小），在上、下丘之间切脑刀片与水平成 60°果断向颅底横切，将脑干完全切断（实验图 11-1）。

2. 观察与记录　松绑四肢，几分钟后，可见兔的四肢伸直，头仰，尾上翘，呈角弓反张状态（实验图 11-2）。

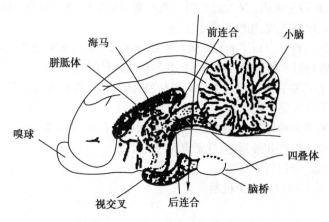

实验图 11-1　兔去大脑强直脑剖面示意图

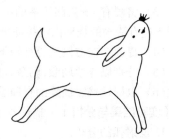

实验图 11-2　兔去大脑强直状态

【实验结果与分析】

1. 记录伸肌紧张性的变化。

2. 分析切断脑干后为什么表现伸肌紧张性的变化。

【实验注意事项】

1. 麻醉不能过深。

2. 切断脑干处的定位要准确，若切割部位太低，可损伤延髓呼吸中枢，引起呼吸停止；反之，横切部位过高，则可能不出现去大脑强直现象。

【思考题】

1. 去大脑强直的机制是什么？

2. 脊髓损伤后为什么下肢伸肌紧张性降低？

3. 去大脑强直实验对临床神经反射检查有何启示？

4. α 强直和 γ 强直有何不同？

（肖　波）

实验十二　运动对血压和心率的影响

【实验目的】

1. 学习人体运动后血压测量方法。

2. 加深理解运动后血压和心率变化的原理。

【实验原理】　运动时，心交感中枢紧张性明显增加，心率加快，心排血量增加，收缩压升高；同时，由于运动时血流量重新分配，骨骼肌血管舒张使外周阻力下降，不活动的器官血管收缩，使总外周阻力变化不大。但剧烈运动时，组织代谢产物大量增加，特别是局部的舒血管物质使骨骼肌血管舒张，外周阻力可下降。长期有氧运动（如步行），骨骼肌血管舒张对外周阻力的影响大于其他不活动器官血管收缩的代偿作用，故总的外周阻力仍有降低，表现为舒张压的降低。

【实验对象】 人。

【实验器材】 码表、血压计、听诊器。

【实验方法与步骤】

1. 以两人为小组,先互测安静时的心率和血压。

2. 原地高抬腿跑20~30s,或原地蹲下站起20~30次,运动后测即刻心率和血压。

【实验结果与分析】

1. 分别将安静时的心率和血压与运动后的心率和血压填入表内(实验表12-1)。

实验表12-1 安静时、运动后的心率和血压

姓名: 性别: 年龄:

分析	安静时	运动后
心率/(次·min^{-1})		
血压/(mmHg)		

2. 分析运动后心率(次/min)、血压(mmHg)(收缩压、舒张压)变化的原理。

【思考题】

1. 为什么运动时全身血流的分配要发生变化?

2. 为什么运动时血压会发生变化?

(赵忠海)

实验十三　血乳酸的测定

【实验目的】

1. 掌握血乳酸的测定方法。

2. 熟悉血乳酸浓度与运动强度的关系,与机体有氧代谢能力的关系。

3. 了解血乳酸浓度可以评定训练效果。

【实验原理】 乳酸是糖酵解供能系统的终产物,也是有氧代谢系统非常重要的氧化物质。运动时乳酸主要在骨骼肌中生成,然后进入血液并到达其他组织被代谢消除。乳酸可在肝内经糖异生途径转变为葡萄糖,在供能系统中具有重要的作用。如果乳酸过多,则会影响酸碱平衡的维持,导致疲劳发生。因此,血乳酸指标在体育锻炼中的应用已成为运动生物化学研究的重要内容之一。

安静时,血乳酸(静脉血)浓度为0.5~1.3mmol/L。剧烈运动时,肌内糖的无氧分解加强,血乳酸浓度显著升高,升高的值与运动强度、持续时间、训练程度及氧债等因素有关,故可直接应用运动后血乳酸浓度来评价无氧代谢的能力。如比较大运动量训练前后的血乳酸浓度可以评价训练效果,运动后血乳酸浓度的恢复速率能够反映机体的有氧代谢能力,恢复速度快表示有氧代谢能力强。

因为乳酸与浓硫酸共热生成乙醛,在铜离子存在时,乙醛与对羟基联苯作用生成紫色化合物,其颜色的深浅与乳酸浓度成正比,可通过比色测定乳酸含量。

【实验对象】 人。

【实验器材与试剂】

1. 器材 码表、血压计、听诊器、采血针、吸血管、移液管、聚苯乙烯微量细胞培养板、酶联免疫检测仪。

2. 试剂 1%氟化钠溶液、10%三氯乙酸溶液、4%硫酸铜溶液、浓硫酸(分析纯、比重1.838g/mL)、对羟基联苯试剂(将1.5g对羟基联苯溶于10ml 5%氢氧化钠溶液中,待溶解后加水稀释至100ml,储于棕色瓶中)、乳酸标准液(1ml含0.01mg;称取乳酸锂106.6mg或乳酸钙171mg,溶于约10ml水中,加浓硫酸2滴,移至100mg容量瓶,用水稀释至刻度,混匀)。

【实验步骤与方法】

1. 运动方式和取血 实验对象原地高抬腿跑3min,在运动前和运动后3min分别取耳垂或指尖血20μl立即置于含有1%氟化钠0.48ml的离心管中,充分摇匀。

2. 显色 取 4 支试管口径相同的大试管编号后按实验表 13-1 操作。

实验表 13-1 血乳酸的测定

加入物	空白管	标准管	运动前测定管	运动后测定管
上清液/ml	—	—	0.5	0.5
乳酸标准应用液/（10μg·ml⁻¹）	—	0.5	—	—
10%三氯乙酸溶液/ml	0.5	—	—	—
4%硫酸铜溶液/滴	1	1	1	1
浓硫酸/ml（试管放于冰水中，慢滴，边加边摇）	3.0	3.0	3.0	3.0
置沸水浴中 5min 后，立即放置冰水浴中冷却至 15℃以下				
对羟基联苯溶液/ml 各加 2 滴，加入后立即摇匀直至白色絮状物消失				
各管摇匀后，置 37℃水浴中 15min，每隔 5min 振摇一次。然后转入沸水中准确加热 90s，取出用冷水冷却至室温				

乳酸标准应用液单位为 $10\mu g \cdot ml^{-1}$

3. 比色 用 560nm 波长比色，空白管调零，记录各管的吸光度值。
4. 计算 血乳酸浓度=（测定管读数/标准管读数）×100mg

【实验结果与分析】
1. 观察运动前后血乳酸浓度的变化情况。
2. 分析产生这种变化的原因。

【实验注意事项】
1. 滴加浓硫酸时一定要边加边振荡，且滴加速度要慢，以防产生的乙醛挥发。
2. 对羟基联苯在硫酸中超过 35℃很快消失，所以在滴加前应将试管充分冷却。
3. 对羟基联苯溶液与酸接触时立即产生沉淀，故在滴加时应充分摇匀。
4. 水浴保温时的温度和时间一定要严格控制。

【思考题】
1. 乳酸代谢对机体有何意义？
2. 如何应用血乳酸指标监控运动强度？
3. 如何应用血乳酸指标评定有氧运动能力？

（赵忠海）

实验十四 力 量 训 练

【实验目的】 学习动力性与静力性力量的训练方法，加深理解力量素质是人体运动的重要条件。

【实验原理】 力量素质是身体素质的基础，是人体运动能力的重要条件，因为人体的运动几乎都是对抗阻力而产生的。力量分为静力性和动力性两种。静力性力量是肌作等长收缩时产生的力量，即肢体不产生位移而是维持或固定于一定位置或姿势时产生的力量。动力性力量是肌作等张收缩时产生的力量，即身体产生明显位移或推动别的物体运动时产生的力量。根据不同的情况，通常交替使用这两种训练方法。

【实验对象】 人体。

【实验材料】 杠铃、哑铃、枕头、体操垫、握力。

【实验步骤与方法】

（一）动力性力量训练

1. 杠铃与哑铃训练法

（1）卧推：长凳上仰卧，屈膝 90°，双脚不接触地面和长凳，正握杠铃缓慢落到胸前，然后推起。此训练法可发展胸大肌、肱三头肌和肩带肌群肌力。

（2）挺举杠铃：正握杠铃杆，暴发用力，将杠铃举到胸前。翻腕、屈膝后用力将杠铃举过头顶，然后屈臂、屈髋、屈膝,将杠铃降至大腿部后缓慢放下。要求握杠同肩宽,准备姿势成蹲姿、抬头、背部挺直。此训练法可发展斜方肌、竖脊肌、臀大肌、股四头肌肌力。

(3)负重半蹲:正握杠铃杆,屈膝 90°后还原。要求将脚跟垫起,下颌微朝前。此训练法可发展股四头肌、臀大肌肌力。

(4)负重提踵:正握杠铃于肩上,提踵,调整脚尖由朝前到向内或向外,保持身体正直,此训练法可发展腓肠肌、比目鱼肌肌力。

(5)提杠铃:采用混合握法,屈膝使大腿与地面水平,然后用力,将杠铃提起,身体保持直立,后屈膝将杠铃缓慢落下。要求抬头、挺胸、握距同肩宽。此训练法可发展竖脊肌、臀大肌、股四头肌肌力。

(6)提铃耸肩:正握,耸肩至最高点,然后回落。要求四肢充分伸展,此训练法可发展斜方肌的肌力。

(7)俯立飞鸟:弓身成水平状,两臂向后上振至哑铃与肩同高,后缓慢还原。要求膝与肘微屈。此训练法可发展三角肌后群、背阔肌、斜方肌肌力。

(8)哑铃弯举:手持哑铃,前臂弯举至肩部,后缓慢还原。要求使背部保持正直、稳定。此训练法可发展肘部屈肌肌力。

(9)坐姿颈后臂屈伸:两手握住哑铃的一端,两肘夹紧并抬高,然后用力伸直两臂,使重物沿着背部向上移动至最高位。要求肘高抬并内夹。此训练法可发展肱三头肌、三角肌肌力。

(10)腕弯举:五指可稍微分开,握住(反握)杠铃杆屈腕。要求以适宜的握距,将前臂固定好。此训练法可发展腕屈肌群肌力。

(11)肱二头肌弯举:单手持哑铃或双手反握杠铃杆前臂弯举,弯举尽可能靠近肩膀,动作应有控制地还原。此训练法可发展肱二头肌,肘部屈肌肌力。

2. 体操训练法

(1)仰卧起身:躯干卷曲,仰卧,手置于胸前或背后,膝部弯曲 90°,脚不离地,上体起至与地面成 45°。此训练法可发展腹直肌肌力。

(2)俯卧撑:躯干与下肢保持在同一条直线上,下落时胸部不要触地,要避免背部过分伸展,尤其是在调整后的俯卧撑中更应避免。此训练法可发展手臂和胸部肌力。

(3)臂屈伸:准备姿势为肘关节伸直,上体挺直,下落时臀部触地,而后撑起。此训练法可发展肱三头肌和斜方肌肌力。

(4)肢体旋转:下肢从一侧旋转到另一侧直到膝触地。此训练法可发展腹内、外斜肌肌力。

(5)骑"自行车":一侧腿伸展、弯曲、再伸展,另一侧腿自然弯曲,双腿交换弯曲、伸展好像在骑自行车。初练者每条腿练习 10 次,中级水平者练习 20~30 次。此训练法可发展髋腰部肌群肌力。

(6)侧卧举腿:身体侧卧,一侧腿以髋关节为中心外展,要求髋关节、膝关节、踝关节保持伸直,尽可能高举,缓慢地还原。初学者每侧腿练习 10 次,中级水平者练习 15~20 次。此训练法可发展髋部外展肌群肌力。

(7)挺髋:仰卧屈膝,骨盆尽力向上挺起。此训练法可发展臀大肌和腘绳肌肌力。

(二)静力性力量训练

1. 股四头肌肌力训练

(1)仰卧或者坐在体操垫上,用最大的力度绷紧肌 10s(其中 2s 逐渐增加力度,6s 保持用力收缩,2s 逐渐放松);休息 10s;重复 10 次为 1 组;10 组连续练习。

(2)蹲马步:上身正直抬头挺胸,保持身体直立,两脚分开与肩同宽,脚尖正向前,体重平均分配在两条腿上,缓慢地下蹲,到膝关节成 90°后保持 10s。重复 10 次为 1 组;10 组连续练习。

2. 腘绳肌肌力训练 腿伸直平放在体操垫或者是垫高下肢用的枕头上,不弯曲膝关节,用整条腿向下用力压床面或者是枕头,用最大的力度绷紧肌 10s(其中 2s 逐渐增加力度,6s 保持用力收缩,2s 逐渐放松);休息 10s;重复 10 次为 1 组;10 组连续练习。

3. 屈指肌群肌力训练 前臂中立位,手握握力计,握力计的指针向外侧,握力计尽量不要碰到身体或者衣服,用力抓握,持续收缩 10s;休息 10s;10 次为 1 组;10 组连续练习。

【实验结果与分析】

1. 分析不同体位下负重力量训练对肌力的影响。

2. 分析不同体位下体操训练法对肌力的影响。

3. 分析动力性力量训练和静力性力量训练的区别。

【思考题】

1. 康复训练中提高肌力的训练方法有哪些？

2. 制动患者应如何改善失用性肌萎缩现象？

3. 骨折早期固定的患者如何进行肌力练习？

（董俞辰）

实验十五 运 动 代 偿

【实验目的】

1. 熟悉不同疾病造成的功能障碍的特点及产生的相应代偿运动的特点。

2. 根据运动代偿的特点，学会分析、判断出现功能障碍的肌群。

【实验原理】 当完成某种动作的主动肌瘫痪或肌力下降时，机体会出现与之相应的运动代偿以满足生活自理的需要。根据各种动作运动代偿的特点，有助于判断其出现功能障碍的肌群，为康复评定提供有价值的信息，使康复治疗更有针对性，从而更好地提高康复疗效。

【实验对象】 人。

【实验器材】 PT床。

【实验步骤与方法】

1. 5人为1小组，模拟脑卒中后的下肢代偿运动。

2. 5人为1小组，模拟腰椎间盘突出症的代偿运动。

3. 5人为1小组，模拟颈椎病的代偿运动。

4. 5人为1小组，模拟肩周炎的代偿运动。

5. 5人为1小组，模拟腓总神经麻痹的代偿运动。

【实验结果与分析】 （实验表 15-1）。

实验表 15-1 不同疾病造成的功能障碍及产生的相应代偿运动

疾病	功能障碍肌	代偿运动模式	参与代偿运动肌
脑卒中			
腰椎间盘突出症			
颈椎病			
肩周炎			
腓总神经麻痹			

【思考题】

1. 分析代偿运动对机体的利与弊。

2. 中枢神经系统损伤与周围神经损伤造成的代偿运动的特点有何不同？

（任 凯）

一、痉挛型脑瘫

（一）病例

患儿，女性，2岁5个月，因"不能独站独行"来院就诊。患儿系第一胎第一产，母孕期间无感染及其他疾病史，孕35周生产。出生时体重1.8kg，有产后窒息史，无黄疸及癫痫史。患儿运动发育落后，约6个月翻身，8个月能坐，14个月会爬，1岁9个月还不能独走，扶走时屈髋屈膝，足尖着地。当地医院诊断为脑性瘫痪，未经治疗。患儿现2岁5个月，躯干前屈，弓背坐，不能独站及行走。双手精细动作差，进食困难。患儿不喜欢主动与人交流，与父母互动较少。

1. 查体　神志清楚，言语含糊不清，智力正常，查体配合。头颅五官无畸形，无流涎，双眼球灵活，无眼震，双瞳等大等圆，直径约3mm，对光反射正常，口角无歪斜，伸舌居中，颈部活动自如，脊柱腰段向右侧侧突畸形。

2. 康复评定

（1）徒手肌力评定：双上肢肌力3级，双下肢肌力2级，腰腹肌肌力3级。

（2）肌张力评定：全身肌张力增高以双下肢为主，双上肢屈肌肌群肌张力轻度增高；双下肢大腿内收肌群、腘绳肌及小腿三头肌张力明显增高。

（3）关节活动范围：下肢各大关节活动范围变小，股角70°，双侧足背屈−10°，腘窝角双侧均为70°。

（4）感觉评定：浅感觉正常，深感觉障碍。

（5）反射发育：原始反射残存，腱反射亢进。坐位平衡反应建立，站位平衡反应未建立。

（6）姿势与运动发育：仰卧位姿势对称，可向两侧翻身，呈圆滚样；俯卧位可用四肢爬；坐位呈弓背坐，骨盆后倾；扶站位髋关节屈曲，尖足，下肢内收内旋，膝关节伸展不充分，双足外翻，稳定性差，不能独站及行走；手指抓握动作不灵活，手眼协调性差。

3. 颅脑MRI　脑室周围白质软化。

4. 临床诊断　脑性瘫痪，痉挛型双瘫。

（二）运动学和力学分析

1. 姿势障碍

（1）异常姿势：患儿坐、站姿势异常。坐位时，躯干前屈，骨盆后倾，呈弓背坐姿；扶站位，髋关节屈曲，下肢内收内旋，膝关节伸展不充分，双足外翻，足下垂，呈习惯性的蹲伏站姿。

（2）主要存在的问题

1）患儿核心控制不充分，腰腹部肌群肌力弱导致躯干肌不能持续收缩，躯干弯曲且无力，难以完成抗重力伸展方向的姿势运动。

2）髋、膝和踝的关节活动范围受限，髋、膝和踝部肌挛缩导致了患儿坐姿和站姿异常。坐位时，因患儿腘绳肌挛缩，为适应缩短的腘绳肌，骨盆过度后倾，患儿出现弓背坐的异常坐姿；站立时，屈髋关节肌紧张导致骨盆前倾和膝关节屈，腓肠肌的缩短导致足下垂（附图1-1）。

3）非对称性的姿势模式导致患儿情绪紧张，进而加重了非对称性姿势，呈现恶性循环。

2. 上肢运动功能障碍

（1）上肢运动功能异常：患儿上肢伸展困难，双手抓握动作不灵活，手眼协调性差，不能完成进食等日常生活活动。

（2）主要存在的问题

1）患儿核心控制不充分，尚未稳定好骨盆、躯干和肩胛带时就开始进行活动，导致过度的代偿性运动，影响上肢和手功能。

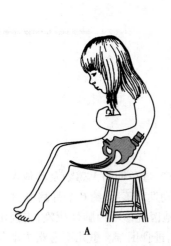
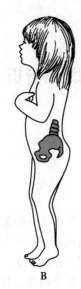

2）延髓网状脊髓束和红核脊髓束激活受损，导致上肢的伸、够动作出现障碍；皮质脊髓束激活异常，导致手指抓握和精细活动受到影响。

3）患儿在进行上肢和手的运动时，身体姿势需要不断地调整，深感觉障碍影响姿势调整时的前馈输入和活动后及时的反馈，手指感觉信息的缺失影响运动的选择，并减弱了姿势的稳定性。

4）患儿存在站位平衡反应问题，导致患儿立位时做上肢和手的活动时会因不平衡而产生恐惧，这使得前庭脊髓束出现过度兴奋，患儿上肢和手运动时出现过度紧张，难以完成精细活动。

5）患儿双上肢整个屈肌群肌张力轻度增高，上肢和手处于屈曲异常姿势，影响其运动功能。

6）患儿肌募集次序障碍，按从近端到远端的顺序进行肌募集，即开始于颈部并逐步向下发展。这种紊乱的肌募集顺序导致了运动控制障碍。患儿还存在明显的联带运动

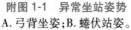

附图 1-1　异常坐站姿势
A. 弓背坐姿；B. 蜷伏站姿。

情况，特别是颈部和髋部肌联带，导致上肢活动不协调。

3. 步行障碍和步态异常

（1）步行和步态异常：患儿存在站位平衡障碍，不能独立行走。扶走时，支撑相和摆动相呈现屈髋屈膝状态；摆动相末期不能伸膝关节，步行过程中足尖着地，步长短。

（2）主要存在的问题

1）患儿中轴部分的核心控制不充分，腰腹部肌群力量弱，导致在步行前躯干、骨盆无法建立起抗重力性的姿势控制，躯干屈曲。

2）患儿身体对线异常，躯体一部分与另一部分之间、或重心相对于支撑面的对线发生了改变，这种异常的对线导致了患儿在步行过程中姿势调节基础的丧失。

3）脑桥网状脊髓束的激活受损，导致患儿在步行过程中躯干、骨盆无法进行自动的先行性姿势调整。

4）患儿站立时足跖屈，足弓塌陷，导致在进行姿势控制时的踝策略难以出现。

5）患儿存在本体感觉障碍，足部着地时足底的本体感觉不能充分传导至中枢，影响步行过程中的姿势调整。

6）跟腱、腓肠肌、比目鱼肌的缩短导致踝关节背屈不能，腘绳肌缩短导致患儿摆动相末期不能伸膝。上述问题致使步长缩短，蹲伏步态导致髌韧带延长，股四头肌的内、外侧头萎缩，加重伸膝困难。

二、脑卒中痉挛期

（一）病例

患者，男性，43 岁，右侧肢体活动不利 1 年余入院。患者在无明显诱因下出现口角歪斜、右侧肢体麻木及活动不利，遂被送入医院。患者右侧肢体活动不利进行性加重，逐渐出现意识不清。头颅 CT：左侧基底节区高密度影。诊断为：左侧基底节区脑出血，高血压。随行"颅内血肿清除+去骨瓣减压术"。术后神志转清，遗留右侧肢体活动不利，为求进一步功能恢复，住入康复科。既往未发现高血压，现口服降压药，血压控制在 135/85mmHg 左右；有"饮酒史"20 余年。

1. 查体　T 36.5℃，P 72 次/min，R 19 次/min，BP 120/80mmHg，发育正常，营养中等，神清，精神可，患者扶拐步入病房，需监视，查体合作。

2. 康复评定　神志清，言语不费力，流畅度欠佳，理解正常。

（1）综合运动能力：Fugl-Meyer 运动功能评定，左上肢 17 分，下肢 18 分；Brunstrom 分期，右上肢-右手-右下肢：Ⅲ-Ⅲ-Ⅲ。

（2）肌张力评定（改良 Ashworth）：右上肢屈肘肌群 2 级，伸肘肌群 1 级，屈腕肌群 2 级，屈指肌群 2 级，右下肢伸髋肌群 1 级，伸膝肌群 1⁺级，内收肌群 1 级，趾屈肌群 2 级，足内翻肌群 1⁺级。

（3）感觉评定：右侧下肢膝关节以下运动觉、位置觉消失，轻触觉消失，痛觉减弱；右上肢肩关节以下运动觉、位置觉消失，轻触觉消失，痛觉减弱。

（4）关节活动度：右侧踝关节背屈（膝伸直位，被动关节活动度）10°。躯干左侧屈肌群、右侧髋关节内收肌群及右侧踝关节跖屈肌群缩短。

（5）平衡功能：坐位平衡3级，立位平衡1级。

（6）反射：右膝腱反射亢进，右侧 Babinski 征（+）。

（7）ADL评定：Barthel 指数，60分（洗澡、上下楼梯各0分，修饰、进食、穿衣、如厕5分，床椅转移、平地行走各10分，大小便控制各10分）。

（二）异常运动表现及分析

1. 姿势障碍

（1）坐位及站立位异常姿势：端坐位下，患者脊柱胸腰段后凸，可见躯干屈曲呈圆背状、头颈部屈曲；脊柱向左侧侧屈，左侧腹肌缩短，右侧腹部低肌张力状态；右侧肩胛带下降、内收，右侧上肢长时间处于内收位。双下肢特别是右侧下肢明显外展、外旋。站立位时，患者身体重心偏向左侧，躯干右侧屈并向后方旋转，患侧骨盆上升并向后方旋转；右侧上肢肩胛带上升、后收；肩关节内收、内旋；肘关节屈，前臂旋前；腕关节掌屈；手指屈并内收；髋关节伸、内收和内旋；膝关节过伸；踝关节跖屈、内翻和足外侧着地（附图1-2）。

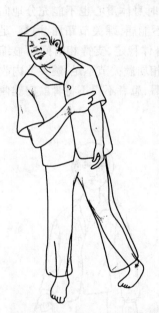

附图1-2 脑卒中患者常见的异常姿势

（2）主要存在问题

1）核心控制不充分：脑卒中患者脑损伤导致腹内侧系尤其是延髓网状脊髓束及脑桥网状脊髓束受损，可以导致姿势张力调节异常，躯干抗重力运动困难，腹斜肌、腹横肌、多裂肌等腰腹肌群对躯干（脊柱和骨盆）及上下肢近端的姿势调控障碍，核心稳定失稳。患者腰腹肌群无力，难以完成抗重力伸展方向的姿势运动，患者只有屈曲身体、伸直下肢各关节、以关节活动终末的骨性抵抗来稳定身体。

2）感觉异常：脑卒中患者由于脑损伤，造成深浅感觉传导通路障碍，尤其是丘脑部位损伤导致患侧身体各部位浅感觉、本体觉减弱或消失。患者坐或站立时难以通过身体与座椅平面或地面接触而产生的本体感觉及浅感觉反馈进行姿势调整。

3）身体姿势异常：由于深浅感觉的减退以及其他可能存在的感觉异常（如前庭觉异常），导致在缺乏视觉代偿的情况下，患者无法：①了解患者躯体及肢体的活动；②获得正确的感觉信息以调整姿势；③对自己身体与环境空间的位置做出正确判断，从而造成患者重心偏移，形成非对称性的身体姿势。这种异常姿势一旦形成，将长期存在且难以纠正。患者对异常姿势的修正心存恐惧，精神的紧张引起联合反应增强。进而加重姿势的不对称性，造成恶性循环。

2. 上肢运动功能障碍

（1）上肢运动功能异常：抓握动作是上肢最主要的功能性活动之一。脑卒中患者上肢运动功能异常主要体现在抓握异常方面。患者患侧肩关节屈的同时伴外展、外旋，不能完成梳头、洗脸、刷牙等一切上肢上举同时配合内收、内旋的动作；肩关节前屈时伴肘关节的屈和前臂旋后，从而无法完成各个方向的伸手取物动作；肩关节后伸时，肘关节不能屈。在日常生活中需要肩关节伸、肘关节屈的活动，如穿裤子、洗澡、上厕所、摸后背等动作无法实现；上肢以粗大运动为主，手指的精细运动受限。患者上肢运动时，常常有意识地过度用力，形成由于斜方肌过度紧张而引起颈部侧屈及肩胛带上升或内收。患者很少使用患手，日常活动中的许多动作，如拿勺进食、拿牙刷和毛巾等，都以健侧手代替。

（2）主要存在问题

1）姿势控制障碍：姿势控制和运动控制是相互联系的，任何导致姿势控制障碍的因素，如核心控制不足、感觉异常等，都可能导致运动障碍。卒中患者由于多种原因，导致姿势调控障碍，运动前的先行性姿势调节缓慢或丧失，如患者进行手部精细运动时，皮质脊髓束、顶盖脊髓束、间质核脊髓束、皮质延髓脊髓束的过度活动造成胸廓的控制下降，患者需花费更长时间、更多精力保持躯干稳定，结果妨碍了手指的有效操作。

2）运动控制障碍：患者脑出血导致以调整四肢运动为主的皮质脊髓束及红核脊髓束损伤，延髓网状脊髓束、红核脊髓束的损伤会导致上肢伸、够动作的障碍，皮质脊髓束的损伤影响手指精细动作的完成，故患者上肢以异常粗大动作为主。

3）痉挛：脑卒中痉挛可能是延髓网状脊髓束损伤后下行性抑制减少，来自网状脊髓束、皮质脊髓束、红核脊髓束、顶盖脊髓束通向的抑制性中间神经元的连接中断导致的。患者处于痉挛状态，上肢主动运动能力减弱，患者越努力去做，就会使痉挛进一步强化，并激活一些与目标动作无关的肌群，产生异常动作。

4）联带运动：中枢系统损伤后，失去对低级中枢的抑制，皮质对脊髓节段的抑制释放，脊髓节段内的兴奋向同侧或对侧的邻近节段扩散，出现病理性联带运动。患者上肢以屈肌联带运动为主，导致患者伸手够物、梳头、洗脸、刷牙等需要上肢上举同时，配合伴肘关节的伸、前臂旋前、肩关节屈以及内收、内旋的动作难以完成（附图1-3）。

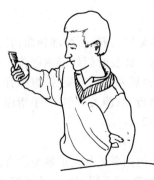

附图1-3 上肢联带运动导致患者日常生活活动能力障碍

5）代偿动作：为完成日常生活中的功能性任务，患者常利用健侧上肢的随意运动来代偿完成目标动作。仅用健侧虽然可以实现部分运动目的，但动作的稳定性降低，且一旦养成健侧代偿活动的习惯，将会导致患者训练积极性下降，原本经过训练可以掌握的动作被异常运动模式所代替，患肢因缺乏活动需求而长期处于失用状态，大大降低患者的运动功能。

3. 步行障碍与步态异常

（1）异常步行与步态：患者步行周期中重心转移不佳，重心偏左严重，身体中线向健侧偏斜，即使在患侧下肢处于支撑相时身体重心也不能充分地向患侧转移；右下肢支撑相和髋关节伸时，膝关节不能屈，踝关节跖屈、内翻、足尖着地和足外侧着力，导致患侧下肢无法维持身体稳定，支撑相时间明显缩短，健侧下肢快速完成摆动相动作。右下肢摆动相髋关节不足、髋关节内收和膝关节僵硬；足趾屈、内翻，迈步时存在廓清障碍，患者不得不将骨盆向健侧倾斜，将患侧下肢画出一个圈，呈划圈步态。患者步速减慢，步幅减小。

（2）主要存在问题

1）姿势控制障碍：脑桥网状脊髓束损伤，导致步行中的躯干、骨盆先行性姿势调节障碍；延髓网状脊髓束及脑桥网状脊髓束损伤，使得患侧核心控制不充分，患者躯干难以进行稳定的抗重力运动，导致身体重心向健侧转移，强化了健侧的代偿性固定，使得非对称性姿势更加明显而核心肌群持续弱化。

2）运动控制障碍：步行时运动控制由网状脊髓束、红核脊髓束、皮质脊髓束、前庭脊髓束、小脑和神经末梢共同通过脊髓回路来完成。前庭脊髓束损伤，导致摆动后期伸肌及站立期抗重力肌激活障碍，患者下肢支撑相负重不足；红核脊髓束损伤后，无法在摆动期兴奋屈肌，患者无法完成屈髋屈膝向前迈步的动作，转而以抬高骨盆，使伸直的下肢以划圈动作完成足的廓清；皮质脊髓束损伤，导致患者对环境的适应性下降，患者无法完成上下楼梯、跨越障碍等复杂的步行动作。

3）痉挛与联带运动：痉挛引起的足部及下肢肌缩短、弱化进而导致由脊髓小脑束传至小脑室顶核附近的本体感觉输入减少，该处负责调整步行的时机和步幅，故患者步行时常出现迈步时机错误、步幅减小的异常动作。卒中患者下肢常处于伸肌联带运动模式，患者迈步时屈髋屈膝严重受限，患者为完成步行而出现划圈步态（附图1-4）。

4）中枢模式发生器（central pattern generator，CPG）功能障碍：脑卒中患者步行时大脑皮质的控制较强，患者需要在视觉的确认下一步一步地行走，不能脱离高紧张状态，不能形成自动性运动，造成律动性中枢模式发生器的功能难以提高。

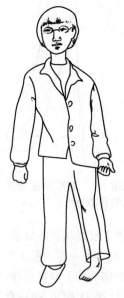

附图1-4 患者因摆动期屈肌激活障碍及下肢伸肌联带运动的影响，步行时呈现划圈步态

（蓝 巍）

附录二　常见疾病运动处方

一、代谢疾病运动处方（糖尿病运动处方，适用于 2 型糖尿病）

1. 训练目的　①改善糖和脂肪代谢,提高肌对葡萄糖的利用率,降低血脂,减少血糖和尿糖;②改善患者对胰岛素受体的敏感性,逐渐减少口服降糖药和胰岛素的需要量;③增强体力和抵抗力,防止和减少感染。

2. 运动种类　主要是耐力性运动,如步行、慢跑、游泳、功率自行车以及徒手体操、太极拳等。但必须根据患者全身情况和可能条件,选 1~2 项进行,其中步行是国内外最常用的,应作为首选。

3. 运动强度　本人最大摄氧量的 50%~60%,每次持续 20~30min,可逐步延长至 1h。经观察发现,运动强度过低,能量代谢以利用脂肪为主,肝糖代谢影响较小;强度过高,则开始时使血糖明显上升,以后又使血糖过度下降,甚至引起低血糖反应;唯有中等强度的运动锻炼对降血糖和尿糖有明显作用,这是糖尿病运动疗法特点之一;另一特点是运动中全身骨骼肌都应得到锻炼,以利于骨骼肌对葡萄糖的利用。

4. 运动频度　每周以 3~5 次为宜,至少隔天进行一次。

5. 注意事项　①应将运动疗法同控制饮食和药物治疗结合起来,合理安排;通常先实施饮食控制及必要的药物治疗,待血糖和尿糖得到适当控制,再开始运动疗法;②避免空腹及在注射药物 60~90min 时运动,以免引起低血糖反应;③运动时易发生低血糖者,可在运动前或中间增加饮食,也可在运动时随身携带一些饼干或水果糖,待低血糖时应用;④避免在运动肢体(腿部)注射胰岛素;糖尿病患者运动疗法一定要在医务人员指导下进行,不宜鼓励其盲目运动,并要教会患者密切注意尿糖及症状变化;⑤要有准备活动及整理活动。

二、高血压运动处方（适用于第Ⅰ、Ⅱ期高血压）

适用于第Ⅰ、Ⅱ期高血压运动处方见附表 2-1。

附表 2-1　高血压运动处方(适用于第Ⅰ、Ⅱ期高血压)

运动处方	内　　容
运动种类	①快走与慢跑速度:120 步/min(约 7km/h,即 2m/s);②缓慢上下自家楼梯或骑功率自行车
运动强度	50%VO$_{2max}$,心率为 120 次/min
运动时间	每次 30~60min,约消耗 1 255kJ(300kcal)
运动频度	每周 3 次,持续时间 20 周:①隔天 1 次,每次 60min,每周为 180min;②隔天 1 次,每次 30 或 60min 交替,每周为 180min
注意事项	①降低膳食胆固醇至每天 300mg 以下;②降低食盐摄入量至每天 5g 以下;③避免摄入过量酒精和避免吸烟;④增加体力活动,以降低血压、胆固醇和减肥

三、心肌梗死运动处方

1. 训练目的　①减缓动脉粥样硬化的发展,缓解心绞痛;②减少再次发生心梗(复发)或猝死的危险;③在生理、心理方面发挥调节作用。

2. 运动种类　医疗步行,可分为自由步行和活动平板步行两类,其中自由步行最常用。

3. 运动强度　心率保持以本人最大心率的 40%~70% 为宜。一般按照 80~100 步/min 为慢速,100~120/min 为中速,120~140 步/min 为快速;心率达到 110 次/min,保持 20min 以上,效果最好。

4. 运动时间　每次以走 20~60min 为宜,但至少需要 20min 左右的持续运动。

5. 运动频度　每周以 3~5 次为宜,至少隔天进行一次。

6. 注意事项　①步行环境要选择环境整洁开阔、较少障碍、安全性好的地方,如江边、公园、林荫道等环境幽静、空气新鲜处;②要注意姿势和动作要领,即全身放松,走路抬头,眼看前方,挺胸收腹,两臂自然摆动,步伐稳健,身体重心落在脚掌前部,呼吸自然或配合脚步有节奏地呼吸;③步行时间一般常在清晨、睡前,饭后半小时进行,但也可安排在自己方便的任何时候;④在步行训练中应循序渐进,先慢后快,先平路后坡路,先短距离后长距离,先小运动强度再逐步提高运动强度。

（董俞辰）

中英文名词对照索引

参 考 文 献

[1] 尹宪明,高晓阳.社区康复[M].南京:江苏科技出版社,2009.

[2] 钱竟光,宋雅伟.运动康复生物力学[M].北京:人民体育出版社,2008.

[3] 沈志祥.运动与康复[M].北京:北京大学医学出版社,2008.

[4] 姚泰.生理学[M].北京:人民卫生出版社,2010.

[5] 戴红.人体运动学[M].北京:人民卫生出版社,2008.

[6] 黄晓琳.人体运动学[M].2版.北京:人民卫生出版社,2013.

[7] 戴红.康复医学[M].2版.北京:北京大学医学出版社,2009.

[8] 柏树令.系统解剖学[M].2版.北京:人民卫生出版社,2010.

[9] 尹宪明,井兰香.运动学基础[M].2版.北京:人民卫生出版社,2014.

[10] 岳利民,崔慧先.人体解剖生理学[M].5版.北京:人民卫生出版社,2007.

[11] 王正义.中华骨科学:足踝外科卷[M].北京:人民卫生出版社,2010.

[12] 丁自海,王增涛.脊柱外科临床解剖学[M].济南:山东科学技术出版社,2008.

[13] 王前新,宋为群.康复医学[M].2版.北京:人民卫生出版社,2009.

[14] 岳寿伟.康复医学临床手册[M].北京:人民卫生出版社,2008.

[15] 李晓捷.实用小儿脑性瘫痪康复治疗技术[M].北京:人民卫生出版社,2009.